Angelika Barbara Moser

Mein SEELEN KOMPASS

Das innere Licht zeigt mir den Weg

Wegweiser für ein Leben in Liebe und Leichtigkeit

wissenstor-verlag.com

Hinweis: Bitte beachten Sie, dass die in diesem Buch aufgezeigten Möglichkeiten lediglich die eigenen Selbstheilungskräfte aktivieren können, aber keine Heilversprechen darstellen. Sie ersetzen nicht den Besuch beim Arzt, Heilpraktiker oder Psychotherapeuten sowie deren medikamentöse Behandlung.

Die Autorin erhebt keinerlei Absolutheitsanspruch auf den Inhalt dieses Buches. Jeder Leser möge mit dem Herzen spüren, was für ihn stimmig ist und welchen Gedankenimpuls er in seine Betrachtungsweise aufnehmen möchte.

Wenn in einzelnen Passagen die männliche Form benutzt wird, dann dient es lediglich dem Grund, den Text leichter lesbar zu machen.

Wissenstor-Verlag
Birkenweg 4
74576 Fichtenau
Fax: 07962-710263
www.wissenstor-verlag.com
Email: info@wissenstor-verlag.com

Druck:
CPI – Ebner & Spiegel, Ulm
Umschlaggestaltung:
Amadeus Holey

ISBN 978-3-938656-91-4

Möge jede Leserin, jeder Leser,
die Wahrheit, das Licht und
die göttliche Essenz in sich finden.

Angelika B. Moser

Inhaltsverzeichnis

Vorwort

Verehrte Leserin, lieber Leser,

Sie halten ein Energiebuch in Ihren Händen. Nach dem Gesetz der Resonanz verbindet Sie irgendetwas damit oder eine innere Schwingung hat dieses Buch zu Ihnen gezogen. Wundern Sie sich darüber? Solche Resonanzen sind seelischer Natur und gehen normalerweise an unserem klugen, jedoch auch kritischen Verstand vorbei. Oder könnte man vielleicht auch fragen: Hat das Buch *Sie* gefunden? Nun, ich empfinde dieses großartige Werk gleich auf zwei Verständnisebenen wertvoll: Für unseren Kopf ist es ein Fachbuch und für unsere Gefühle ist es ein Kunstwerk.

Es ist ein ganz spezielles Buch der Neuen Zeit und wurde auch für ein neues Verständnis geschrieben. Wir leben bereits in den höheren Schwingungen des Wandels zu einem erweiterten Bewusst-Werden und Bewusst-Sein. Doch die derzeitige unmäßige Überflutung von Bildmaterial hat unsere bisherige Verständnisfähigkeit vieler Worte und Begriffe einfach reduziert, obwohl genau das Gegenteil der Fall ist und dieses Buch viele brillante Worterklärungen bringt.

Zum Schlüsselwort LICHT möchte ich als Beispiel folgendes untermauern: Vor rund 2000 Jahren meinte schon Jesus in der Zeit des Analphabetentums: *„Ich bin das Licht der Welt“* und forderte damals schon: *„Lasset euer Licht leuchten vor den anderen…“*. Gut tausend Jahre später erklärte es Hildegard von Bingen im Vorwort ihres ersten visionären Werks so: *„Ich, das lebende Licht, das die Dunkelheit erleuchtet, habe den von mir erwählten Menschen herausgeholt und unter große Wunder versetzt, wie es mir gut erschien. Sie übertreffen alles, was die alten Seher in mir an Geheimnissen schauen durften.“* Schon hier ist „das lebendige Licht“ die Bezeichnung für „Gott“. Heute belegt die Biophotonen-Wissenschaft: unser menschlicher Körper emittiert Licht, kommuniziert mit Licht und ist aus Licht gemacht.

Genauso wird es auch nötig, manches alte Wissen neu zu formulieren, zu verstehen und dann auch erneut anzunehmen. Begriffe im Bereich der Gesundheit, in der Ethik, in der Philosophie wie auch in den Religionen müssen neu ausgedrückt werden, um auch wieder zeitgemäß verstanden und akzeptiert zu werden. Das betrifft auch viele wichtige Erklärungen der gehobenen Esoterik und der Spiritualität, die inzwischen manipuliert und weitgehend sinnentleert lächerlich gemacht werden. Sie werden die diesbezüglichen Formulierungen der Autorin genießen.

Die ganzheitlich ausgerichtete Therapeutin Angelika Moser hat ihr profundes Wissen mit ihren langjährigen Erfahrungen gepaart und so entstand ein heilsames und herausragendes „Fachbuch", in dem neueste wissenschaftliche Erkenntnisse auch den alten Begriffen ein besseres Verständnis und eine nachhaltige Akzeptanz ermöglichen. Damit ist ihr Werk zu einem überzeugenden Fachbuch einer höheren und gesundheitsbezogenen Seelenkunde geworden. Darf ich hier daran erinnern, was von unserem großen Weisheitslehrer Jesus auch schon damals vorausgesagt wurde: *„Wer an mich glaubt, der wird die Werke, die ich vollbringe, auch vollbringen und er wird noch größere vollbringen."* Das betrifft sicherlich nicht das Wandeln auf dem Wasser, jedoch ganz sicher berührt es das Hauptthema dieses Buches, das Licht-sein. Es betrifft dabei auch nicht den nächtlichen Lichtsmog unserer Industrienationen, sondern meint ganz bestimmt unser eigenes, inneres Licht und ganz sicher auch unser göttliches Licht. Gemäß unseres heutigen Wissens können wir unser inneres, göttliches Licht genauso leugnen und verdrängen, wie auch andererseits bewusst für unsere Gesundheit und Lebensfreude und für eine nötige Weltverbesserung „leuchten" lassen. Die Autorin erklärt beides ausführlich und erfahrungsbezogen.

Nun halte ich dieses Buch – wie schon gesagt – auch für ein „Kunstwerk". Denn es geht ja hauptsächlich um unsere Seelenenergien, und die überwiegenden weltlichen Kunstwerke sprechen stets energetisch direkt zu unseren Gefühlen – in Tempeln und Domen, vor bestimmten Gemälden, bei Chören und in Konzerten und natürlich auch in der Heilkunst. Dabei geht es in diesem Werk um die seelische Heilkunst, eine bewährte Spezialität der Autorin. Und es geht dabei nicht um ein spezielles Heilungssystem, sondern um das überzeugende Grundwissen, wie in fast unzähligen Gesundheitsbeschwerden unser seelisches Gleichgewicht langfristig gestört war oder ist. Unser gemindertes Seelenpotential wie auch unsere gestörte seelische Harmonie brauchen keine Pharmaka, sondern vielmehr inneres Ruhigbleiben und möglichst wieder ein stabiles Gottvertrauen. Das klingt jetzt im Vorwort des aufklärenden Buches etwas salopp, doch Sie werden es noch wohlwollend zu spüren bekommen. Dabei ist dieses Kunstwerk auch ein Geschenk an unseren Verstand, um seine Schwester und Meisterin „Seele" mehr zu lieben und zu verehren. In dieser Hinsicht ist es eine empfehlenswerte Geistesschulung.

Sie werden von Kapitel zu Kapitel immer klarer lernen, wie Sie bewusster und verantwortungsvoller mit Ihren genialen Körperorganen und Ihrer Gesamtenergieverwaltung umgehen können und werden so auch immer öfter in Ihr ersehntes Wohlgefühl kommen. Wir alle hier auf dem Planet Erde – eigentlich unsere schöpferische *Mutter Erde* – haben unbewusste und spezifische Ziele, Absichten, Bewegungen und Zwecke mitgebracht, in deren Richtung wir uns zuerst *innerlich* ausrichten und bewegen müssen. Alles andere geht zu langsam oder geht gar nicht. Und als *Lichtkinder*, *Lichtarbeiter* oder gar *Lichtagenten* halten wir schließlich standhaft auch die Position für eine lichtvollere und damit gesündere und vor allem friedliche Zukunft.

Ihr *Johannes Holey*

„Es gibt ein Licht in Dir,
welches nicht sterben kann,
dessen Gegenwart so heilig ist,
dass die Welt geheiligt ist um Deinetwegen."

„Ein Kurs in Wundern"

1 *„Im Anfang war das Wort, und das Wort war bei Gott, und das Wort war Gott. In ihm war das Leben, und das Leben war das Licht der Menschen.“*

Johannes 1,1 und 4

„Es gibt zwei Arten, sein Leben zu leben:
entweder so, als wäre nichts ein Wunder, oder so, als wäre alles eines.
Ich glaube an Letzteres.“

Albert Einstein (1879-1955)

Um es gleich vorauszuschicken, am Anfang des Weges, seine Selbstheilungskräfte zu aktivieren, steht die Bewusstwerdung. Was ist damit gemeint? Zum einen ist es die menschliche Fähigkeit zur Selbstreflexion, zum anderen ist es die Schärfung des Bewusstseins gegenüber seinem Nächsten, der Umwelt und gegenüber GOTT oder der Kraft, die Sie sich unter GOTT vorstellen.

Auf ganz natürliche Weise wurden wir von unseren Kindheitserfahrungen geprägt. Durch sie haben wir gelernt, auf eine bestimmte Art und Weise wahrzunehmen, zu denken, zu fühlen und unsere Schlüsse daraus zu ziehen. So erzeugen wir mit unseren Gedanken unsere Gefühle und unsere Realität. Wir sind jedoch nicht nur ein Produkt eigener hirnphysiologischer Vorgänge, sondern nehmen Anteil an einem nicht materiellen Informationsspeicher. Namhafte Physiker haben heute erkannt, dass Gedanken, Emotionen und das Gedächtnis nicht nur im Gehirn ablaufen und gespeichert werden, sondern wie eine Art Sender und Empfänger fungieren. Nach dem deutschen Physiker Burkhard Heim (1925-2001) gibt es einen außerhalb von uns liegenden unsichtbaren Informationsraum, den er Hyperraum nannte. Laut Burkhard Heims Theorie existiert ein zwölfdimensionaler Raum im Universum. Alle Energie kommt aus dieser Quelle. Die Quantenphysik geht davon aus, dass dieser Raum mit Elementarteilchen gefüllt ist, die sich ständig bewegen, selbst am absoluten Nullpunkt, bei minus 273 Grad Celsius. Ein wissenschaftlicher Begriff für diese Energie ist daher Nullpunktenergie. Wir kennen sie auch unter den Begriffen *Chi*, *Orgon*, *Od*, *Prana*, *Äther* oder ganz einfach *Lebensenergie*. Alle Lebewesen sind letztlich, wenn man sie auf die fundamentalste Ebene reduziert, schwingende Energiepakete, die beständig Informationen mit diesem Meer von Energie austauschen.

Die Heim'sche Theorie besagt, dass jede materielle Form eine immaterielle, spiegelbildliche Komponente im „Informatorischen Raum des Hyperraums" hat. Das bedeutet, dass alle materiellen Abläufe synchron im nichtmateriellen „Informatorischen Raum des Hyperraums" ablaufen. Es scheint also, dass es eine holographische Blaupause oder ein Spiegelbild für die Welt gibt, mit deren Informationsgehalt wir ständig verbunden sind. Dieser zeitlose Raum beinhaltet die Energien von allem, was existiert, was jemals geschehen ist und was es an Möglichkeiten von Manifestationen gibt. Innerhalb dieser zwölf Dimensionen des Hyperraums steht alles mit allem in Verbindung und wir Menschen sind in diesen zwölfdimensionalen Bereich eingebettet. Nach Burkhard Heim und seinem Kollegen Walter Dröscher sind es „informierte Aktivitätenströme", die den Informationsaustausch herstellen. Unser Denken und Fühlen, unsere Wahrnehmung geschieht aufgrund von Wechselwirkungen der subatomaren Teilchen des menschlichen Gehirns mit dem Meer der Quantenenergie. Gemäß dieser Quantenfeldtheorie ist jeder Mensch gleichzeitig Beobachter und Akteur.

Der Grad der individuellen Bewusstheit entscheidet über die Qualität und Quantität der zu empfangenden und abgebenden Informationen. Wir beeinflussen mit unserem Bewusstsein also in jedem Moment und in jeder Hinsicht die Umwelt sowie unser eigenes Leben als kreativer Schöpfer und verlängerter Arm GOTTES.

Den Hyperraum, diesen Raum mit mehr als nur drei physischen Dimensionen, könnte man auch als „universelle Datenbank" bezeichnen. Er existiert unabhängig von Zeit und Raum und wir können bei all unseren Denkvorgängen geistige Inhalte daraus herunterladen bzw. geben wir ganz automatisch unsere Gedanken an diesen Speicher ab. Unser materieller Körper ist sozusagen die Hardware, unser Denken und Wahrnehmen entspricht der Software, die in ständigem Austausch mit einem riesigen Erfahrungs- und Informationsspeicher, dem Zentralcomputer im Weltenraum, steht. Da aber unsere persönlichen Programme, die wie auf einer Festplatte in unserem Unterbewusstsein aufbewahrt sind, einen Filter darstellen für das, was wir zulassen und das, was wir ausblenden, geht es zuallererst darum, sich seines Filters, d.h. seiner grundlegenden blockierenden Muster mehr und mehr bewusst zu werden. Im Prinzip haben wir unbegrenzten Zugang zum Hyperraum, zu diesem Raum aller vorhandenen Möglichkeiten, in dem sich alles Wissen befindet. Quantenphysikalische Experimente haben eindeutig belegt, dass es diese Verbindung gibt. Unser individuelles Leben mit seinen Erfahrungen entscheidet aber darüber, welche Gedanken und Informationen wir durchlassen und welche nicht in unser Bewusstsein strömen können. Das macht uns zum Schöpfer unserer eigenen Wirklichkeit, mit all unseren Begrenzungen und bewusstseinsmäßigen Einschränkungen im Möglichkeitsraum. Zugleich erleben wir mit der Widerspiegelung des eigenen Bewusstseins im Außen eine Bestätigung unseres Weltbildes und glauben, dass die Welt eben so ist, wie wir sie sehen. Die Welt verändert sich aber in dem Maße, wie wir bereit sind, unsere tief verwurzelten Überzeugungen zu verändern.

Alle Religionen sind auf der Suche nach der Wahrheit und manche Wahrheitsfinder durften sie in meditativer Versenkung erkennen. Erst nachdem sie ihren Intellekt und ihr Ego loslassen konnten, haben sie die Ganzheitlichkeit des Seins erlangt. Sie konnten ihren Wahrnehmungsfilter sprengen und die Wahrnehmung auf Bereiche außerhalb ihrer normalen Sinne ausdehnen. Jede Form von Entspannung, bei der wir von der vernunftbetonten linken Gehirnhälfte auf die intuitive rechte Gehirnhälfte wechseln – wie in der Meditation oder auch in unseren Träumen – führt im Normalfall zu einer erweiterten Wahrnehmung. Unser Gehirn ist im entspannten Zustand aufnahmebereiter für die Informationen aus dem Hyperraum. Meditierende Menschen kennen die Erfahrung, sich im Kosmos geborgen zu fühlen. Sie haben sich als aktiven Teil des Großen Ganzen erfahren, bis hin zu jenem erstrebenswerten Moment der alles Negative auflösenden höchsten Glückseligkeit.

So tun Sie sich, liebe Leser, mit einer erweiterten Bewusstheit einen großen Gefallen, denn Sie werden mehr Freude in Ihrem Leben erlangen, aus der Opferrolle heraus- und mehr und mehr in die positive Schöpferrolle hineintreten, aus Liebe zu sich, zu Ihren Mitmenschen, zu unserem Planeten und dem Großen Ganzen gegenüber. Zusammenhänge werden sich Ihnen erschließen, intuitiv, ganz nebenbei, von denen Sie vor diesem Prozess auch nicht der beste Analytiker hätte überzeugen können. Vielleicht nehmen sogar durch die gewonnenen Erkenntnisse die Glücksmomente zu, wenn sich die Herzensweisheit vermehrt.

Es gibt eine Geschichte aus dem Sufismus (Weisheitslehre des Islam). Danach fragte ein Schüler seinen Sufi-Meister nach der Identität Gottes. Der Meister antwortete: *„Mit einem Geist frei von Sorgen habe ich Gott mit dem Auge des Herzens erblickt. Ich fragte GOTT, wer bist du? Und GOTT antwortete, Du selbst.“*

Nun wird sich manch einer fragen, was genau ich mir bewusst machen soll und vor allem, wie? Und wieso sollte meine Gesundheit damit zusammenhängen? Ganz einfach, weil bei einer Vielzahl von körperlichen Beeinträchtigungen der seelische Hintergrund ausschlaggebend dafür ist. Der im vorigen Jahrhundert in Österreich lebende Facharzt für Psychiatrie und Neurologie, Erwin Ringel, war ein Vorkämpfer für die psychosomatische Medizin. Er war in der Selbstmordforschung tätig und hat u.a. das Leben von 745 geretteten Selbstmördern studiert. Einer seiner prägenden Begriffe war: *„Krankheit ist der Notschrei der beleidigten Seele.“*

2 Die grobstoffliche und die feinstoffliche Ebene

„Wer andere kennt, ist klug.
Wer sich selbst kennt, ist weise.“

Und genau an dieser Stelle beginnt die Arbeit, die fruchtbar wird, wenn wir Menschen sie mit einer notwendigen Portion Offenheit uns selbst gegenüber kombinieren. Wenn wir uns einmal dem Wunsch verschrieben haben, unsere beleidigte Seele und deren Wunden kennenlernen zu wollen, beginnt die Liebesreise. Dieser Wunsch genügt, die Seele wird vor Freude einen Luftsprung machen und alle erforderlichen Hilfen zur Verfügung stellen – nach und nach. Was wir nähren, wird gedeihen, und wir nähren alles, dem wir unsere Aufmerksamkeit schenken. So ist es also kein Wunder, dass so viele unserer Probleme zu einem kräftigen Unkraut im Garten unseres Lebens heranwachsen. Manche Menschen züchten es mit Akribie, aus Unwissenheit. Die Erfahrung aus meiner Praxis für Psychologische Beratung in den letzten fünfzehn Jahren hat es mir gezeigt und sie ist der Grund, warum ich dieses Buch schreibe.

In meinen Beratungsgesprächen war einst eine Frau, die wegen psychosomatischer Herzbeschwerden letztendlich stationär in der Psychiatrie untergebracht wurde, nachdem Kardiologen und verschiedene Ärzte nichts gefunden hatten. Sie erzählte mir ihre Geschichte und sagte dazwischen immer wieder aus einer Gewohnheit heraus: *„Ich werde noch wahnsinnig.“* Auf Nachfragen bestätigte mir die Patientin, was ich vermutete, nämlich, dass sie das *„schon immer“* sagte. Ich konnte ihr verständlich machen, dass ihr Unterbewusstsein die Aussage *„ich werde noch wahnsinnig“* aufgenommen hat und durch die oftmaligen Wiederholungen, die emotional aufgeladen waren, geglaubt und gemäß des Glaubens schon mal die Einweisung in die Psychiatrie inszeniert hat.

Eine andere Geschichte ist die einer mir liebgewonnenen Bekannten, die sich bereits im Alter von 25 Jahren Gedanken darüber machte, *„dass man mit vierzig in Rente gehen sollte, damit man noch was vom Leben hat.“* Da die Arbeitswelt ihr sehr wenig Freiraum ließ und sie selbst nicht auf ihre Bedürfnisse achtete, wurde sie immer unzufriedener und dachte ca. fünfzehn Jahre lang daran, dass es das Beste wäre, mit vierzig in Rente zu gehen. Im Alter von vierzig Jahren erhielt sie prompt die Diagnose *Multiple Sklerose* – mit tauben Beinen, tauben Armen und tauber Blase. Es war heftig und so von ihr nicht beabsichtigt. Das Resultat war eine Frühverrentung. Wie sie mir vor kurzem erzählte, ist sie heute zu der Einsicht gekommen, dass ihre Gedanken die schlimme Krankheit zum Zwecke der Verrentung erschaffen haben. Aber selbst der zweite Teil ihrer damaligen Gedanken hat sich verwirklicht. Ihr Leben wurde zwar komplett auf den Kopf gestellt, aber nicht nur zum Negativen. Sie hat auch erkannt, was in ihrem Leben nicht gut lief. Sie hat viel verändert und mehr auf sich selbst geachtet. Heute hat meine Bekannte, wie sie mir versicherte, trotz ihrer Erkrankung noch etwas vom Leben.

Wir alle wollen jedoch bunt blühende Blumen in unserem Lebensgarten hervorbringen und dürfen uns deshalb einer heilsamen Seelenreise widmen, die ganz gewiss für jeden Einzelnen individuell ausfallen wird. Da unsere Lebenserfahrungen mitsamt unseren Denkmustern und Wünschen genauso verschieden sind, wie keine Schneeflocke der anderen gleicht, werden wir alle eigene Lebensrhythmen und individuelle Lebensgeschichten erschaffen. Wenn Sie anfangen, sich Ihrer Seele zu widmen, gibt es keine klaren Vorgaben, wie Sie beginnen sollten. Es gibt nur Anhaltspunkte. Vielleicht ist es dieses Buch oder etwas ganz anderes, das Sie aufgreifen. Wenn Sie sich Ihrer Intuition überlassen, werden Sie überrascht sein, welch reiche Palette an Angeboten sich Ihnen auftun wird. Sie können mit einem Fiat 500 nach Rom reisen oder auch zu Fuß gehen, etwas bequemer im Schlafwagen mit dem Nachtzug, mit einer Reisegruppe in einem Bus oder sich noch schneller mit dem Flugzeug fortbewegen. Der gravierende Unterschied zur Seelenreise ist der, dass Sie bei Ihrer Rom-Reise in der Regel die Abfahrts- und Ankunftszeiten kennen.

Auf dem Weg der Heilung und der Reise zu sich selbst werden Sie geführt und sind vor Überraschungen nicht sicher, auch wenn Sie vielleicht den ersten Schritt noch selbst wählen. Und Sie reisen nicht nach Rom, sondern direkt in die Glückseligkeit. Der Zeitpunkt, wann Sie dort ankommen, ist völlig offen.

„Über Entschlusskraft und Schöpfung gibt es eine
grundlegende Wahrheit. Die Unkenntnis davon zerstört
unzählige Ideen und großartige Pläne, und das ist es,
dass in dem Moment, da jemand sich endgültig verpflichtet,
dann auch die göttliche Vorsehung Einzug hält.
Alle möglichen Dinge ereignen sich, um diesem zu helfen,
Dinge, die sich sonst nie ereignet hätten.
Ein ganzer Strom von Ereignissen ergibt sich aus der Entscheidung.
Sie ruft für jenen, der die Entscheidung getroffen hat, alle möglichen
Vorkommnisse und Zusammenkünfte und stoffliche Hilfe hervor,
von der kein Mensch sich hätte träumen lassen,
dass sie auf diese Weise eintreffen würden.
Was immer Du tun kannst, oder wovon Du träumst,
Du könntest es tun: beginne damit.
Kühnheit trägt Genius, Macht und Zauber in sich. Beginne es jetzt.“

Johann Wolfgang von Goethe (1749-1832)

Haben Sie diese Seelenreise einmal gebucht, dann gibt es kein Zurück mehr. Es ist genauso, als würden Sie im Flugzeug sitzen und in ihr auserwähltes Urlaubsziel fliegen, mit Vorfreude im Herzen. Sie kämen niemals auf die Idee, jetzt doch vielleicht noch umkehren zu wollen. Wenn Sie offen bleiben, werden Ihnen auf dem Heilungsweg Menschen und Situationen begegnen, die Sie sich nicht hätten träumen lassen, und alles dient Ihrem höchsten Wohle. Vertrauen Sie darauf – alles, was Ihre

Seele sich vorgenommen hat, möchte sie erreichen und deshalb werden Sie auf diesem Weg von Ihrer Seele geführt. Vielleicht gibt es ab und an kleinere Umwege. Das wird immer dann der Fall sein, wenn Sie zu sehr Ihren Verstand einschalten, aber heiler zu werden ist das oberste Ziel Ihrer Seele. Sie können sicher sein, das wollte Ihre Seele schon immer, blockiert haben nur Sie selbst.

Wir alle haben seelische Wunden, entweder aus frühen Kindheitserfahrungen und/oder späteren Verletzungen. Manche Verletzungen haben eine tiefe Kerbe geschlagen und wir versuchen, sie zu verstecken. Im Laufe der Zeit haben wir uns angewöhnt, eine gute Miene zu machen und unseren Schmerz hinter einer freundlich lächelnden Maske zu verbergen. Wir glauben, damit liebenswerter für andere zu sein und tun so, als wären wir glücklich. Erst wenn jemand „unsere Knöpfe drückt", die Wunden aufreißt und wir mit unserem tiefliegenden Schmerz konfrontiert werden, zeigen wir Reaktionen. Manchen gelingt es auch dann noch, ihren Schmerz zu ignorieren. Andere reagieren oft unangemessen heftig mit Aggression, Schreien, vielleicht sogar mit Gewalttätigkeit oder allen Arten von Süchten, und wieder andere ziehen sich beleidigt zurück.

Das ist der Zeitpunkt, um mit der Seele in liebevollen Kontakt zu treten. Sie hat schon lange darauf gewartet und wird sich freuen. Fragen Sie sie, was ihrer Meinung nach die schlimmste Erfahrung war oder was der Grund für Ihre Traurigkeit oder Ihre Angst ist; warum Sie häufig zu viel essen, Alkohol trinken, Medikamente oder Drogen konsumieren oder von Ihrer Arbeit bzw. Ihrem Geld besessen sind. Fragen Sie Ihre Seele, was sie zu all dem meint, warum der gewünschte Erfolg oder der langersehnte Partner ausbleiben oder warum Sie sich wütend, genervt, erschöpft fühlen oder zu schnell aggressiv werden. Vielleicht ertappen Sie sich manches Mal dabei, dass Sie neidisch, eifersüchtig oder auch zu schnell über Kleinigkeiten besorgt sind. All diesen Widrigkeiten in Ihrem Leben liegen mindestens ein tiefliegendes Ereignis, wenn nicht gar mehrere zugrunde, welche in Ihrem Unterbewusstsein abgespeichert sind und von dort Ihre Überzeugungen, Ihre Stimmung und Ihr Verhalten beeinflussen. Wenn Sie eine innere Ausgewogenheit erlangen und in Ihre Kraft kommen wollen, sollten Sie zu ergründen versuchen, woher Ihre tiefsitzenden Glaubenssätze (Überzeugungen) rühren und mit welchen Erfahrungen sie verbunden sind. Wir können erst heilen und glücklich sein, wenn wir unser Leben verstehen und Verantwortung übernehmen für das, was war und ist. Dann fahren wir in unserem Lebensschiff zielgerichtet mit vollen Segeln voraus und schippern nicht nur dorthin, wohin der Wind uns treibt. **Was uns bewusst ist, können wir steuern, was uns nicht bewusst ist, steuert uns.**

Also fangen wir mit dem Erkenntnisprozess an. In den meisten Fällen wird sich die Antwort nicht gleich einstellen, aber irgendwann bestimmt – Hauptsache, der Anfang ist gemacht. Steter Tropfen höhlt den Stein. Der liebevolle Umgang mit sich und Ihrer Neugier wird Sie zu neuen Situationen, Menschen und Erfahrungen führen. Es wird ein Prozess in kleinen und manchmal kleinsten Schritten sein, dem Sie sich geduldig werden hingeben müssen, wenn Sie heilen wollen. Wenn Sie sich selbst gegenüber ganz ehrlich sind, ‚dämmert' Ihnen sowieso schon lange, ja es drängt sich Ihnen förmlich auf, was der Grund für die Malaise ist. Sicherlich kennen Sie einen Grund, was nicht heißt, dass es zu diesem Thema nicht noch mehr Facetten gibt. Sie können davon ausgehen, dass alles, was Sie triggert, eine Reaktivierung einer im Unterbewusstsein abgespeicherten Situation, verbunden mit einer Emotion ist. Und diese erzeugt Stress.

Wie Sie vielleicht wissen, ist alles Energie.

Albert Einstein hat 1905 seine Erkenntnis der Menschheit mit der Gleichung $E=mc^2$ zum Geschenk gemacht. Mit der Formel „Energie ist gleich Masse mal Lichtgeschwindigkeit zum Quadrat" lässt sich Masse in Energie umrechnen und dies besagt, dass Masse nichts anderes ist als Energie, lediglich in einer anderen Erscheinungsform. Materie besteht aus stark gebündelter Energie.

Das Wort Energie kommt aus dem Griechischen von „en" = innen und „Ergon" = Werk, Wirken. Energie trägt also Wirkkraft in sich und verschwindet nie, sondern zeigt sich in unterschiedlichsten Formen. So wie ein Tisch Energie auf der grobstofflichen Ebene darstellt, betreffen Probleme, die mit Gedanken und Emotionen in Verbindung stehen, die feinstoffliche Ebene. Auch sie sind Energie. Alles Existierende, ob sichtbar oder unsichtbar, ist Energie, eine Ansammlung elektrischer Ladungen in verschiedenen Schwingungszuständen.

Je tiefer die Wissenschaftler in die Welt der Materie eingetaucht sind, umso kleinere Teilchen konnten sie vorfinden. Zunächst hatten sie Atome gefunden, die sich einander umkreisten, als würden sie tanzen. Man fand heraus, dass auch diese Atome aus einem noch kleineren Kern bestehen. So kann man die Atome in eine Atomhülle aus Elektronen und einen Atomkern unterteilen, der seinerseits aus Protonen und Neutronen zusammengesetzt ist. Diese sogenannten Nukleonen sind von außerordentlicher Kleinheit. Als die Wissenschaftler dachten, hier sei die Reise zu Ende, wurden noch kleinere Teilchen entdeckt, die Hadronen, die wiederum aus den bisher kleinsten Bausteinen der Materie bestehen: den Quarks.

In dem Buch „Gott und die Wissenschaft“ des französischen Philosophen Jean Guitton aus dem Jahre 1996 führt dieser mit den beiden Naturwissenschaftlern Grichka und Igor Bogdanov ein Gespräch, in dessen Verlauf einer der Brüder folgendes sagte: *„Während ihres phantastischen Eintauchens ins Innere der Materie ist den Physikern klar geworden, dass ihre Reise nicht an der Grenze des Kerns endete, sondern in Wahrheit zu dem ungeheuren Meer von Kernteilchen führte.“* Und Jean Guitton pflegte in diesem Zusammenhang zu sagen: *„Die Zahl der in einem Materieteilchen existierenden Individuen übersteigt unsere gewöhnliche Vorstellungskraft so sehr, dass sie eine Art Schrecken hervorruft.“* Grichka Bogdanov fügte hinzu: *„Mit den Quarks beginnt der Bereich der reinen Abstraktion, das Reich der mathematischen Wesen.“*[(16)]

Die Quarks gelten als die Grundbausteine der Atomkerne. Bisher gibt es 61 Arten kleinster bekannter Bausteine der Materie – man nennt sie *Elementarteilchen* – und weitere Teilchen werden schon in theoretischen Modellen als hypothetisch postuliert.

Um im Inneren der Materie den Geist aufzufinden, erwähne ich im Besonderen das als „Doppelspaltversuch“ bekannte Experiment. Es ist eines der bemerkenswertesten Experimente in der Physik und das grundlegende Element in der Quantentheorie. Ja, man kann sagen, es enthält das *einzige* Geheimnis. Es kann mit Photonen (Lichtquanten) oder anderen Elementarteilchen durchgeführt werden. Diese kleinsten Energieeinheiten werden durch zwei nebeneinander liegende Schlitze, den *Doppelspalt*, geschickt. Sie bewegen sich gleichmäßig durch den rechten und den linken Spalt und bilden auf dem dahinter liegenden Schirm ein Interferenzmuster (Wellen, die sich überlagern sowie gegenseitig auslöschen und maximieren). Interessanterweise zeigt sich das Interferenzmuster auch, wenn die Photonen nacheinander durch die Spalten geschickt werden – so als wüsste jedes Photon, dass nebenan noch ein Spalt ist, durch den dann auch Photonen folgen, mit denen es sich überlagern sollte.

Die Quanten bilden ein bestimmtes Interferenzmuster, solange ihnen keine Aufmerksamkeit geschenkt wird. Aufgrund einer veränderten Musterbildung nach der Messung vermittelte sich den Physikern zunächst der Eindruck, als wüssten die Quanten, dass sie beobachtet werden. Die Physiker erkannten, dass ein Elementarteilchen so lange alle Möglichkeiten in sich trägt, bis es gemessen bzw. beobachtet wird. Liegt dann durch die Messung dem Beobachter Information über das Teilchen vor, wird es zum Teilchen *„mit festgelegten Eigenschaften“*. Ohne Beobachtung, also ohne Messung, bilden die Quanten ihr gewohntes Interferenzmuster. Die Tatsache, dass die Aufzeichnung durch das Messgerät das Verhalten der Quanten verändert, scheint also mit der Anwesenheit eines „Beobachters“ zusammenzuhängen. Physiker erklären, dass es dabei nicht relevant ist, ob dem Beobachter die Information auch tatsächlich vorliegt, es genügt für die Verhaltensänderung der Quanten allein die Möglichkeit, an Information zu gelangen. Da der individuelle Beobachter also nicht relevant ist, muss es noch einen anderen Ort als das Ich-Bewusstsein geben, bei dem die Information vorliegt. Die Frage, die sich daraus ergibt, lautet: *„Gibt es eventuell eine objektive Realität, in der alle Informationen vorliegen und die nichts mit* *dem Ich-Bewusstsein zu tun hat?*" oder „*Ist die Realität eine Repräsentation von Informationen und befindet sich nur diese innerhalb unseres Bewusstseins?*"

Das Experiment hat gezeigt, dass es prinzipiell unmöglich ist, im subatomaren Bereich etwas zu beobachten, ohne es dadurch zu verändern. Außerdem führt es zu dem Gedanken, dass das Photon ein Wissen um die Versuchsanordnung zu erkennen gibt – einschließlich dessen, was der Beobachter tut, denkt bzw. ob er an Informationen gelangt. Dies führt zu dem Schluss, dass die Teile in gewissem Sinn mit dem Ganzen zusammenhängen. Die Erkenntnisse der Physik besagen, dass Materie zu 99,9999999999999 Prozent aus leerem Raum besteht (Masse ist nur eine Erscheinungsform von Energie, untersucht man Materie bis in ihrer kleinsten Form, den Elementarteilchen, findet man im Innersten immer nur leeren Raum). In einem neuen Erklärungsmodell zur Realität lautet der Ansatz: „*In einer Realität, in der Information und Bewusstsein – sprich Geist – primäre Größen sind, ist Materie eine Projektion des Geistes/Bewusstseins. Geist bringt die Materie in Form, Geist inform-iert die Materie aus einem Raum unendlicher Möglichkeiten.*"

Pierre Teilhard de Chardins Standpunkt, für den das ganze Universum, bis hin zu dem winzigsten Teilchen, in gewissem Maße Träger von Bewusstsein ist, wurde damit untermauert, auch wenn noch nicht alle Wissenschaftler diese Ansicht teilen.

Nach und nach gaben die Physiker ihren Glauben an ein Newtonsches materielles Universum ganz auf, da sie erkannt hatten, dass das Universum nicht aus leerem Raum und darin schwebender Materie besteht, sondern aus Energie.

> „*Die Quantenphysiker entdeckten, dass physische Atome aus Energie-Wirbeln bestehen, die sich ständig drehen und schwingen. Jedes Atom ähnelt einem taumelnden Kreisel, der Energie ausstrahlt. Da jedes Atom sein eigenes, spezifisches Energiemuster hat, seine ‚Schwingung' sozusagen, besitzen auch Zusammenschlüsse von Atomen (Moleküle) ihr eigenes, identifizierbares Energiemuster. So hinterlässt jede materielle Struktur im Universum, auch Sie und ich, ihre eigene, einzigartige*

Energiesignatur... Die Struktur eines Atoms besteht aus einer Anzahl unendlich kleiner Wirbel namens Quarks und Photonen."[24] (Bruce Lipton, 2014)

Der Mensch besteht also aus einer unvorstellbaren Menge kleiner Energiewirbel, den *Elementarteilchen* und *Photonen*, die an allen unseren Körperfunktionen beteiligt sind. Es ist daher kaum vorstellbar, dass diese Träger von Energie kein Bewusstsein haben sollten und nicht miteinander kommunizieren. Es sind die Bausteine, aus denen alle Materie aufgebaut ist. Sie senden Schwingungen unterschiedlicher Frequenzen aus. In unserem Körper findet ein stetiger Austausch von Informationen zwischen der Außenwelt und den kleinsten Bausteinen des Organismus statt und damit letztlich zwischen den Bewusstseinspartikeln des großen und kleinen Universums.

Max Planck, der als Begründer der Quantenphysik gilt, hatte bereits erkannt: *„Es gibt keine Materie, sondern nur ein Gewebe von Energien, dem durch intelligenten Geist Form gegeben wird."*

Aus dem Buch des Biophysikers Dieter Broers „Gedanken erschaffen Realität" aus dem Jahr 2013 kann man entnehmen, dass in den Innenräumen von Elektronen Lichtenergie gebündelt ist: *„Im Vergleich zu Pflanzen und Tieren ist beim Menschen der Bündelungsgrad der inneren Lichtenergie von Elektronen wesentlich höher. Im menschlichen Körper wird viel Lichtenergie in tiefer liegenden Atomorbitalen gespeichert.*"[8]

Der deutsche Biophysiker und Wiederentdecker der Biophotonen, Fritz-Albert Popp, widmete sich seit den 1970er-Jahren den Forschungen über die *Zellstrahlung*, das Licht in unseren Zellen. Empirisch nachgewiesen wurde Zellstrahlung erstmals 1922 an Pflanzenzwiebeln von dem russischen Mediziner Alexander Gurwitsch.

Das Licht, das unsere menschlichen Zellen schwach ausstrahlen, kann mit Photomultipliern sichtbar gemacht und dadurch zweifelsfrei nachgewiesen werden. In unserem Körper finden 100.000 chemische Reaktionen pro Zelle in einer Sekunde statt. Die Biophotonen (kohärente, d.h. die Ordnung aufrechterhaltende Lichtquanten) sind es, die

die Information von Zelle zu Zelle transportieren. Fritz-Albert Popp äußerte die Überzeugung, dass diese Regulationsprozesse von der Psyche oder dem Bewusstsein gesteuert werden. Seit den 1960er-Jahren haben unzählige Forscher aus vielen Ländern mittels elektronischer Lichtverstärker bestätigt, dass die Zellen aller Lebewesen – von der kleinsten Pflanze über Tiere bis zum Menschen – Licht abgeben, dass sich das Licht bei der Zellteilung verstärkt und dass es in einer toten Zelle erloschen ist. In seinen Experimenten zeigte Fritz-Albert Popp auf, dass die Lichtstrahlung beim Menschen eher schwach und von geringer Intensität ist, was völlig ausreicht, weil die Kommunikation auf Quantenebene stattfindet. In einem Vortrag von Alexander Popp, seinem Sohn, zitierte dieser seinen Vater wie folgt: *„Jede Zelle ist ein Strahler. Wenn Licht nicht wäre, würden wir auseinanderfallen.“*

Bereits Sir Isaac Newton (1642-1726), ein englischer Naturforscher, der als der bedeutendste Wissenschaftler aller Zeiten gilt, sprach von zwei Arten des Lichts. Zum einen gebe es das Licht im physikalischen Sinne und zum anderen das „numenale Licht“ (*numen* aus dem Lateinischen heißt *göttliches Walten und Wirken*), welches insbesondere in lebenden Organismen vorkomme und Träger des Geistes sei.

> *„Physiker haben sich in den siebziger Jahren des vergangenen Jahrhunderts mit möglichen Zusammenhängen zwischen Physik und Bewusstsein beschäftigt. Viele von ihnen kamen zu dem Schluss, dass zwar allen Teilchen in einem gewissen Maße schon Bewusstsein oder eine bewusstseinsähnliche Qualität zukomme, dass aber die Photonen die höchste Bewusstheit aller Teilchen besitzen.“*[(5)] (Marco Bischof, 1996)

So ist der Mensch in jeder Zelle Träger von Licht und Bewusstsein, in einer stark verdichteten, einer menschlich-körperlichen Form.

Der Begründer der analytischen Psychologie, Carl Gustav Jung, ging davon aus: *„Psyche und Materie sind aus demselben Stoff“*, und unter den bedeutenden Physikern schildert Jack Sarfatti: *„Wir haben erkannt, dass Bewusstsein und Energie eins sind.“* Der Theologe und Evolutionsforscher Pierre Teilhard de Chardin meinte dazu: *„In jedem Teilchen, jedem Atom, jedem Molekül, jeder Materiezelle leben und wirken im Ver-*

borgenen die Allwissenheit des Ewigen und die Allmacht des Unendlichen."

Der Geist erschafft die Materie. GOTT – oder nennen wir es ein *Meer von Höchstem Bewusstsein* – hat alles mit seinem Geist erschaffen und wir Menschen als ein Aspekt, ein Teil dieser Schöpfung, tun dies in jedem Moment unseres Daseins auch. In jeder Zelle unseres Körpers (und davon haben wir zirka 50 Billionen), tragen wir das Höchste Bewusstsein in Form des *Göttlichen Lichtfunkens* in uns und sind dadurch fähig, zu erschaffen. Bitte lassen Sie sich, liebe Leser, diesen Satz auf der Zunge zergehen. Der Inhalt dieses einen Satzes könnte die größte Bedeutung für Ihr Leben haben.

„In jeder Zelle unseres Körpers tragen wir das Höchste Bewusstsein in Form des Göttlichen Lichtfunkens in uns und sind dadurch fähig, zu erschaffen."

Das bedeutet, wenn wir angefüllt mit Freude, Liebe, Frieden und Dankbarkeit in unserem Inneren sind, dann werden wir dies ausstrahlen und auf den „Bildschirm unseres Lebens" projizieren. Dann können wir davon ausgehen, dass sich uns Freude, Liebe, Frieden und Fülle im Außen zeigen.

Wenn aber Probleme auf der feinstofflichen Ebene, von unseren Gedanken und Gefühlen erzeugt, zu wenig Beachtung finden, nicht erkannt und bewusst gemacht werden, können diese unbewusst zum Schöpfer unserer Realität werden und eine schlechte Stimmung, allerlei Schwierigkeiten, ja sogar einen Unfall oder eine körperliche Erkrankung hervorbringen. Die Probleme werden dann grobstofflich. Alles ist zuerst auf der feinstofflichen Ebene, im Geist, vorhanden. Darum ist es so wichtig, dass wir uns unserer Programme bewusst werden, die wir, wie auf einer Festplatte gespeichert, mit uns herumtragen. Jesus machte uns darauf aufmerksam mit folgender Aussage: *„Was der Mensch sät, wird er ernten, im Guten oder im Bösen."* Und die Saat wird bereits mit unseren Gedanken und Gefühlen, sowohl bewusster als auch unbewusster Art, gesetzt.

3 Die Aura

Wir können aus der Schöpfung lesen
wie aus einem aufgeschlagenen Buch.

Es gibt Heiler/innen, die eine Störung zuerst in der Aura erkennen, diese dort mit dem Patienten bearbeiten, sodass die Krankheit nicht zum Ausbruch kommt. Allen voran ist es Barbara Ann Brennan, die bahnbrechend auf diesem Gebiet forscht und arbeitet. Sie hat sich von jeher für Energien interessiert, studierte zuerst Physik in Wisconsin (USA), arbeitete als wissenschaftliche Mitarbeiterin bei der NASA und begann dann, ihre Forschung auf das menschliche Energiefeld auszudehnen. Nachdem sie eine Ausbildung zur Psychotherapeutin abgeschlossen hatte und einige Jahre in diesem Beruf tätig war, fing sie an, um die Köpfe der Menschen Farben zu sehen. Schließlich konnte sie an die erhöhte Sinneswahrnehmung und Hellsichtigkeit ihrer Kindheit anknüpfen und es wurde ihr möglich, schwerkranke Menschen zu diagnostizieren und zu heilen. Indem sie das Licht – die feinstofflichen Energiefelder um die Menschen herum – sah, erkannte sie an der Intensität der Farben und Formen die Zusammenhänge zu deren Gesundheitszustand. Es wurde ihr offenbart, dass die meisten Krankheiten ihren Ausgang im menschlichen feinstofflichen Energiefeld, dem *Lichtkörper*, haben. Dieser Lichtkörper, der im Normalfall den physischen Körper ungefähr im Durchmesser unserer ausgestreckten Arme einhüllt, wird auch Aura genannt. Die Aura ist ein farbiges elektromagnetisches Feld, das u.a. aus der Energie unserer Gedanken und Gefühle besteht. Sie kann unsere Schutzhülle sein, wie es die Atmosphäre für unsere Erde ist.

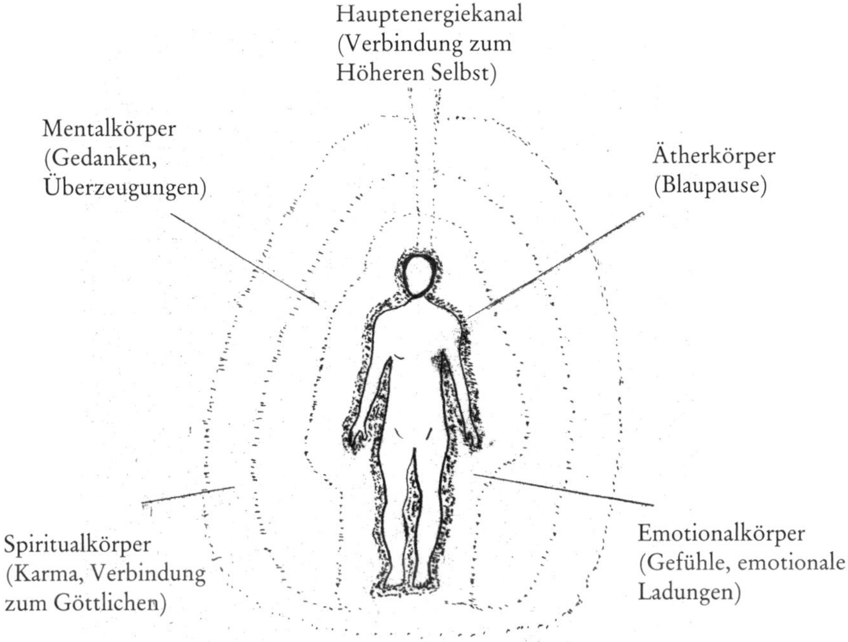

Abb. 1: Die menschliche Aura

Die Qualität unserer Aura hängt sehr von unserer Lebensweise ab, der Art zu denken und zu fühlen. Und da wir ständig mit den Energien des Universums in Verbindung stehen, empfangen wir dessen Einflüsse, wenn wir dafür offen sind. Schlechte Gedanken und enttäuschte Gefühle schaffen eine finstere Atmosphäre in der Aura und nehmen Situationen auf, die uns schaden können. Sie stoßen jedoch auch Situationen ab, die uns eigentlich zugute kämen. Mit Angst, zum Beispiel, ziehen wir genau die Situation an, die wir eigentlich befürchten, weil Angst ein mit viel negativer Energie aufgeladenes Feld ist. Wenn also die Aura unrein, voller Blockaden und damit undurchlässig ist, bleiben die harmonischen, reinen und lichtvollen Kräfte draußen.

Gleiches zieht Gleiches an! Licht zieht Licht an, Chaos im Innern zieht chaotische Verhältnisse im Außen an, der Glaube an den guten Ausgang einer Geschichte wird diese gut enden lassen, Mangeldenken erzeugt wiederum Mangel usw. Haben wir dagegen eine strahlende starke Aura, werden wir vor negativen Einflüssen geschützt sein, weil sie zuerst auf unsere Aura treffen und diese sie nicht passieren lässt. Zugleich verhält es sich auch so, dass wir feinfühliger werden, klarer denken und schneller erspüren können, was für uns gut ist, je lichtvoller wir sind.

Wenn also davon gesprochen wird, dass jemand eine gute Ausstrahlung hat, kommt es daher, dass er in seinen Gedanken und Gefühlen ein meist positives Ausrichten im Hinblick auf sein inneres Erleben und die Erfahrungen mit seinen Mitmenschen hat, sich über das erfreut, was ihm täglich zur Verfügung steht und sein Dasein als ein Geschenk GOTTES betrachtet. Dieses Empfinden sowie Aufrichtigkeit, Geduld, Großzügigkeit, Vergebung und Liebe werden eine Kraft erzeugen, die strahlend auf andere wirkt. Dadurch, dass jeder Mensch das göttliche Licht als sein Erbe in sich trägt und mit den kosmischen Kraftquellen verbunden ist, ist es ihm auch über die Bewusstwerdung möglich, seine Tugenden täglich zu verbessern. Das wiederum intensiviert das Strahlen seiner Aura.

Hellsichtige Menschen und solche mit medialen Fähigkeiten haben beobachtet, dass der physische Körper erkranken kann, wenn im feinstofflichen Energiekörper über längere Zeit Disharmonien vorhanden sind. Da beide eng miteinander verbunden sind, ist es somit möglich, dass der physische Körper heilt, wenn die Aura von ihren Blockaden befreit wird.

Lohnenswerte Arbeit an sich selbst bedeutet, aus seiner Aura eine Antenne zu machen, die fähig ist, das Lichtvolle und Segensreiche aus dem Universum anzuziehen. Diese Art von innerer Arbeit ist ein sehr wertvoller Akt. Eine weitere Möglichkeit besteht darin, sich während spezieller Meditationen auf die Aura zu konzentrieren und diese visuell mit Licht aufzufüllen. Seine Tugenden und damit die Qualitäten der göttlichen Ordnung zu stärken, ist jedoch bei weitem die nachhaltigere Arbeit. Sie wird einem jeden die wirksamsten Effekte auf dem Weg der Bewusstwerdung, Persönlichkeitsentwicklung und Heilung bringen.

Über die Aura vermittelt man Informationen von sich, die unterbewusst von anderen Menschen aufgefangen werden. In der Nähe von Menschen mit einer reinen, kraftvollen Aura fühlen wir uns wohl und wissen nicht, warum. Der Hintergrund ist der, dass diese Menschen mit ihrer Liebe, Weisheit und auch Charakterstärke viel Licht in ihre Aura gebracht haben und mit diesem Licht nicht nur selbst strahlen, sondern auch himmlische Lichtwesen angezogen haben, die sie unterstützen. So können Wunder über die Verbindung mit diesen göttlichen Helfern geschehen. Deshalb ist es in vielerlei Hinsicht ein großer Gewinn, wenn wir danach streben, in unseren Gedanken, Gefühlen und Worten freudig, rechtschaffen, ehrlich und klar zu sein. Wenn wir uns redlich darum bemühen, unser Verhalten so auszurichten, dass wir uns und anderen nicht schaden, nicht einmal in Gedanken, dann werden wir Harmonie und inneren Frieden in unser Leben bringen. Dies schafft zuerst für uns selbst Verbesserungen und gleichzeitig verwandelt sich die Atmosphäre unserer Umgebung zum Positiven. Da wir liebevoller geworden sind, werden auch die anderen Menschen liebevoll und sogar anfangen, uns zu lieben.

Die Aura hat verschiedene Schichten, die aus immer feineren Substanzen und höheren Schwingungen bestehen. Kristalle, Pflanzen oder Bäume strahlen einfaches Licht aus. Beim Menschen sprechen wir vom *Ätherkörper*, dem *Emotionalkörper*, dem *Mentalkörper* sowie dem *Spiritualkörper*.

Der ***Ätherkörper*** befindet sich zwischen 5 und 12 cm um den physischen Körper. Durch ihn wird unser Körper vitalisiert und energetisiert. Dieser feinstoffliche Körper strahlt die Gesundheit und Vitalität des Menschen aus. Er wird auch die *Blaupause* genannt. Darin erkennen wir, wie viel Bewegung, welche Ernährung, wie viel Wasserzufuhr und frische Luft der Mensch sich angedeihen lässt. Sind alle Bereiche gut abgedeckt, wird der Ätherkörper strahlen. Er zerfällt, wenn sich die Materie auflöst.

Der ***Emotionalkörper***, auch *Astralkörper* genannt, befindet sich in etwa 15 bis 20 cm außerhalb des physischen Körpers und zeigt Emotionen und Gefühle wie Freude, Liebe, Trauer, Angst, Wut oder Hass sowie alle Verletzungen aus der Kindheit und aus früheren Leben. Alle Erfahrungen sind darin gespeichert und wir setzen sie gemäß diesem inneren Energiefeld in unserem Leben um.

Der ***Mentalkörper*** ist ca. 30 bis 50 cm vom physischen Körper entfernt und hängt mit dem Denken, den Glaubenssätzen und auch Phantasien zusammen. Ihm wohnt der Verstand, der Intellekt inne. Seine Funktion ist das Empfangen, Verarbeiten und Aussenden von Informationen. Ist das Gedankengut stark von Sorgen und negativen Programmen überlagert, kann das Energiefeld klein, grau und blockiert sein. Je mehr wir uns unserer negativ abgespeicherten Denkmuster bewusst werden, umso mehr können wir sie durch positive Aussagen und Affirmationen ersetzen. Deshalb ist der Mentalkörper besonders vom Bewusstseinszustand und der geistigen Entwicklung des Menschen abhängig. Er kann wunderschöne klare und strahlende Farben enthalten.

Der ***Spiritualkörper*** befindet sich ab 50 cm vom physischen Körper entfernt. Er hat die höchste Schwingungsfrequenz der göttlichen Urkraft und zeigt den spirituellen Bewusstheitsgrad an. Er trägt das Karma und die Zukunft in sich.

Diese feinstofflichen Körper bewegen sich um unseren physischen Körper herum und sind Orte in unserem Energiesystem, die unsere Empfindungen, Gefühle, Gedanken, Überzeugungen und Erinnerungen sowohl positiver als auch negativer Art widerspiegeln. Die emotionale Energie, die durch unsere inneren und äußeren Erfahrungen geschaffen wurde, beeinflusst die Biologie unseres Körpers. Da der Kern einer jeden Zelle Bewusstsein in sich trägt, wird jede positive wie negative Erfahrung sowohl im Zellgewebe, als auch im feinstofflichen Energiefeld der Aura und im Ozean des *Höchsten Bewusstseins* abgespeichert. Der Physiker Burkhard Heim hat diesen Ozean, den Hyperraum mit seinen zwölf Dimensionen, als unendlichen Informationsspeicher beschrieben. Der Biophysiker Fritz-Albert Popp wiederum, der von der Wirkungsweise elektromagnetischer Strahlung auf lebende Systeme fasziniert war, hat bei zahlreichen Untersuchungen herausgefunden, dass die DNA (menschliche Erbinformation), die sich im Zellkern befindet, einer der wichtigsten Lichtspeicher und damit Biophotonenquellen ist.

Ein Auszug aus dem Buch „Gedanken erschaffen Realität" des Biophysikers Dieter Broers beinhaltet Folgendes: *„Zusammengefasst lässt sich sagen, dass die biologische Zelle mit ihrer im Kern enthaltenen DNA eine ideale Antenne zum Senden und Empfangen von Informationen ist."*[(8)] (Dieter Broers, 2013)

Die neue Physik der Quantenfelder spricht vom *morphischen* und *morphogenetischen Feld* und besagt, dass alles, was ein Mensch jemals gedacht, gefühlt, gesagt und getan hat, in diesem höchst informationsgeladenen Feld abgespeichert ist. Dies beschreibt Rupert Sheldrake, ein britischer Biologe, Biochemiker und Philosoph, ausführlich in seinen Büchern. So ist alles mit allem verbunden.

Es gibt mittlerweile Methoden, die Aura fotografisch darzustellen. Somit erhält man eine bildhafte Dokumentation über seine Ausstrahlung. Wie wir wissen, ist oft die Ausstrahlung entscheidend darüber, ob man sympathisch wirkt, ohne vielleicht äußerlich hübsch zu sein. Die Aura reflektiert den Bewusstseinszustand und sie zeigt nicht nur die Qualität unserer Gedanken, Emotionen und mentalen Fähigkeiten, sondern auch den aktuellen Stand unserer Lebensenergie. Die meisten Menschen können die Aura (noch) nicht sehen, sondern nur unterbewusst wahrnehmen. Deshalb wird der Glaube daran in die Esoterikecke oder in den Bereich der Mystik verbannt. In den 1990er-Jahren hat ein Team von Computerspezialisten, Biofeedback-Wissenschaftlern und hellsichtigen Medien jahrelange Forschung und Entwicklung betrieben und die *Aura-Video-Station* auf den Markt gebracht. Mit diesem System kann man die Aura und die Chakren eines Menschen live in Bewegung beobachten und daraus wertvolle Informationen über die individuelle psychoenergetische Innenwelt erfahren. Dabei lässt sich erkennen, dass die Farben heller und lichtvoller werden, je mehr sich der Bewusstseinszustand erhöht, wie z.B. während einer Meditation oder wenn jemand liebevolle, dankbare Gedanken in sich trägt. Genauso ziehen sich aber Energiefeld und Farben zusammen und werden dunkler und dichter, wenn ein Mensch bedrückt oder depressiv ist. In solch einem Zustand wurde tatsächlich eine dunkle Energiewolke über diesem Menschen gesehen, so wie man sagt, dass über jemandem eine dunkle Wolke schwebt.

Während eines Engelkongresses in Salzburg bestand die Möglichkeit, von sich eine Aurafotografie erstellen zu lassen. Eine liebe Vertraute hat mir ein Geschenk gemacht und mich zu einer Aurafotografie überredet. Diese Aufnahme war beeindruckend und hat mich sehr berührt. Die Schattierungen oder die Klarheit der Farben sowie ihre Positionen ergeben ein Bild über die Ausgewogenheit bzw. Unausgewogenheit der Aura und somit der Person. So lassen sich daraus das innere Grundgefühl aber auch die körperliche Energie ablesen. Die Aussage des Aurafotografen anhand des Fotos von meiner Aura bestätigte sogar meine berufliche Tätigkeit sowie meine inneren Empfindungen.

Ein Teil des feinstofflichen Energiefeldes besteht schon vor der Inkarnation des physischen Körpers und existiert auch nach dem Tod weiter. In ihm lebt die Seele weiter. Dieses beseelte Energiefeld steigt nach jeder Inkarnation hinauf in das Meer des Höchsten Bewusstseins, um sich je nach Seelenplan wieder herabzubegeben und sich dem neu auserwählten Körper anzuschließen. Das bedeutet aber auch, dass wir unerlöste Themen aus den Erfahrungen früherer Leben mitnehmen, um erneut daran anzuknüpfen und damit in Resonanz bzw. in Arbeit zu gehen. Es wird uns solange aufgezeigt, bis alles transformiert ist. Ist das nicht alleine schon Grund genug, die Dinge, die nicht unserer höchsten Wahrheit entsprechen, erkennen und erlösen zu wollen? Mit dieser Arbeit tun wir etwas für unser jetziges Wohlbefinden und für die Ewigkeit!

Ein weiterer, bemerkenswerter Aspekt bezüglich unseres feinstofflichen Energiefeldes ist folgender: Menschen, denen ein Körperteil amputiert wurde, können die abgetrennten Gliedmaßen über den sogenannten *Phantomschmerz* spüren. Es hat sich gezeigt, dass die amputierten Körperteile in der Aura dieser Menschen noch vorhanden sind. Mit dem Wissen über die Aura lässt sich auch solide erklären, warum bei so vielen Menschen mit vermeintlichen Beschwerden oftmals keine wirklichen Diagnosen bestätigt werden können. Die Probleme sind zuerst auf der feinstofflichen Ebene vorhanden. Unsere Aura besteht aus Bewusstseinshüllen, die sich gegenseitig durchdringen. Die emotionale Energie, die sich in langwährenden, stressbeladenen Situationen zuerst im feinstofflichen Energiefeld zeigt und uns Unwohlsein vermittelt, verwandelt sich ganz allmählich zu biologischer Materie. Negative Bilder, einschränkende Glaubenssätze und traumatische Erinnerungen, die im Unterbewusstsein vorhanden sind, erzeugen zunächst in der Aura Blockaden.

Ich bekam eines Tages starke Schmerzen im Lendenwirbelbereich. Meine Physiotherapeutin, die mir schon viele Male hervorragende Dienste geleistet hatte, stand vor einem Rätsel. Keine ihrer angewandten Therapiemethoden wollte Linderung bringen. Schließlich ging ich nach ca. vier Wochen entnervt und gekrümmt vor Schmerzen in eine orthopädische Praxis. Es gab dort eine nette Ärztin, die mir an meiner gebückten Haltung ansah, dass ich starke Schmerzen hatte. Eine Röntgenuntersuchung brachte jedoch keinerlei Ergebnisse. Die Ärztin machte mir deutlich, dass sie mich eigentlich am liebsten fragen würde, warum ich da bin. Sie konnte absolut nichts feststellen und verschrieb mir Schmerzmittel, deren Beipackzettel mich abschreckte und ich sie deshalb nicht einnahm.

Daraufhin bat ich eine von mir sehr geschätzte Bekannte um Hilfe, die schon als Kind hellsichtig war. Sie sagte mir, diese Schmerzen seien aus der Kindheit in meinem Ätherkörper abgespeichert – die bereits erwähnte Blaupause des physischen Körpers, die deshalb auf dem Röntgenbild nicht gesehen werden konnte – und es ginge darum, dass ich meiner Mutter wegen einer besonderen Situation (die sie vor ihrem inneren Auge gezeigt bekam) vergebe. Ich konnte mich an solch eine Situation als Kleinkind absolut nicht erinnern, aber die von meiner hellsichtigen Bekannten empfohlene Vorgehensweise war erfolgreich. Nachdem ich die Vergebung noch am selben Tag aus vollem Herzen während einer längeren Meditation nachgeholt hatte, konnte ich einen Tag später völlig schmerzfrei einem schon lange gebuchten Konzert lauschen. Es war für mich damals unglaublich, aber wahr. Ich saß im Schlosshof an einem lauwarmen Sommerabend und war einfach nur glücklich. Nach äußerst peinigenden und fast dramatischen vier Wochen kreisten meine Gedanken bei hinreißender Musik um dieses kleine Wunder.

Um eine gute Gesundheit hervorzubringen, sollte das Aurafeld deshalb im Gleichgewicht sein. Die Heilung auf der Ebene dieses feinstofflichen Energiefeldes, dort wo sich die psychologischen Prozesse abspielen, unsere Gedanken und Gefühle beheimatet sind, kann die Heilung des physischen Körpers nach sich ziehen. Wie sagte schon Voltaire (1694-1778): „*Und weil es der Gesundheit zuträglich ist, beschloss ich, glücklich zu sein.*"

Leider liegt des Rätsels Lösung nicht nur am Beschließen. Wenn ein Mensch fähig ist, wahrzunehmen, wie er denkt, mit welchen Glaubenssätzen oder Traumata er belegt ist oder aufgrund welcher emotional stressigen Ereignisse bzw. Dauerzustände er psychisch belastet ist, so kann er, wenn er darauf reagiert, mit großer Wahrscheinlichkeit seine Krise verringern. Allein durch das Sich-Bewusstmachen seiner Themen und durch eine positive Ausrichtung geschieht schon sehr viel Veränderung, und diese wirkt sich sofort in der Aura aus. In diesem Fall übt sich der Patient in Liebe und Selbstliebe, verbindet sich in dieser Liebe mit dem Licht in seiner Aura und in seinen Zellen und führt somit eine Verbesserung seiner Beschwerden herbei. Nicht immer ist das so einfach, besonders dann nicht, wenn man alleine bei dieser Arbeit ist. Dennoch ist es wichtig, dass Sie sich bewusst machen, dass Sie verantwortlich sind für Ihr Gesamtsystem. Holen Sie sich deshalb kompetente Unterstützung.

Eine unserer Aufgaben hier auf Erden ist es, dass wir uns ches Licht in uns wiederfinden. Durch die lichtvolle Strahlung wirk feinstoffliche Energiekörper wie ein Schutzschild gegen Viren, Bakterien und krankmachende Energien, und gleichsam darf physische Reinigung geschehen, falls sich Gifte und verbrauchte Energien im Körper befinden.

Heilwerden ist immer eine ganzheitliche Angelegenheit. Vorübergehende Genesung dagegen tritt dann ein, wenn man unter einer bestimmten verordneten Medikation von seinen Symptomen befreit wird, was aber nicht automatisch heißt, dass der emotionale oder psychologische Stress reduziert wird, welcher Teil der Krankheit ist. Die Seele will uns über die Krankheit immer etwas mitteilen. Der Körper ist das Gefährt für unsere Seele und da die Seele nicht sprechen kann, drückt sie sich über den Körper aus. Wenn wir aus dem Gleichgewicht, aus der Harmonie gefallen sind, teilt es uns die Seele über den Körper mit. Haben wir für diese Botschaft keine Antennen und nehmen ausschließlich unsere Medikamente ein, ist es sehr wahrscheinlich, dass die aktuellen Symptome verschwinden, sich aber woanders neue Beschwerden bilden.

Für die meisten von uns ist es so einfach, seine Krankheit beim Arzt abzugeben, ohne sich verändern zu müssen. Heilwerden bedeutet jedoch, sich und sein Leben immer wieder zu hinterfragen, sich für sich selbst einzusetzen, den Willen zu haben, die Wahrheit zu erkennen, manches loszulassen oder auch zu akzeptieren. Aber vor allem bedeutet es, in Liebe und Selbstachtung aus der Opferrolle auszusteigen und Verantwortung für seine ganzheitliche Gesundung zu übernehmen. Jede Krankheit hat eine Botschaft. Diese muss entschlüsselt und die seelischen Ursachen müssen beseitigt werden, erst dann kann Heilung geschehen. Ansonsten gibt es nur eine Symptomverschiebung. Die Krankheit meldet sich an anderer Stelle wieder, möglicherweise sogar heftiger, bis wir die Lektion gelernt haben.

Die Philosophie der Schulmedizin ist die Medizin der *Opfer* und *Täter*. Hier ist der Patient das machtlose Opfer, das von einer Krankheit ereilt wurde – dort der Arzt, der machtvolle positive Täter. Das ganze Ausmaß des Desasters zeigt sich am fehlenden Wohlbefinden des Patienten in einer überfüllten, durchterminierten Praxis. Den Großteil der Behandlung übernehmen Pillen oder technische Gerätschaften, die Einstellung bzw. das Leben des Patienten bleiben dagegen außen vor. Ich will damit nicht sagen, dass Ärzte keine gute Arbeit leisten. In vielen Fällen leiten sie überlebensnotwendige Maßnahmen ein und leisten Großartiges. Man denke nur, was heutzutage alles operativ möglich ist. Ich spreche mich aber dafür aus, dass die wichtigste Arbeit die ist, die vom Patienten selbst getan werden muss. Wir sind Körper-Seele-Geist-Wesen und sollten den Körper pflegen und auch mit Heilmitteln unterstützen, aber die Seele und den Geist nicht vergessen. Da wir wissen, dass der Geist die Materie erschafft, ist die Ursache auch im Seelisch-Geistigen zu behandeln.

Wenn wir also an Körper, Geist und Seele gesund werden wollen, müssen wir verstehen lernen, dass grobstoffliche und feinstoffliche Materie interagieren.

4 Die Chakren

Der Mensch ist ein Bio-Kraftwerk,
weil er die Sonnenphotonen in jede Zelle
seines Körpers aufnehmen kann.

Weil die grobstoffliche und die feinstoffliche Materie in Wechselwirkung zueinander stehen, beziehen manche Heiler/-innen die Energiezentren des Körpers in die Heilung mit ein. Diese Energiezentren am menschlichen Körper – nicht zu verwechseln mit dem Energiefeld der Aura – werden *Chakren* genannt. Vieles dieser feinstofflichen Zentren liegt noch im Verborgenen, doch seit einigen Jahren beschäftigt sich auch die wissenschaftliche Forschung damit.

Das Wort *Chakra* kommt aus dem Sanskrit, der alt-indischen heiligen Sprache der Hindus, und bedeutet „Lichtrad". Jeder Mensch nimmt über die Chakren, die Lichträder, universelle Energie (Licht) auf, transformiert sie für den eigenen Bedarf und gibt transformierte Energie wieder in den Äther ab. Diese Energie ist für das gesunde Funktionieren des Aurafeldes sowie des physischen Körpers äußerst wichtig. Chakren sind also Energiewirbel, die wie Kraftwerke funktionieren und unsere Organe mit der notwendigen Lebensenergie versorgen. Arbeiten unsere Chakren, diese Kraftwerke, langfristig nur mangelhaft, werden die Organe erkranken, weil sie dann nicht genügend Energie erhalten, um ihre Aufgaben zu erfüllen. Wenn sich Menschen über einen längeren Zeitraum negativen Gedanken, Gefühlen oder Gewohnheiten hingeben, ist es durchaus möglich, dass die Schutznetze, die sich an der Rückseite jedes Chakras befinden, Risse oder Löcher bekommen. *„Auch sehr starke Wut und Zorn können Risse hervorbringen."*, sagte dazu der philippinische Heiler Master Choa Kok Sui.[26]

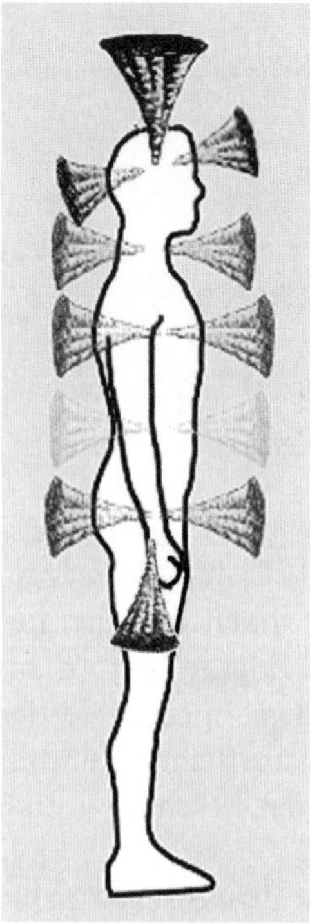

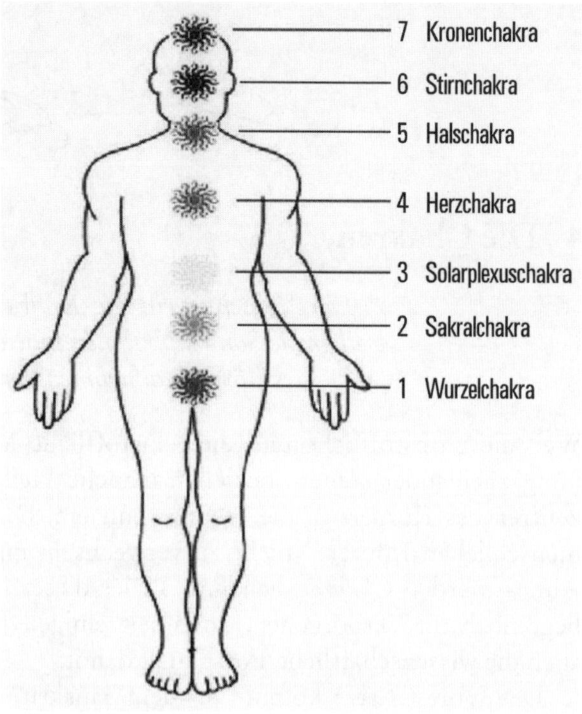

Abb. 2 links: Seitenansicht der Chakren
Abb. 3 rechts: Vorderansicht der Chakren

Das macht die Menschen anfälliger für psychische Störungen durch negative Energien von außen. Generell kann man davon ausgehen, dass negative Emotionen Störungen im Energiekörper erzeugen und Krankheiten im physischen Körper nach sich ziehen. Manche Menschen, die sehr verletzt sind, einen tiefen Groll gegenüber jemandem hegen und nicht verzeihen können, blockieren den Fluss der heilenden Lebensenergien. Darum ist die Vergebung nicht nur aus psychologischer Sicht, sondern für die Heilung des Körpers unerlässlich. Auch die Einnahme von Drogen und psychotropen, bewusstseinsverändernden Substanzen kann die Schutznetze der Chakren zerstören, sodass ein Mensch durch deren Konsum höchst unangenehme Erfahrungen machen kann. Der Konsum von Drogen kann Ängste, Stimmenhören und Angriffe von negativen Energien nach sich ziehen. Menschen können unter dem vorübergehenden Einfluss von negativen Energien schlimme Dinge tun, die sie unter normalen Umständen nicht tun würden. Sie fühlen sich dann wie fremdgesteuert.

Der Hauptenergiekanal läuft durch die Mitte des Körpers, entlang der Wirbelsäule vom Steißbein bis zum Scheitel. In alten indischen Texten wird von sieben Hauptchakren und vielen Nebenchakren gesprochen. Master Choa Kok Sui hat in seinem 1987 veröffentlichten Buch „Grundlagen des Pranaheilens“ elf Hauptchakren erwähnt. Die Größe der Hauptchakren ist dabei sehr verschieden und hängt von der geistig-seelisch-spirituellen Entwicklung der Person ab. Es gibt Chakren mit einem Durchmesser von 5cm, aber bei Yogis und Erleuchteten auch von zwei Metern und noch mehr.

Die Hauptchakren existieren gleichzeitig auf allen Ebenen des Aurafeldes, befinden sich aber am Körper jeweils in der Nähe der wichtigsten Nervengeflechte und Drüsen, um diese optimal mit Lebensenergie versorgen zu können. Hellsichtige Menschen nehmen sie als Räder oder Wirbel wahr, die sich drehen, nach vorne und hinten offen sind und entsprechende Farben besitzen. So wird auch davon gesprochen, dass sie Lotusblüten ähneln.

Am Zustand der Chakren und deren Farbintensität können manch hellsichtige Menschen Blockaden erkennen. Während wir uns beständig weiterentwickeln, erfahren auch die Chakren Entwicklungsprozesse. Aus einem kleinen, schlummernden Chakra kann ein erwachtes Chakra werden, welches viel Licht ausstrahlt. Dieses ausströmende Licht strahlt ebenfalls in das Energiefeld, in die Aura, hinein. Die Größe unserer Aura hängt also auch direkt mit der Pflege unserer Energiezentren, der Chakren, zusammen. Je mehr Bewusstsein und Selbstbemeisterung wir erreicht haben, umso größer ist unsere Aura. Die Quantenphysik, die sich mit der Wechselwirkung kleinster Teilchen befasst, hat erkannt, dass Bewusstsein die Materie verändert. In diesem Fall beträfe es die feinstoffliche Materie. So kann ein sehr spiritueller Mensch, ein großer Weiser, eine Aura haben, die eine ganze Stadt umfasst.

Der Biophysiker Professor Fritz-Albert Popp hat nachgewiesen, dass die Kommunikation zwischen den Zellen mittels Licht (Photonen) geschieht. Das heißt, der Geist Gottes ist daran interessiert, dass wir lichtvoll, positiv und bejahend durch das Leben gehen und unterstützt uns dabei mit seinem heilenden, liebenden Licht. Inwieweit wir es annehmen, verteilen oder verweigern, liegt an uns, unserem freien Willen und unserer Bewusstheit.

Jedes Chakra hat eine Entsprechung zu einem wesentlichen Lebensthema bei uns Menschen. Psychisch gesund ist derjenige, bei dem die Chakren offen sind und sich richtig drehen. So haben die sieben Chakren folgende psychologische Funktionen:

Das **erste Chakra** ist rot und beinhaltet das *Wurzelzentrum*. Es ist das Zentrum der Selbsterhaltung und des Überlebensinstinktes. Es sitzt am unteren Ende der Wirbelsäule im Bereich des Steißbeins. Je nach Ausgeglichenheit entscheidet es über die Menge der Lebensenergie und den Lebenswillen. Zu ihm gehören die Themen Erdung, Urvertrauen und Vertrauen in das Leben.

Das **zweite Chakra**, genannt *Sakral-* oder *Beziehungschakra*, ist orange und hat eine Entsprechung zur Sexualenergie sowie zum lustvollen Geben und Nehmen, als auch zur Zufriedenheit. Es befindet sich unterhalb des Bauchnabels, in Höhe des Schambeins. Sexualität als natürlich und gesund zu betrachten und zu praktizieren, wird dieses Chakra ordnungsgemäß funktionieren lassen. Weder ein Verleugnen der Sexualität noch ein Vergeuden sexueller Energien, welches dieses Chakra erschöpfen lässt, wird dafür sorgen, dass sexuelle Energie verwandelt wird und dem Körper zur Verfügung steht.

Das **dritte Chakra**, genannt *Solarplexuschakra* oder *Sonnengeflecht*, ist gelb. Es steht für die Lebensfreude, dafür, seinen Platz im Universum gefunden zu haben und sich geborgen zu fühlen, sowie für positiv gelebte Macht, für Mut und Furchtlosigkeit. Es liegt oberhalb des Nabels unter den Rippenbögen und ist das energetische Zentrum der Willenskraft, des Durchsetzungsvermögens und des Selbstwertes. Es ist allerdings auch das Willenszentrum der niederen

Emotionen wie Ärger, Angst, Hass, Neid, Sucht, Gier und Aggression. Diese Emotionen erzeugen Stress und so kann sich das Chakra mit unreiner Energie verstopfen und Krankheiten hervorbringen. Da das Solarplexus-Chakra das Verdauungssystem einschließlich der Leber energetisiert, beeinflusst es auch die Entgiftung des Körpers, das Blut und dessen Beschaffenheit.

Das **vierte Chakra** in den Farben hellgrün oder rosa ist das *Herzchakra* und spiegelt die Liebesfähigkeit, das Mitgefühl und die Offenheit gegenüber dem Leben. Es befindet sich auf Höhe des physischen Herzens und ist das Zentrum der höheren Emotionen wie Frieden, Freude, Sanftmut und Geduld. Wenn das Herzchakra überentwickelt und das Solarplexuschakra zu wenig entwickelt ist, neigt der Mensch dazu, sich ausnutzen zu lassen. Wenn das Solarplexuschakra überaktiv ist, wird der Betreffende egoistisch und rücksichtslos. Deshalb ist es von großem Vorteil, wenn das Herzchakra und das Solarplexuschakra im Gleichgewicht sind.

Das **fünfte Chakra**, das *Halschakra*, ist hellblau oder türkis und zeigt an, wie weit wir unseren Selbstausdruck, die Kommunikation in Wahrheit und unsere Talente verwirklichen. Es ist das energetische Zentrum für Kommunikation. Auf der körperlichen Ebene steuert und energetisiert es den Kehlkopf, die Schilddrüse, die Luftröhre und das lymphatische System sowie die Halsschlagadern. Wenn sich jemand zu viele Sorgen macht, ist das Halschakra nicht im Gleichgewicht. Mit dem Halschakra ist folgende spirituelle Lehre verbunden: „*Was aus dem Mund herauskommt, ist wichtiger, als was hineingeht.*“ Es bedeutet, dass es an erster Stelle wichtig ist, sich seiner Worte bewusst zu sein, sich in reinem Denken zu üben und sich dann erst um seine Nahrung zu kümmern.

Das **sechste Chakra**, genannt *Stirnchakra* oder *Drittes Auge*, ist indigoblau und schenkt uns im offenen Zustand die Fähigkeit zur Intuition, zur Hellsichtigkeit, zu Erkenntnissen und diese in die Tat umzusetzen sowie zum wahren Glücklichsein. Es befindet sich in der Mitte unserer Stirn und ist das energetische Zentrum für Intuition und Bewusstsein. Genies aller Zeiten haben es schon immer verstanden, ihre Intuition und ihren Intellekt zu verbinden und konnten damit kosmische Weisheiten auf der inneren Ebene, zum Beispiel mittels Vision, wahrnehmen und mit Hilfe ihres Verstandes in der Außenwelt umsetzen. Diese Menschen brauchen kein Studium, um die wahre Natur zu erfassen. Ein Ziel unserer menschlichen Evolution ist es, unsere Intuition mehr und mehr zu entwickeln und mit dem Dritten Auge zu schauen.

Das **siebte Chakra**, *Kronenchakra* oder auch *Scheitelchakra* genannt, in violett, allen Regenbogenfarben sowie in gold und weiß möglich, integriert unsere gesamte Persönlichkeit und alle spirituellen Aspekte des Menschseins. Es befindet sich am höchsten Punkt in der Mitte unseres Kopfes. Es zeigt auf, ob wir eine Verbindung zum Göttlichen, zum Höheren Selbst und unserer inneren Führung haben. Durch dieses Chakra empfangen wir universelle, bedingungslose Liebe, die uns antreibt, ein unablässiger Diener Gottes für die Menschheit zu sein.

Wie beim Ein- und Ausatmen sind wir auch über die Chakren mit dem Universum verbunden. Wir Menschen besitzen sozusagen ein Energietransformationssystem. Die Physik erklärt uns, dass das universelle Energiefeld unerschöpfliche Energie zur Verfügung hat, und zwar ordnende und formbildende Energie, unabhängig davon, wie viel wir davon verbrauchen. Was wiederum heißt, dass die Schöpfung uns in Liebe und Übermaß mit allem versorgt, was wir zum Leben brauchen.

In jeder größeren Stadt werden inzwischen Chakrenmeditationen angeboten bzw. gibt es diese im Buchhandel auf CD zu kaufen. Sie werden Ihnen dabei helfen, Ihre Chakren in Balance zu bringen und die Energie gleichmäßig durch alle Chakren fließen zu lassen. Wenn wir licht- und liebevoll denken, werden auch unsere Chakren mit mehr Licht angefüllt. Dies hat zur Folge, dass unsere Aura mehr strahlt, und das wiederum bewirkt, dass wir in einem optimaleren Austausch mit dem Licht des Höchsten Bewusstseins stehen. Sie kennen sicher das Sprichwort „*Hilf Dir selbst, dann hilft Dir Gott*“, was bedeutet, dass ein

Mensch, der an sich selber glaubt, positiv und im Vertrauen ist, aber auch dementsprechend handelt, zusätzlich noch den starken Beistand aller schöpferischen Kräfte des Universums erhält.

Sollten Sie bemerken, dass Ihre kreisenden Gedanken Sie quälen, dann arbeiten Sie mit positiven Affirmationen, schütteln oder streifen Sie sich ab oder fangen Sie an, zu singen. Werden Sie sich Ihrer Sorgen bewusst und setzen Sie etwas Positives drauf. Yoga ist besonders hilfreich dabei, die Chakren zu öffnen, da es so konzipiert wurde, dass der Yogi dadurch in eine tiefe Meditation eintreten kann. Ich erinnere mich an ein einwöchiges Seminar der Schweigemeditation. Jeden Morgen führte der Meditationslehrer eine halbe Stunde spezielle Gymnastikübungen mit uns durch. Dies sollte dazu dienen, dass sich unsere Chakren mehr öffnen und wir das Licht während der Meditation besser aufnehmen können. Wir brauchen uns dieser universellen Energie, dieser Liebe, die für uns Menschen in reichlichem Maße zur Verfügung steht, nur bewusst zu werden und sie entgegenzunehmen.

Ist es nicht in der materiellen Welt genauso? Mutter Erde schenkt uns ihre Früchte, das lebensnotwendige Wasser; auch die Luft zum Atmen ist ganz automatisch da. Sind das nicht liebevolle Geschenke, über die wir selten nachdenken? Oft sind es Dinge, die vom Menschen erschaffen wurden, die im Grunde nicht erforderlich und sogar in vielen Fällen schädlich sind, wie Waffen, Atomkraftwerke, Autoabgase, chemische Schadstoffe in Textilien, industriell hergestellte, denaturierte Nahrungsmittel und vieles mehr.

5 Die Liebe in der Natur

Die Natur lehrt uns das Staunen.

Eine aufmerksame Beobachterin der Natur war die heilige Äbtissin Hildegard von Bingen (1098-1179 n.Chr.). Sie fand die unglaublichsten Wechselbeziehungen zwischen Stein, Pflanze, Tier, Mensch und GOTT heraus, obwohl sie keine akademische Ausbildung genossen hatte. Die Eltern hatten sie als Achtjährige dem Nonnenkloster auf dem Disibodenberg anvertraut, weil ihre Umgebung erkannte, dass sie geheimnisvolle Dinge sah. So wurde sie dort auf dem Berge eingeschlossen und von Kindheit an von vielen Krankheiten heimgesucht. Die Überlieferung sagt, dass ihr Leben ein stetes köstliches Sterben war. Was aber ihr äußerer Mensch an Kraft verlor, das gewann ihr innerer Mensch an Geist, Weisheit und Stärke. Hildegard erkannte durch ihr eigenes Leben, dass Zwiespalt und Widerstände sie auf das Krankenlager warfen und sich erst dann Frieden in ihrem Gemüt und gleichzeitig Gesundheit breit machten, wenn sie sich ihre Wünsche erfüllte und ihre Visionen niederschrieb. Sie war ein außergewöhnlich feines empfindsames Wesen und man nannte sie die „Seherin am Rhein“. Als 77jährige gab sie einem Mönch folgende Auskunft: *„Ich sehe diese Dinge nicht mit den äußeren Augen und höre sie nicht mit den äußeren Ohren, ich sehe sie vielmehr einzig in meiner Seele, mit offenen leiblichen Augen, so dass ich niemals die Bewusstlosigkeit einer Ekstase erleide, sondern wachend schaue ich dies bei Tag und Nacht. Das Licht, das ich schaue, ist nicht an den Raum gebunden. Es ist viel, viel lichter als eine Wolke, die die Sonne in sich trägt.“*

Hildegard wusste um den ganzheitlichen Heilungsprozess und es sind insgesamt 25 von ihr durchgeführte Wunderheilungen überliefert. Sie wusste darum, dass die Schöpfung alle für die Gesundheit erforderlichen Heilkräfte in Form von Kräutern, Pflanzen und Mineralien zur Verfügung stellt und sagte, dass der Mensch sich die meisten Krankheiten selbst zufügt. Sie wusste davon, dass GOTT keinen gesund werden lassen kann, der seine Heilung blockiert oder sich selbst im Wege steht bzw. wenn einer nicht bereit ist, die Ursachen, die sein Leiden ausgelöst haben, zu beseitigen. Hildegard verwies darauf, dass erst die Seele heil werden muss, bevor der Körper folgen kann. Hildegard von Bingen hat mit ihren Schriften, Rezepturen und dem Lehrbuch „Causae et Curae" über die Ursachen und Behandlungsmethoden von Krankheiten der Naturheilkunde einen unermesslichen Schatz hinterlassen. Sie prägte den Satz: *„Gott kann nicht geschaut werden, sondern wird durch die Schöpfung erkannt."*

Sehen wir uns kurz die Geschichte der Homöopathie an: Der deutsche Arzt Samuel Hahnemann begründete sie vor gut 200 Jahren. Das Wort *Homöopathie* kommt aus dem Griechischen und setzt sich zusammen aus *homoios* = ähnlich und *pathos* = Leiden, was also wörtlich „ähnliches Leiden" bedeutet. Gemäß dem Ähnlichkeitsprinzip wird eine Substanz aus Pflanzen, Tieren oder Mineralien, die beim Gesunden bestimmte Symptome auslöst, beim Kranken, in abgeschwächter Aufbereitung, bei genau diesen Symptomen eingesetzt. So wird z.B. aus dem Ausgangsstoff der Zwiebel das homöopathische Mittel für den Fließschnupfen hergestellt. Der Körper wird somit zur Selbstregulation und Stärkung des Immunsystems angeregt. Die homöopathischen Mittel zeigen oft gute Erfolge. Wenn das richtige Mittel gewählt wurde und die Anwendung stimmt, reagiert der Körper schnell und eine längere Einnahme ist dann nicht nötig. Das Faszinierende an der Wirkung ist, dass mit homöopathischen Mitteln nicht nur die Symptome behandelt werden, sondern Körper und Geist vorbereitet werden, die Ursachen zu beseitigen.

Wie ist das möglich? Wie können die kleinen Streukügelchen, die sogenannten *Globuli*, deren Hauptbestandteil Saccharose ist, in vielen Fällen eine zufriedenstellende Wirkung hervorrufen? Was wir heute wissen, nämlich, dass alles Energie ist, hat Samuel Hahnemann zu seinen Lebzeiten (1755-1843) bereits erkannt. Er bemerkte, dass er die Wirkung der Arznei verändern konnte, je mehr er sie verdünnte und dabei verschüttelte, wodurch Energie zugeführt wurde. Mit der Methode des „Potenzierens" wird das Arzneimittel immer stärker.

Den Tropfen in der gebräuchlichen D6-Potenz liegt der Ausgangsstoff z.B. der Zwiebel in einer Verdünnung mit einem Ethanol-Wassergemisch von 1:10 zugrunde. Diese Mischung wird zehnmal verschüttelt, um die Potenz D1 herzustellen. Im nächsten Schritt wird die D1-Mischung wieder im Verhältnis 1:10 mit Ethanol/Wasser versetzt und verschüttelt. Bei der D6 sind das also insgesamt sechs Vorgänge. Je höher die Potenzen sind, umso weniger Ausgangsstoff ist enthalten. Bei der Potenz C12 ist die Verdünnung 1:100 mit zwölf Mischvorgängen und Verschüttelungen. Die Tiefpotenzen wirken mehr auf der körperlichen Ebene. Mittlere Potenzen wie die D30 bzw. C30 wirken sowohl auf den körperlichen als auch auf den feinstofflichen Bereich. Hochpotenzen über der D30/C30 wirken im feinstofflichen Bereich. Bei der LM-Potenz wird der Ausgangsstoff in jedem Schritt im Verhältnis 1:50.000 mit dem Trägerstoff, der auch Milchzucker sein kann, vermischt. Die LM-Potenzen sollen besonders sanft, aber tief wirken. Hier befindet sich kein feststellbares stoffliches Molekül der Ausgangssubstanz mehr in der Arznei. Je weniger vom Wirkstoff enthalten und je höher die Potenzierung ist, desto tiefer wirken die Präparate. Durch das Verschütteln wird die Information der Ausgangssubstanz auf das Wasser übertragen. Die Cluster des Wassers formen sich nach der neuen Information, die als Schwingung vorliegt und nehmen die Wirkkraft der Substanz in ihr Gedächtnis auf. Diese feinstoffliche Information wirkt auf den Menschen ganzheitlich, also auch auf das seelische Befinden ein.

Man geht davon aus, dass der Körper zur Selbstheilung angeregt wird, wenn das passende Mittel den Körper in Schwingung und Resonanz versetzt. Dass man dabei nicht vom Mengeninhalt der Arznei, sondern von der feinstofflichen Information in Form der Schwingung Heilung erfährt, wird spätestens hier jedem bewusst, der sich diesem kleinen Abenteuer erfolgreich ausgesetzt hat. Dort, wo die körperliche Regulation noch gut erhalten ist, besteht grundsätzlich die Möglichkeit zur Selbstheilung. So lassen sich mit der Homöopathie akute Erkrankungen, psychosomatische aber auch chronische Erkrankungen dauerhaft lindern oder sogar ausheilen. Die Homöopathie zählt zu den Reiz- und Regulationstherapien.

Jedoch scheiden sich oft die Geister im Glauben und Vertrauen in die Homöopathie. Sicherlich hat jeder schon mal die Erfahrung gemacht, dass chemische Medikamente schnell und effektiv wirken. Aber ganz abgesehen von zahlreichen Nebenwirkungen verursachen viele von ihnen Langzeitschäden und können doch niemals die Ursachen einer Krankheit beseitigen. Pflanzliche und homöopathische Medikamente dagegen arbeiten subtiler und sind für den Körper besser verträglich. Sie unterstützen die Selbstheilungskräfte, und wenn sie mit gesunder Ernährung, Ruhe und einer positiven Einstellung einhergehen, werden Sie dem Menschen großen Segen bringen.

Hildegard von Bingen wusste bereits, dass keiner gesund werden kann, der seine Heilung blockiert. Diesen Umstand muss noch heute manch einer schmerzlich am eigenen Leib erfahren.

Aber wie kommt diese Blockade zustande? Jeder von uns hat sich für seine Inkarnation vorgenommen, an einer ganz speziellen Aufgabe zu arbeiten oder an einem für ihn wichtigen Thema zu wachsen. Entweder haben wir in diesem Leben frühere Erfahrungen noch nicht abgeschlossen oder wir wollen Manifestationen, die uns zu ganz neuen Erkenntnissen und wertvollen Lektionen führen. Es ist sicherlich etwas, das wir noch erleben wollen. Die Schöpfung oder das Höchste Bewusstsein will sich in jedem Moment seines Daseins erkunden und ausdehnen. Es ist genauso wie in der Geschichte der Evolution. Durch Ausdehnungs- und Anpassungsmechanismen konnte sich der Einzeller zum Fisch, danach zum Landgänger, dem Reptil, sowie über alle weiteren Lebensformen bis hin zum Menschen, entwickeln. Und so, wie es während der letzten 3,5 Milliarden Jahre, seit Beginn der Evolution geschah, geschieht es auch im Kleinen, dem Kosmos des menschlichen Wesens. Sieht nicht der Embryo zunächst aus wie ein winziges Reptil, das noch von Wasser umgeben ist? Seine einzige Aufgabe ist es, sich zu entwickeln. Und ergibt nicht das menschliche Leben erst Sinn durch Erfahrung und Erkenntnis? Stagnation bedeutet Lustlosigkeit, Krankheit und Tod.

Damit wir diesen Entwicklungsweg gehen können, wurde unser Körper mit einem Energiesystem ausgestattet, das alle Errungenschaften aus früheren Leben abgespeichert und sich seine Eltern und frühkindlichen Erfahrungen ausgesucht hat. Hier spielt die Idee des Karma eine entscheidende Rolle – dazu folgen später Erklärungen. Wenn wir den spirituellen Lehren Glauben schenken dürfen – und davon gehe ich aus –, dann haben wir alle für dieses eine Leben die optimalsten Voraussetzungen mitbekommen. Wir haben uns unser Klassenzimmer für diese Erdenschule selbst ausgestaltet, aber durch die Dichte der Materie wieder vergessen, worum es diesmal geht. Und auch das ist gewollt. Mit dem ersten Atemzug beginnt die Entdeckungsreise und damit die *Ent*wicklung. Wie das Wort schon beinhaltet, gibt es vorausgegangene *Ver*wicklungen. Sind wir nicht alle in der Materie verhaftet, mehr oder weniger in Beziehungen verstrickt, in unsere selbst erschaffenen ungesunden Glaubenssätze, negativen Programme und Verhaltensweisen verwickelt? Jeder hat so seine eigenen Muster gestrickt, je nach seinen gesammelten Erfahrungen und den Möglichkeiten, damit umzugehen. Viele dieser Abwehrmechanismen und selbst geschaffenen Strukturen erzeugen Stress und damit Blockaden in unserem Energiesystem. Aber wir lernen am meisten durch angebliche Fehler, die in Wahrheit keine Fehler sind, sondern Erfahrungen, die erlebt werden müssen, um daraus die richtigen Schlüsse zu ziehen und bewusster zu werden. Und das beginnt von frühen Kindesbeinen an, manchmal sogar noch eher.

So gibt es für manche Menschen von Anbeginn ihres Lebens eine bittere Pille, nämlich als unerwünschtes Wesen bereits im Mutterleib abgelehnt oder trotz einer misslungenen Abtreibung geboren worden zu sein. Dabei entsteht im Embryonalstadium schon ein Gefühl der Hilflosigkeit, der Wertlosigkeit und eine Angst dem Leben gegenüber. Ähnliche Gefühle entwickeln auch die Kinder, die ausgesetzt oder zur Adoption freigegeben wurden. Viele Jahre leben diese Menschen unbewusst mit solchen Abspeicherungen, einem Gefühlswirrwarr, aber besonders mit den Gefühlen des Abgelehntwerdens und mit Schuldgefühlen in ihrem Inneren, die sie immer wieder nach außen projizieren und dadurch entsprechende Situationen wie ein Magnet in ihr Leben ziehen. Sie fühlen sich schuldig, weil sie auf der Welt sind. Sie meinen, für das Unglück ihrer Mütter verantwortlich zu sein. Natürlich läuft das alles im Unbewussten ab, aber es zeigt sich im Alltag meist so, dass die Betroffenen bei vielen Angelegenheiten Scham verspüren, sich schnell schuldig fühlen und sich zurückziehen.

Meistens bemerken sie wohl, dass sie sich mit wenig zufrieden geben, wissen aber nicht, woher dieses Gefühl stammt. Im Grunde spüren sie, dass sie funktionieren und ihre eigenen Bedürfnisse nicht wahrnehmen können. Sie haben sich von ihren Gefühlen abgeschnitten, um den Schmerz nicht zu spüren. Aber wer sich selbst nicht fühlen kann, kann auch die Menschen, die ihm nahe stehen, nicht mehr fühlen. Erst wenn das Leiden, die seelischen Qualen oder auch zwischenmenschlichen Schwierigkeiten unerträglich werden, werden sich diese Menschen ihren Themen stellen und bereit sein, an ihnen zu arbeiten. Dann werden sie auf ihrem Weg Bücher finden und Menschen treffen, die vielleicht Ähnliches erlebt haben oder die sie zu neuen Erkenntnissen führen. Für einen jeden von uns kann es ein anderes belastendes Thema, ein Trauma oder eine tief in das Leben einschneidende Geschichte sein, die ihn veranlassen, das seelische Wohlbefinden verbessern zu wollen. Bestimmte Methoden und Techniken, die Therapeuten in ihren „Werkzeugkoffern" haben, können die Betroffenen dabei wirkungsvoll unterstützen. Ihre zum Seelenheil führende Reise kann damit beginnen.

Mir persönlich ist inzwischen klar geworden, dass ich meine wunderbare Lebensreise nie so erkundungsreich und spannend, wie heilsam und vollgepackt mit interessanten Menschen und Begebenheiten erlebt hätte, wenn ich dem Ruf meiner Seele nicht gefolgt wäre. Nebenbei habe ich gelernt, andere Menschen besser zu verstehen, mitfühlender zu sein und meine Liebe zu mir selbst zurückzuerobern. Ich kenne nun meine Schwachstellen besser. Wenngleich der Weg bis zur letzten Stunde mit Stolpersteinen gepflastert sein könnte, hält mich meine derzeitige Sichtweise davon ab, sie als Stolpersteine zu sehen. Denn aus Steinen kann man beispielsweise eine wunderschöne Treppe bauen.

Wenn sich mir ein vermeintliches Problem zeigt, denke ich darüber nach, wie mich das Leben in diesem Fall korrigieren will, welche Wahrheit ich in dieser Situation erkennen soll. Wie ich schon erwähnt habe, beruht alles auf Schwingungen. So achte ich auf alles, was mir begegnet und mich betroffen macht, denn was mich betroffen macht, betrifft mich in irgendeiner Weise. Wir erhalten damit sozusagen Mitteilungen aus dem Universum und diese gilt es zu hinterfragen. Es sind immer die Energien im Inneren, die entsprechende Situationen, Ereignisse oder Probleme im Außen anziehen. Wenn wir enttäuscht sind, weil unsere Erwartungen nicht erfüllt wurden, ist das immer ein Korrektiv. Es sagt uns, dass wir die ganze Wahrheit nicht sehen wollten. Es fordert uns auf, unsere Wahrnehmung auszudehnen. Hinzuschauen und zu realisieren, was uns ein Thema auf der seelischen Ebene sagen will und was wir daraus lernen dürfen, erschließt uns immer wieder neue Möglichkeiten des Wachstums.

So lässt uns die erweiterte Bewusstheit zu unseren Lebensthemen aufmerksamer reagieren und gleichzeitig nimmt die Häufigkeit unangenehmer Situationen ab. In dem Maße, wie wir bereit sind, zu empfangen, treten mehr und mehr wohlwollende Menschen in unser Leben. Auf dem Weg zur Wahrheit dürfen wir viele Illusionen loslassen. Eine unserer größten Illusionen ist unter anderem, dass wir Angst vor Ablehnung haben. Wenn wir dieses Gefühl in unserer Aura tragen und es ausstrahlen, werden viele Menschen unterbewusst darauf reagieren und exakt so handeln, wie wir es erwarten. Es ist wirklich kaum zu glauben, aber es funktioniert genau so.

In unserer Realität ist alles Projektion! Dank der Bewusstwerdung dürfen unsere Illusionen weniger und somit unser Ego kleiner werden. Das Ego ist immer der Teil von uns, der nicht der göttlichen Wahrheit entspricht – der Teil, der aus Angst und Mangeldenken heraus agiert und dabei das Herz verschließt. Wenn wir auf dem Seelenweg wandeln, werden wir früher oder später erkennen, dass die Versprechen des Egos uns nicht wirklich glücklich machen. Das Ego unterliegt immer einer Illusion. Es ist die Instanz, die aus dem Verstand und allen erlernten Mustern heraus agiert. Wenn eine Mutter ihr Kind zur Adoption freigegeben hat oder bei ihrem Ungeborenen eine Abtreibung versucht hat, dann geschah das mit großer Wahrscheinlichkeit aus Verzweiflung, weil sie keine andere Möglichkeit sah. Auf der seelischen Ebene hat sich das Kind als Lernthema „Loslassen der Illusion, abgelehnt und nicht geliebt zu werden" ausgesucht. Hätte die Mutter nämlich dieses Kind erst einmal kennen gelernt, dann hätte sie es sicher auch lieben gelernt.

Wenn Ihr Verstand und das familiäre Umfeld beschlossen haben, dass homöopathische Zuckerkügelchen keine Wirkung haben können, dann trennen Sie sich mit dieser Entscheidung von den Möglichkeiten göttlicher Weisheit. Gleichzeitig berauben Sie sich der Heilung oder Verbesserung Ihrer Beschwerden auf sanfte Weise.

Das Leben ist voller Liebe. Trauen Sie sich, den bereits von vielen anderen ausgetretenen Pfaden zu folgen. Vielleicht liegt bei Ihnen noch ein Muster der Angst vor unbekanntem Neuem vor oder es fehlt die Bereitschaft, das Gute und die Fülle anzunehmen. Irgendwo scheint es noch eine Blockade zu geben. Wir erfüllen unsere persönliche Aufgabe, wenn wir an der Auflösung unserer Blockaden arbeiten und es wird uns zu einem leichteren Leben und einer besseren Gesundheit führen. Wir sind alle Reisende auf diesem Weg und es muss uns klar sein, dass wir mit unseren Lebensthemen noch eine Zeit beschäftigt sind. So hoffe und bete ich persönlich, dass ich immer offen sein werde, die Hilfsmittel, die mir der Himmel zur Verfügung stellt, zu nutzen. Das können Menschen, Bücher, Naturheilmittel, eine gesunde Ernährung, Therapeuten oder auch unangenehme Situationen sein. Die gebotenen Möglichkeiten zum Heilerwerden sind stets eine Gnade.

6 Lichtkraft in der Nahrung

Die Erde ist wie eine Mutter.
Sie versorgt uns mit Nahrung
und Heilpflanzen-Medizin.

Mutter Erde sorgt in wundersamer Weise für uns. Alles, was wir zum Essen für eine optimale Gesundheit brauchen, wäre in reinster Form vorhanden, würden unsere Lebensmittel natürlich angebaut werden. Ich empfinde es als einen Segen, dass Landwirte aus Idealismus und aus Fürsorge zu unserem Planeten und der Gemeinschaft nicht immer den leichtesten Weg gehen und sich dem ökologischen Landbau verschreiben. Wir dürfen voller Dankbarkeit diesen Menschen und ihren Produkten gegenüber sein. Der Schweizer Arzt Dr. med. Maximilian Oskar Bircher-Benner (1867-1939) kam durch ein Experiment zu der Überzeugung, dass die Sonnenenergie aus dem vollen Getreide, dem Reis, aus Nüssen, Gemüse und allen Früchten auf den menschlichen Körper übergeht. Er schuf den Begriff „Sonnenlichtnahrung" für alle rohen Früchte und Gemüse. Er war überzeugt, dass in den Lebensmitteln, deren Wachstum und Gedeihen überwiegend vom Sonnenlicht abhängt, die Sonnenenergie gespeichert ist und auf den menschlichen Körper als Lebensenergie übertragen wird.

Heute gibt es Photodetektoren, eine moderne Messtechnik, mit der man die aktiven Lichtkraftzellen und deren Licht bei Mensch, Tier und Pflanze sichtbar machen kann. So haben Untersuchungen ergeben, dass Eier von freilaufenden Hühnern eine deutlich höhere Lichtspeicherfähigkeit aufweisen als Eier aus Batteriehaltung, und dass Tiefkühl- und Dosenprodukte viel weniger Lichtkraft als frische Lebensmittel haben.

Das gleiche Ergebnis stellte sich bei ökologisch bzw. konventionell angebautem Gemüse heraus. Die Insektenschutzmittel und Kunstdünger scheinen den Nahrungsmitteln Lichtkraft zu rauben, ganz abgesehen davon, dass sie unserem Körper Gifte zuführen. Ebenso haben maschinell hergestellte Nahrungsmittel kein Leben. Wir wissen, dass der Kern einer jeden menschlichen Zelle Licht ist. Mit einem überwiegenden Anteil an frischen, gesunden „Lebensmitteln" können wir dafür sorgen, dass wir lichtvoll bleiben. Unbewusste, falsche Ernährung wird dafür sorgen, dass unsere Lebensenergie abnimmt, wir lichtlos und damit lustlos und immer schwächer werden.

Wissenschaftler an den *Universitäten von Navarra* und *Las Palmas* haben sechs Jahre lang die Ernährungs- und Lebensgewohnheiten von mehr als 12.000 Freiwilligen analysiert. Sie kamen zu dem Ergebnis, dass schlechte Ernährung das Risiko, an Depressionen zu erkranken, erhöht. Schuld daran, so sagen sie, seien industriell gehärtete Transfette und gesättigte Fettsäuren, wie sie vor allem in Industrie-Backwaren und Fast Food vorkommen. Bei den Teilnehmern der Studie mit einem hohen Konsum von Transfetten war das Erkrankungsrisiko bis zu 48% höher als bei den Teilnehmern, die ungesättigte Fettsäuren zu sich nahmen. Nach Auffassung der Forscher hängt die seit Jahren steigende Zahl von Menschen mit Depressionen auch mit ihrer westlichen Ernährungsweise zusammen. Kaltgepresstes Olivenöl mit einem hohen Anteil an einfach ungesättigten Fettsäuren könne dagegen das Erkrankungsrisiko senken. Diese Studie unterstützt die These, dass es in Südeuropa aufgrund der gesünderen mediterranen Küche weniger Depressive gebe als in Nordeuropa, wo noch dazu die Sonneneinstrahlung auf den Körper geringer ist.

Ingrid Kraaz von Rohr(22), eine erfahrene Homöopathin, hat ein faszinierendes Buch über die „Lichtkraft" geschrieben. Gerade über die Olive schreibt sie, sie liefere seit Jahrtausenden Licht und Lebenskraft. Die erste Pressung der Oliven trägt die geballte Sonnenlichtkraft in sich. In Gegenden, in denen viel Olivenöl konsumiert wird, gibt es weniger Depressionen und weniger Herzkranke. Einfacher als mit frischem, kaltgepresstem Öl, so sagt sie, kann man Sonnenlicht nicht aufnehmen. Man vermutet schon lange, dass schlechte Stimmung und schlechtes Essen zusammenhängen. Eigentlich braucht man gar nicht so weit auszuholen. Nicht nur das lichtlose Essen, sondern mehrere lichtlose Tage hintereinander können einem die Stimmung gehörig vermiesen. Wenn das Sonnenlicht strahlt, strahlen auch wir, denn die Sonne, zusammen mit einer vitalstoffreichen pflanzlichen Ernährung, regt die Serotoninbildung im Körper an, und mit mehr Glückshormonen haben wir eine bessere Laune.

So ist alles miteinander verbunden. Mutter Erde und die Sonne schenken uns das natürlich Gesunde. Was sie anzubieten haben, tun sie aus Liebe zu ihren Lichtwesen. Ist nicht die Photosynthese, der wichtigste biochemische Prozess auf Erden, ein Wunder an sich und eine Liebesbotschaft vom Himmel in Verbindung mit unserem Planeten, der sich zur Verfügung gestellt hat, uns zu nähren? Wenn wir bereit sind, diese Liebe entgegenzunehmen, werden wir bei unserem nächsten Einkauf auf gesunde Lebensmittelqualität achten. Die spanische Mystikerin Teresa von Àvila (1515-1582) forderte die Menschen auf: *„Tu Deinem Leib etwas Gutes, damit Deine Seele Lust hat, darin zu wohnen.“*

Nicht anders verhält es sich mit unserem Trinkwasser. Es ist unsere wichtigste flüssige Nahrung. Da unser Körper je nach Lebensalter zu 60-80% aus Wasser besteht, ist es nur zu verständlich, dass die Beschaffenheit unseres Körperwassers und des Wassers, welches wir täglich zu uns nehmen, einen großen Einfluss auf unsere Energie und Gesundheit haben. Masaru Emoto, der bekannte japanische Wissenschaftler, hat uns mit seinen Wasserexperimenten erstaunliche Fotos geliefert, indem er Wasser gefroren und die dabei entstandenen Wasserkristalle fotografiert hat. Seine Erkenntnisse belegen: *„Wasser ist nicht gleich Wasser.“* Quellwasser zeigte harmonische und einzigartig schöne Kristalle, wogegen Wasser aus Flüssen oder Staudämmen nur noch unvollendete Kristalle hervorbrachte. Am schlimmsten allerdings entpuppten sich die bizarren Formen von gechlortem Trinkwasser.

Masaru Emoto hat herausgefunden, dass Wasser alles, was es erlebt, als Information speichert, dass Wasser also ein Gedächtnis hat. Diese Informationen nehmen wir mit unserem Trinkwasser auf und sie werden so Teil unseres Körpers. In seinem Buch „Die Heilkraft des Wassers“ sind herrliche Kristalle abgebildet von Wasser, das mit harmonischen Klängen beschallt oder mit klassischer Musik bespielt wurde. Andererseits zeigen sich unförmige Gebilde von Wasserkristallen, wenn sie mit unschönen Worten wie Dummkopf oder Pech besprochen wurden.

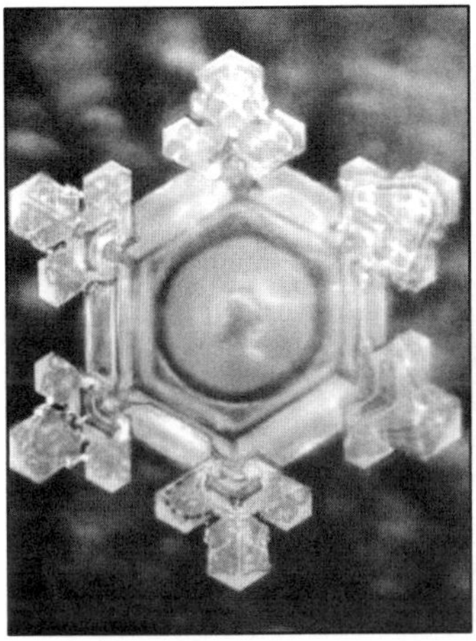

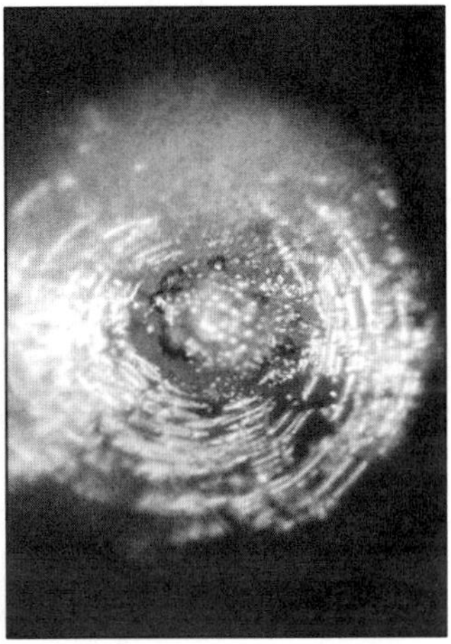

Abb. 4 links:
Dieses Wasser wurde mit dem Wort *„Danke“* gesegnet.
Die Struktur ist harmonisch.

Abb. 5 rechts:
Bei dem Ausdruck *„Du Idiot“* zeigt sie sich total verzerrt und disharmonisch.

Wir wissen durch die Homöopathie, dass es die Informationen sind, die heilen können und dass Wasser in besonderer Weise Schwingungen aufnimmt. Dieses Wissen können wir uns zunutze machen. Wir können die Qualität unseres Trinkwassers verbessern, indem wir es segnen, einen Kristall in die Karaffe legen oder ein Foto von einem wunderschönen Quellwasserkristall darunter legen. Auch ein Trinkglas mit einer positiven Gravur wie z.B. „Liebe“ wird als Information auf das Wasser übergehen und wir werden durch das Trinken dieses Wassers mit Liebesenergie versorgt. Kohlensäurefreies Mineralwasser bringt dem Menschen Energie. Kohlensäurehaltiges Wasser dagegen ist linksdrehend und kann den Körper übersäuern. Als Basis aller Gesundheit gilt, dass jedes Lebewesen – und vor allem der Mensch – stilles, mineralarmes, rechtsdrehendes Wasser zu sich nehmen sollte, wie es eine jede Quelle hervorbringt. (Rechtsdrehend: Bringt man das Lebensmittel im Labor unter polarisierendes Licht, so dreht sich der Lichtstrahl nach rechts. Diese Lebensmittel haben eine insgesamt aufbauende Wirkung, linksdrehende Nahrungsmittel belasten den Körper.)

Ein jedes Quellwasser trägt die Schwingung und Information der Lichtkraft in sich und das dient dem menschlichen Organismus vollkommen. Energieloses Wasser kann die lebendigen Zellen in unserem Körper nicht mehr aktiv unterstützen. Gehen wir davon aus, Sie haben sich bereits für ein gesundes, lichtvolles Wasser entschieden, dann ist es ebenso von Bedeutung, wie Sie weiterhin damit umgehen. Damit dieses Licht und diese Liebe sowohl Ihrem Körper als auch Ihrem feinstofflichen Energiekörper erhalten bleiben, ist es unerlässlich, sich seiner täglichen Gedanken bewusst zu sein. Gedanken senden Schwingungen aus und diese Schwingungen werden sowohl in jeder Zelle, in unserem Körperwasser als auch in unserem feinstofflichen Körper, unserer Aura, gespeichert. Negative, abwertende oder hasserfüllte Gedanken erzeugen Blockaden im Energiefluss und auf Dauer Störungen bis hin zur Krankheit. Gehen Sie dagegen liebevoll mit Ihren Mitmenschen, mit sich und in diesem Fall mit ihrem Körperwasser um und bedanken Sie sich z.B. dafür, dass es Ihnen dabei hilft, Ihre Schlacken- und Abfallstoffe aus dem Körper zu transportieren, so wird das eine positive Wirkung auf allen Ebenen für Sie haben. Auch Hildegard von Bingen sagte schon, dass Wasser nicht nur den Körper reinigt, sondern auch die Seele besänftigt.

Erst vor kurzem war folgender Zeitungsbericht zu lesen: An der *Ruhr-Bochum-Universität* wurde im Dezember 2013 eine neue Studie vorgestellt. Danach erklärte der Studienleiter und Direktor der kardiologischen Klinik am *Marienhospital* in Herne, dass die Musik von Johann Sebastian Bach die günstigsten Effekte auf die Senkung des Blutdruckes und auf die Herzfrequenz habe. Keine Effekte dagegen verzeichneten die Forscher bei den Hits des schwedischen Pop-Quartetts ABBA.

Sie können sich jetzt wahrscheinlich ausmalen, was disharmonische Musik oder ein Buch bzw. ein Film über Mord und Totschlag mit Ihrem Körperwasser und dadurch mit Ihnen macht.

7 Das Salz des Lebens

Nur wer die Einheit in allem sieht,
kann die Wunder als solche erkennen.

Alles Leben kommt aus den Meeren. Das Meer bedeckt auch heute noch zu 70% unseren Planeten. Unser Körper besteht zu ca. 70% aus Wasser. So, wie das Meerwasser einen durchschnittlichen Salzgehalt von 3,5% hat, braucht unser menschlicher Körper gelöste Mineralien und Spurenelemente, da er sich in einem Milieu, welches dem Meerwasser ähnelt, am wohlsten fühlt. Ohne Salz ist kein Leben möglich. Schon der berühmte Arzt *Paracelsus* vertrat im 16. Jahrhundert die Ansicht, dass nur Gesalzenes richtig verdaut werden kann. Von 1611 bis 1829 dauerte ein jahrhundertelanger Streit um das weiße Gold zwischen dem Herzogtum Bayern und dem Erzbistum Salzburg, denn die Menschen wussten schon in frühen Zeiten ganz instinktiv, dass Salz lebensnotwendig ist. Aber welches Salz ist gemeint? Das heute im Supermarkt erhältliche raffinierte Speisesalz besteht zu 99,9% aus Natriumchlorid und Rieselhilfen. Natriumchlorid ist zweifelsfrei ein lebensnotwendiger Mineralstoff, und dennoch fehlen diesem raffinierten Salz die Begleitmineralien, das Licht und die natürlichen Informationen des Lebens. Vor über 250 Millionen Jahren begannen sich die Kontinente zu verschieben und mit ihnen die darunter abgelagerten Schichten des Meersalzes. Druck baute sich auf, Gebirge falteten sich, während sich Landstriche gegeneinander bewegten. So entstanden oft hohe und auch die höchsten Berge, wie z.B. das Himalaya-Gebirge, wo sich mit über 8.000 Metern die höchsten Erhebungen auf unserer Erde befinden. Dort wurde auf die Salzablagerungen der größte Druck ausgeübt und von dort kommen die energiereichsten Salze, die wir kennen.

Diese Energie können sensible Menschen sogar erspüren. Mikroskopische Kristallbilder haben gezeigt, dass natürliche Kristallsalze im Gegensatz zu raffiniertem Kochsalz feine, lebendige Muster in sich tragen. Ein natürliches Salz enthält alle im Urmeer vor 250 Millionen Jahren gelösten Stoffe. Es gibt Aussagen, die das Vorhandensein von 84 Elementen im Salz beschreiben, wie Kalium, Calcium, Magnesium, Eisen, Zink, Mangan, Selen, Jod usw. Um die positiven, sauberen Energien der eingeschlossenen Schichten zu erhalten, sollte es nicht durch Sprengen aus dem Salzlager gelöst und möglichst nicht mit elektrischen Maschinen bearbeitet werden. So, wie Wasser ein Gedächtnis hat, haben es auch die Salzkristalle. Sie spiegeln die Cluster des Urmeerwassers wider, welches ideale, durch Umweltschadstoffe unbelastete Bedingungen hatte und geben dem Körper die harmonische Schwingung, die ihn zur Selbstheilung anregt.

Auch in deutschen Salzbergwerken wird Millionen Jahre altes Ursalz, das Meersalz urzeitlicher Weltmeere, bergmännisch abgebaut. Es ist naturbelassen und unbehandelt, wird nur vermahlen und dann abgefüllt. Das Würzen mit diesen Salzen, Sole-Trinkkuren und Sole-Bäder hat schon zu erstaunlichen Ergebnissen geführt. Wir sehen also, auch hier können wir durch einen liebevollen Umgang mit uns und unserem Körper Lichtvolles und manchmal sogar Wundersames bewirken.

8 Fit ohne weißen Zucker und suchtfrei

Glück ist ein Geschenk, das wir nur in der Verbindung mit dem Schöpfer erlangen.

Das Thema „Zucker" liegt mir besonders am Herzen. Habe auch ich die „Zuckerfalle" am eigenen Leib verspürt und in einem jahrelangen Circulus vitiosus das dahinter verborgene Thema umkreist.

Ursache des heißen Verlangens nach zuckerhaltigen Produkten und Süßem ist ein unbewusstes Sehnen nach einer Art Wohlgefühl, nach Erfüllung und danach, rundherum zufrieden, sicher und satt zu sein. Natürlich kann die momentane Sättigung des Magens die Ursache des „seelischen Mangels" nicht dauerhaft beseitigen. Die schnelllösliche Glukose aus dem raffinierten weißen Haushaltszucker wird unverzüglich, sozusagen im Eiltempo, durch die Darmschleimhaut ins Blut abgegeben. Der Blutzuckerspiegel schießt in die Höhe. Daraufhin muss die geplagte Bauchspeicheldrüse schnellstens gewaltige Mengen Insulin produzieren, um den Betreffenden vor den möglicherweise katastrophalen Folgen von zu hohem Blutzucker zu retten. Nach dem Verzehr einer Süßspeise klettert die Glukose auf erstaunliche Werte und die Bauchspeicheldrüse muss regelrecht Schwerstarbeit leisten, um mit genügend Insulin diese Glukosemassen aus dem Blut zu entfernen. Nach solch einer Tortur fällt der Blutzuckerspiegel rasch wieder ab, aber leider unter den Idealwert. So fehlt den Nerven- und Gehirnzellen ihre Dauerenergieversorgung und sie fordern über hormonelle Signale erneut Glukose an. Der Körper wird müde, signalisiert Heißhunger und die Tür in die Zuckerfalle ist geöffnet. Am Ende der Spirale stellen sich womöglich Nervenschwäche, innere Unruhe, Aggressivität, Angstgefühle und depressive Stimmungsschwankungen ein, und bei jahrzehntelangem Überkonsum eventuell Diabetes, Bluthochdruck und Karies.

Natürlich benötigen unsere Zellen Glukose, sozusagen als Energietreibstoff, denn der Blutzucker setzt den Stoffwechsel in Gang. Hormonelle Signale zeigen uns das Verlangen nach kohlehydratreichen Lebensmitteln an und der schnelle, unbewusste Griff zu einem Schokoriegel ist vorprogrammiert. Aber es gibt zwei Arten von Zucker: den aus der Natur verfügbaren Fruchtzucker, der in Obst, Gemüse, Salat, Vollkornbrot, Naturreis sowie in Honig, Ahornsirup und Melasse zu finden ist. Diese Lebensmittel schenken uns mit ihren lichtvollen und vitalisierenden Vitaminen und Mineralstoffen Lebensenergie und halten uns körperlich und seelisch gesund. Die zweite Art ist der von der Zuckerindustrie bearbeitete weiße Haushaltszucker, aus dem die wertvollen Vitamine und Mineralstoffe der Zuckerrübe oder des Zuckerrohrs herausgelöst sind. Fertigprodukte enthalten viel von diesen versteckten, leeren Zuckerkalorien, dem weißen Zucker. Wenn sich durch dessen unkontrollierten Konsum zu viel Glukose in unserem Blut anreichert, macht der Stoffwechsel Fett daraus, als Nahrungsreserve für schlechte Zeiten. So entsteht aus zu viel Limonade, Eiscreme oder Schokolade schließlich auch noch Übergewicht.

Ein liebevoller Umgang mit sich selbst bedeutet in diesem Fall, zu überprüfen, ob gewohnheitsmäßiger Zuckerkonsum vorliegt und was einem der stetige Wunsch nach Süßigkeiten eigentlich sagen will, wo genau die Defizite sind, welche Gefühle man nicht wahrhaben oder leben kann und was man wirklich gerade braucht. Der Fabrikzucker kann wie eine Droge sein und ist dann immer eine Ersatzbefriedigung.

Essstörungen und Süchte sind eine Folge von unterdrückten Gefühlen in Kombination mit einem stressigen, unbewussten Lebenswandel. Wir wollen mit einer bestimmten Nahrung unsere Stimmung verbessern oder unser Energieniveau erhöhen. Mit zuckerhaltigen Speisen funktioniert das besonders schnell.

Wir wissen, dass in unserem Bauch unsere Emotionen angesiedelt sind. So haben wir z.B. „Schmetterlinge“ im Bauch, wenn wir verliebt sind. Bei Prüfungsangst kann es zu Durchfall kommen und nicht selten klagen Kinder über Bauchweh vor Aufregung auf dem Weg zur Schule oder in den Kindergarten. Wenn also unser Bauch überdurchschnittlich großen Hunger oder Heißhunger signalisiert und wir zu selbstschädigendem Verhalten neigen, dann sollten wir diesem dahinterstehenden Gefühl Raum geben. Unser Körper ist weise und zeigt uns, dass etwas aus dem Gleichgewicht geraten ist. Wenn wir dieses Gefühl durch Essen kurzfristig zufrieden stellen und unsere Emotionen betäuben, werden sie uns zu einem späteren Zeitpunkt wieder einholen.

Sollten Sie unter dieser Thematik leiden, dann geben Sie sich bitte mindestens 10 bis 15 Minuten Zeit, bevor Sie zu Ihrer Lieblingsspeise greifen und gehen Sie in sich. Erforschen Sie Ihre damit verbundenen wirklichen Gefühle und Themen. Sie werden sie normalerweise sowieso kennen. Sollte dennoch eine Viertelstunde nicht ausreichen, machen Sie einen Spaziergang an der frischen Luft. Indem Sie herausfinden, warum Sie nach einer bestimmten Nahrung greifen und sich Klarheit verschaffen, lassen Sie Licht auf diese Situation fallen. Sie schenken Ihren Gefühlen damit die „notwendige“ Aufmerksamkeit. Dies kann die Situation schon verbessern, meistens lässt der Drang nach bevorzugtem Essen nach und man bekommt einen klaren Kopf. Wahrscheinlich stecken Frustration, Erwartung, Druck, emotionaler Schmerz und Mangel an Liebe sowie ein Defizit an Selbstliebe dahinter. Vielleicht ist es gar schon zu einer Gewohnheit geworden, die unbefriedigten Bedürfnisse mit einem Keks oder einem Schokoriegel zufrieden zu stellen.

Das birgt allerdings die größte Gefahr in sich, denn mit der Süßigkeit signalisiert man dem Gehirn, dass das Bedürfnis befriedigt ist und das wahre, dahinterliegende Bedürfnis wird regelmäßig verschleiert. Um aus dieser Suchtfalle herauszufinden, braucht es – so hart es klingt – am Anfang absolute Abstinenz und die Bereitschaft, zu seinen echten Gefühlen und Bedürfnissen durchzudringen. Mit genügend Selbstliebe gelingt es, die wirklichen Bedürfnisse zu entdecken und falsche Überzeugungen oder Glaubenssätze herauszufinden. Diese gilt es, ins rechte

Licht zu rücken. Wer sich näher mit Essstörungen und Süchten befassen will, dem empfehle ich das kleine Büchlein „Süchte verstehen und loslassen“ von Susanne Hühn.

Sich hin und wieder bewusst und mit Genuss ein Stück Schokolade zu gönnen, bedeutet ein Stück Lebensqualität. Wer sich aber nach (bestimmtem) Essen sehnt und sich dabei regelmäßig überisst, sollte es auf alle Fälle als Signal deuten, dass dies ein natürlicher Versuch ist, den inneren Seelenfrieden wiederzuerlangen.

Sicherlich kennen Sie das Gefühl des Verliebtseins. In diesem Zustand sind wir so voller Glück, dass wir oftmals sogar den Appetit verlieren. Wir sind erfüllt. Um alle Süchte und fehlgeleiteten Essverhalten loslassen zu können, wäre es daher wichtig, auf sein Bauchgefühl zu hören, auf welchem Weg wir uns unsere Wünsche und Sehnsüchte wahrhaftig erfüllen können, wie unsere Träume in unserem Leben wahr werden und wir in das Leben verliebt bleiben. Zugegeben, es ist oftmals ein täglicher Balanceakt, aber seine innere Stimme zu ignorieren bedeutet, seinen Seelenfrieden einzubüßen und zwar solange, bis wir auf dieses Bauchgefühl hören. Wenn wir es geschafft haben, unserer inneren Stimme zuzuhören, werden wir eine Fülle an Möglichkeiten entdecken, wie wir unser Leben wieder befrieden. Der Griff nach dem gewohnten süßen Lebensmittel ist zwar praktisch und schnell, aber extrem selbstschädigend – nicht nur für den Körper, sondern vor allem emotional. Jedesmal, wenn wir auf ein Bedürfnis mit einem Schokoriegel oder Ähnlichem antworten, festigen wir die Abhängigkeit an das Suchtmittel. Das macht uns unfrei, versetzt uns in Scham und Schuld, bis in die Depression. In der Bewusstheit und Achtsamkeit sich selbst gegenüber liegt jedoch die Erlösung.

An dieser Stelle möchte ich gerne Phyllis Krystal erwähnen, die eine weise alte Dame und eine meiner Lehrerinnen war. Sie war der Meinung, dass wir uns im Besonderen von Abhängigkeiten zu Menschen lösen sollten, denn jeder ist zuerst sich selbst gegenüber verpflichtet und für sein Lebensglück verantwortlich. Ein Teil meiner Arbeit in der Praxis beruht auf der energetischen Ablösung von Personen, von denen man sich kontrolliert, belastet oder nicht genug gewürdigt bzw. geliebt fühlt. Wir sind in jeder Situation des Lebens gefragt, selbst für unser Wohlbefinden zu sorgen. Der Partner, die Freunde oder Eltern können niemals für das Auffüllen unserer emotionalen Löcher zuständig sein. Das würde auf Dauer jeden Menschen überfordern. Manchmal genügt eine energetische Ablösung von einer schwierigen Person unseres Lebens, um wieder zu sich selbst zu finden. Es kommt aber auch vor, dass man zusätzlich seine Verhaltensweisen und Gedanken gegenüber dieser Person überprüfen und verändern muss.

Bei den Wurzeln aller Gefühle wird sich dennoch zeigen, dass es sich immer um die Liebe handelt, egal, ob wir uns elend, einsam, ängstlich, unsicher, lust- oder wertlos fühlen. Vielleicht ist unser Grundgefühl *„So, wie ich bin, bin ich nicht liebenswert."* oder *„Um zu lieben und geliebt zu werden, muss ich mich anstrengen."*. Irgendwo auf unserem Lebensweg hat sich in Sachen Liebe eine Blockade gebildet und unsere Liebe konnte sich nicht verströmen. Im Wort *Sucht* steckt *suchen* und der Süchtige ist auf der Suche nach seiner inneren Erfüllung, und das ist GOTT. Und da GOTT die Liebe ist, ist unsere wahrhaftige Erfüllung die Liebe. Wie wir wissen, wohnt in jedem Menschen GOTT, also ist die Liebe GOTTES in uns selbst.

Wenn wir als Kind einen Mangel an Liebe erfahren haben, weil ein Elternteil uns abgewehrt oder sogar angegriffen hat, dann haben wir das als Beweis interpretiert, dass wir nicht gut genug sind. Das ist eine unserer häufigsten und schädlichsten Überzeugungen. Wir konnten die Liebe von anderen nicht erhalten und die in uns vorhandene Liebe nicht weitergeben. Aus diesem Mangel und Schuldgefühl entsteht die Sucht. Man kann die Liebe nicht leben, das löst die Suche, die Sucht aus. Deshalb ist die Sucht eine meist verzweifelte Suche in Sachen Liebe, es scheint die Lösung zu sein, endlich seine Liebe zu leben. Das Wesen der Liebe ist nicht nur das Geliebtwerdenwollen, wie wir meinen, sondern auch zu lieben. Wer sein „Festhängen" an diesem Liebesstau erkannt hat, kann heilen und einen neuen Weg finden, seine unendliche Liebe fließen zu lassen – in der Verbindung mit GOTT zuerst zu sich selbst und dann zu allen anderen. Es kommt nicht von ungefähr, dass die „anonymen Alkoholiker“ dem spirituellen Aspekt in ihrem Programm besonderen Wert beimessen.

In der Verbindung mit GOTT werden wir außerdem die gesunden und richtigen Lebensmittel auswählen, wir werden alles in Maßen genießen und die Sucht überwinden. Bei jeder Art von Sucht ist es das Wichtigste, sich den dahinterliegenden Schmerz einzugestehen, ihm ins Auge zu schauen. Die Sucht ist eine Vermeidungsstrategie, man will der tiefsitzenden Wunde entfliehen. Aber die Sucht wird uns nicht heilen, sie wird uns nur kurzfristig befriedigen, aber langfristig neue Schwierigkeiten ins Leben ziehen. Drogen, Alkohol- und Arbeitssucht etwa schaden dem Betroffenen nicht nur selbst seelisch, geistig und körperlich, sondern zerstören auch sein soziales Beziehungsgeflecht. Und am Ende steht er vielleicht ganz alleine vor seinem Drama, nämlich dort, wo es darum ging, seinen Ursprungsschmerz zu fühlen. Er wird es nicht umgehen können, wenn er geheilt und glücklich werden will. Dazu braucht es Mut und meistens Unterstützung von professioneller Seite. Wenn man sich die vielen unglücklichen Familien anschaut, die durch das Suchtverhalten eines Mitgliedes entstanden sind, dann wird man sich der schwerwiegenden Problematik gewahr und muss erkennen, dass es sich lohnt, bei Suchtgefahr Hilfe zu holen.

Glücklichsein ist ein Bewusstseinszustand, den jeder nur für sich selbst erschaffen kann. Dieses Ziel zu erreichen wird nur möglich sein, indem wir anerkennen, dass wir spirituelle Wesen sind. Ohne die spirituelle Rückverbindung werden wir kein wirkliches Glück finden. Wenn wir verliebt sind, ist das eine Schöpfung unserer Liebe, die wir in uns tragen, nur ausgelöst durch eine andere Person, die dieses Gefühl manchmal nicht einmal erwidert. Die Intensität dieser Gefühle erinnert uns unbewusst an die tiefe kosmische Liebe, die wir vor unserer Geburt in den geistigen Ebenen erfahren haben. Also setzen wir bei unserer Suche nicht in erster Linie auf andere Menschen und schon gar nicht auf einen besonderen Menschen. Liebe ist immer eine Freiwilligkeit und ein

Geschenk. Geben wir uns dieses wunderbare Geschenk zuerst selbst und gehen wir eine Liebesbeziehung mit uns ein. Dinge und Umstände, die wir von außen erhalten, machen uns nicht dauerhaft glücklich. Unsere Betrachtungsweise und das richtige Verständnis von den Dingen und Umständen sind es, die das wirkliche Glück mit sich bringen. An erster Stelle sollte immer unsere innere Entwicklung stehen, nicht das äußere Leben. Die Liebe von jemandem zu bekommen, kann wunderschön sein und birgt doch die Gefahr in sich, in eine Abhängigkeit zu geraten, wenn wir unsere Selbstliebe noch nicht entwickelt haben.

Die wirkliche Sehnsucht hinter jeder Suche ist die Sehnsucht nach der **bedingungslosen Liebe.** Doch diese können wir Menschen uns meistens nicht geben. Wir sind auf die Erde gekommen, um diese Fähigkeit zu erwerben. Darum ist die Liebe eines anderen Menschen nur ein geliehenes Glück, selten ist sie dauerhaft erfüllend. Wir Menschen haben uns zu weit von GOTT und damit von der Liebe entfernt und leben auf einem Planeten, der seit seinem Bestehen in der dritten Dimension geschwungen hat. Wenn wir uns in naher Zukunft durch unsere Transformation auf die nächsthöheren, lichtvolleren Ebenen hin entwickeln, werden wir zu mehr Liebe fähig sein. Wir werden dann lieben, ohne Bedingungen zu stellen. Bis dahin ist es einfach nur sinnvoll, sich dieser Tatsache bewusst zu sein, dann können wir Freunde und Partner haben, mit ihnen lachen, Spaß haben und sie auf unsere Weise lieben, danach auch auseinandergehen und unseren inneren Weg verfolgen, ohne Erwartungen zu nähren. Denn enttäuscht können wir nur werden, wenn wir Erwartungen haben. Wenn wir lernen könnten, ohne Bedingungen zu lieben, würde uns die Trennung von einem geliebten Menschen keinen Liebeskummer mehr bereiten. Denn wahre Liebe ist einfach und wir würden uns dieses besonders warme Glücksgefühl in unserem Herzen bewahren. Sollten sich dennoch Menschen in unserem Leben als beständig erweisen und sich unseren Träumen entsprechend verhalten, dann dürfen wir uns darüber freuen, aber wir sollten uns nicht darauf verlassen. Geben Sie Ihrem Partner Wertschätzung und Vertrauen sowie genügend Freiraum für seine Entwicklung und fangen Sie an, sich selbst Ihre Liebe und Ihren Freiraum zu schenken. Zwei eigenständige Persönlichkeiten werden ein gesünderes, wertschätzenderes Miteinander erleben als zwei von einander Abhängige.

Omraam Mikhaël Aïvanhov (1900-1986), Philosoph und Pädagoge bulgarischer Herkunft, meinte: „*Weisheit heißt, auf nichts außerhalb seiner selbst zu zählen, weder auf Eltern noch auf Freunde oder Besitztümer, sondern am göttlichen Funken, den jeder in sich hegt, zu arbeiten, um eines Tages die wahre Beständigkeit, das wahre Glück zu erlangen. Also erwartet nicht, dass das Glück von außen kommt in Form von Begegnungen oder günstigen Umständen.*“

Bis zum Erreichen dieses Zieles versuchen Sie gut für sich zu sorgen, indem Sie auf eine lichtvolle Ernährung mit ausreichend viel gutem Wasser achten, Ihrem Körper regelmäßig Bewegung in frischer Luft gönnen und sich oft ein dickes Lob schenken. Fühlen Sie sich leer oder frustriert, dann fragen Sie sich, mit welcher Art von Selbstliebe Sie sich momentan auffüllen könnten. Versuchen Sie zu erkennen, wie Sie sich selbstschädigend verhalten. Lassen Sie Ihre Liebe nutzbringend fließen. Geben Sie *sich* Ihren Wert, machen Sie sich Geschenke, bei denen Sie sich selbst und anderen nicht schaden. Sehen Sie sich einen schönen Film an, kaufen Sie sich einen Strauß Blumen, nehmen Sie ein Rosenblütenbad oder verwöhnen Sie sich entsprechend anders. Sie sind auch liebevoll zu sich, wenn Sie Negativität meiden, wie Menschen, die Sie mit ihren Problemen herunterziehen, aber auch wenn Sie auf ihre eigenen Gedanken achten. Beobachten Sie Ihre Gedanken, wie oft Sie sich selbst abwerten und lassen Sie sich nicht von anderen herabsetzen. Ihr Unterbewusstsein glaubt alles, was Sie selbst über sich oder andere über Sie sagen. Wenn Sie dieses Programm in Ihrem Leben mehr und mehr beherzigen, werden Sie energiereicher und selbstbewusster. Entwickeln Sie eine Leidenschaft für sich und Ihr Leben, indem Sie herausfinden, für welche Sache Sie sich liebend gern einsetzen möchten. Und lernen Sie, sich selbst mit allen Ecken und Kanten anzunehmen. Wir haben vergessen, dass unser Schöpfer uns aus Liebe erschaffen hat, und er uns immer liebt, egal, wie wir auch gerade sein mögen. Das ist aber noch lange kein Grund, die Liebe zu sich selbst zu vernachlässigen. Lassen

Sie mehr und mehr auch den Gedanken in Ihrem Leben zu, dass Sie von einer bedingungslos liebenden, fürsorglichen Kraft gehalten werden und zwar täglich, stündlich, in jeder Sekunde, und das für immer. Der anfängliche Glaube an diese übergeordnete lichtvolle Macht kann zu einer unerschütterlichen Gewissheit werden, je mehr Sie sich dem hingeben. Dann werden Sie schließlich voller Begeisterung sein über die Energie und die Liebe, die sich in Ihrem einzigartigen Leben vermehren wird, zuerst im Innen und dann im Außen.

Ein großartiges Buch ist in diesem Zusammenhang „Rückkehr zur Liebe" von Marianne Williamson aus dem Jahre 1993. Ein kurzer Auszug daraus: *„Wir brauchen GOTT nicht daran zu erinnern, dass wir gerne eine wunderbare Beziehung hätten. Das ist ihm bereits klar. Ein Kurs in Wundern lehrt uns, dass ein Wunsch ein Gebet ist. Das intelligenteste Gebet ist nicht: Lieber Gott, schick mir jemand Wunderbares, sondern: Lieber Gott, hilf mir zu erkennen, dass ich jemand Wunderbares bin.*"[(50)]

Auf der körperlichen Ebene gibt es einen gesunden Weg, Ausgleich zum weißen Zucker zu schaffen. Mutter Erde hat da wirklich nichts dem Zufall überlassen, es ist alles durchdacht. So enthalten Nüsse und Trockenfrüchte als Snack zwischendurch nicht nur Vitamine, Mineralien und Spurenelemente, sondern aus diesen komplexen Kohlenhydraten muss die Glukose erst mittels Verdauungsenzyme aus dem Nahrungsbrei herausgespalten werden, wie bei Früchten und Gemüsen auch. Das hat den Vorzug, dass der Blutzuckerspiegel auf einem gesunden Niveau bleibt. So habe ich während eines dreijährigen Heißhungers und Frustfrönens nach Süßigkeiten viele meiner Gefühle kennengelernt, inklusive Depressionsneigung. Ich habe dann auch eine radikale Umstellung auf Frischkornbrei mit Obst, Gemüse, Salat und Vollkornbrot vorgenommen. Der natürliche Fruchtzuckergehalt dieser Lebensmittel gelangt langsamer ins Blut und sättigt für Stunden. Heute fühle ich mich fitter als vor dreißig Jahren.

Wenn weißer, raffinierter Zucker gesund wäre, hätte ihn die Natur schon vor Jahrmillionen an Bäumen oder Sträuchern wachsen lassen. Tatsächlich wurde aber die Herstellung des Kristallzuckers aus der Zuckerrübe erst 1747 entdeckt und so zu einem angeblich unverzichtbaren Nahrungsmittel fürs Volk gemacht. Dahinter steckt eine im Kampf um Marktanteile buhlende Verführungsindustrie mit oftmals verlockender Werbung, die ich besonders bei Kindern als Angriff auf ihre Gesundheit sehe.

Ich kann aus eigener Erfahrung – und nicht nur aus der Literatur – den Menschen berichten, die wegen depressiver Verstimmungen in meine Praxis kommen. Es zeigt sich bis heute immer wieder, dass darunter Personen sind, die es nicht glauben können, dass auch ihre Essgewohnheiten eine Rolle im Zusammenhang mit ihrer Depression spielen. Die Essgewohnheiten sind eine unmittelbare Folge der Denkgewohnheiten, des Empfindungsvermögens und somit des Seelenlebens.

9 Die Seele und das Höhere Selbst

„GOTTES Same liegt in uns.
Es gibt einen Teil von uns,
der ewig im Geist verbleibt und göttlich ist."
Meister Eckhart (deutscher Philosoph 1260-1328)

So viele Religionen und Kulturen es gibt, genau so viele Theorien existieren, um das Wesen des Menschseins erklären zu wollen. Gemäß der christlichen Tradition besteht der Mensch aus Körper, Seele und Geist. Wie wir bereits wissen, gehört zum Körper das feinstoffliche Energiefeld genauso wie die Atmosphäre zur Erde.

Unser physischer Körper und der um ihn herum fließende Ätherkörper bilden zusammen den Körper. Die beiden nächsten ineinander übergehenden Auraschichten sind der Emotional- und der Mentalkörper. Diese beiden feinstofflichen Körper sind der **Seele** zugeordnet. Sie beeinflussen uns täglich. In ihnen sind unsere Gefühle und Gedanken beheimatet. Gefühle kennen keine Zeit und so ist es ganz natürlich, dass Verletzungen aus der Vergangenheit in der Gegenwart aktiviert werden können, ohne dass es einem bewusst ist, woher sie stammen oder dass es sie überhaupt gibt. Deshalb kann sich zum Beispiel der Großvater noch heute abgelehnt fühlen, wenn er versäumt hat, sich seiner seelischen Verletzung anzunehmen. Diese stammt vielleicht aus der Kindheit, kann aber auch aus einem früheren Leben mitgebracht worden sein, und so wird sie ihm in diesem Leben wieder gezeigt. Nur ein achtsamer Umgang mit sich selbst führt einen zu seinen Themen. Dann kann man diese in Liebe und Demut annehmen und gnädiger gegenüber den angeblichen Verursachern der jetzigen Wunden sein.

Durch die im Mentalkörper gespeicherten Gedanken und Programme bewerten wir unser Leben. Diese angesammelten Lebenserfahrungen pulsieren beständig unterbewusst zu uns herein, in unser Gehirn, und bilden unsere Welt. Sie lassen uns denken, fühlen, sprechen, agieren und reagieren und wirken bis in unsere Zellen hinein. Unsere 50 Billionen Zellen haben ebenso alle Erfahrungen gespeichert, weil auch sie Bewusstsein haben. Hierbei spielt besonders das fein verästelte Nervengeflecht eine große Rolle. Deshalb sagt man auch, dass der körperliche Sitz des Unterbewusstseins im Darm ist, man spricht dabei vom zweiten Hirn, dem *Bauchhirn*. Genauso spüren wir auch, wie es sich anfühlt, wenn unser Herz offen ist. Wenn wir froh sind und Liebe spüren, machen wir die besseren Erfahrungen. Dagegen können wir mit negativen Gedanken und Gefühlen, wie zum Beispiel mit der Angst, unangenehme Symptome im ganzen Körper erzeugen. Daran erkennen wir, dass Körper, Seele und Geist zusammenwirken.

Dr. Joseph Murphy (1898-1981) Psychologe, Philosoph und ein mit vielen Ehrendoktorwürden ausgezeichneter Autor, hat 36 Bücher über die Macht des positiven Denkens geschrieben. Dutzende von wahren Geschichten belegen, wie durch die Kraft des Betens, durch positive Autosuggestionen oder indem sich Menschen auf den guten Ausgang einer Sache konzentriert haben, Wunder geschehen sind. Joseph Murphy hat sich mit der Auslegung biblischer Texte beschäftigt, insbesondere mit den Worten von Jesus wie: *„Alle Dinge sind möglich, dem der da glaubt.“* oder *„Dir geschehe nach Deinem Glauben.“* sowie *„Der Glaube versetzt Berge.“* Die Tiefgründigkeit und Wahrhaftigkeit seiner Werke konnte nur von denen erkannt werden, die sich der beteiligten spirituellen Gotteskraft an Heilungen und Wundern wirklich bewusst waren und es so erlebt haben, nicht aber von denjenigen, die eine augenblickliche, unangenehme Situation beseitigt haben wollten und danach wieder in ihre alten Glaubensmuster zurückfielen. Joseph Murphy betonte stets, dass die uns allen innewohnende heilende Kraft freigesetzt wird und uns immer antwortet, wenn wir uns im Glauben und Vertrauen an sie wenden.

Wir wissen heute, dass wir unseren negativen Erfahrungen, blockierenden Verhaltensmustern und destruktiven Gedanken nicht hilflos ausgeliefert sind, sondern dass wir sie durch Erkennen und Neuausrichtung auf das Positive verwandeln können. Die Seele hat sowohl Negatives als auch Positives gespeichert. Schon ihr Sitz – die beiden feinstofflichen Körper über dem physischen Körper und unterhalb des Spiritualkörpers – zeigt uns an, dass sie die Wahl hat, sich zwischen Himmel (dem lichtvollen Teil) und Erde (dem niederen, finsteren und leidvollen Teil) zu entscheiden. Die Seele ist die Brücke zwischen der Ewigkeit und dem irdischen Bewusstsein, oder einfacher ausgedrückt: Sie ist die Vermittlerin zwischen Himmel und Erde.

Der Plan unserer Seele und der Grund, weswegen sie sich in einem Körper niederlässt, ist immer der, mitsamt allen Erfahrungen einen lichtvollen Weg beschreiten zu wollen. Auf diesem Weg müssen wir aber auch Leidvolles wie Ablehnungen, Bewertungen und Verurteilungen am eigenen Leib spüren, bis wir sie erkennen und hinter uns lassen. Die Seele will irgendwann ein Leben in Liebe führen. Dorthin will sie sich vervollkommnen. Das ist das Ziel aller Inkarnationen. Je weiter wir uns von unserem geplanten lichtvollen Seelenweg entfernen, umso größer werden die Schwierigkeiten in unserem Leben sein. Krankheit, Angst, Depression, Burn-out oder Erfolglosigkeit zeigen uns an, dass es noch unterbewusste Geschichten gibt, die betrachtet und gemeistert werden wollen.

Der im 13. Jahrhundert lebende Philosoph und Theologe Meister Eckhart hinterließ seiner Nachwelt ein beeindruckendes Gedankengut und sprach schon damals vom göttlichen Funken in uns. Er sagte: „*Gottes Same liegt in uns. Es gibt einen Teil von uns, der ewig im Geist verbleibt und göttlich ist.*“ Ich werde nun versuchen zu erklären, was damit gemeint ist. Wenn wir von der *unsterblichen Seele* sprechen, meinen wir in Wahrheit die höhere, spirituelle Seele, die im Geist GOTTES beheimatet ist. Irgendwann wird die wandernde Seele für immer in der Urheimat bleiben, dort, wo Licht und Liebe sowie der Friede und die Harmonie ein ganz natürlicher Zustand sind. Dann wird die Seele wieder zum Geistwesen.

Von unserer *spirituellen Seele*, von dem, was unser wahres Wesen ausmacht, weilt der weitaus größere Teil in den höheren, lichtvollen Ebenen, während der kleinere Teil in unserem irdischen Körper inkarniert ist. Dieser kleinere Teil, so sagt man, befindet sich in der fünften Herzkammer. Über den göttlichen Funken in unserem Herzen sind wir überall und jederzeit mit dem beträchtlich größeren Seelenanteil in den lichtvollen Bereichen verbunden. Man nennt diese große Seele das **Höhere Selbst** oder das **Höchste Bewusstsein.** Die Verbindung besteht aus einem Strahl von weißem Licht, der auch die *Silberschnur* genannt wird. Sie ist sozusagen der Lebensfaden, der uns mit der geistigen Welt verbindet. Deshalb ist unser Höheres Selbst in uns und mit uns und wir können es jederzeit um Rat, Hilfe und Führung bitten. Einen guten Kontakt zu unserem Höheren Selbst herzustellen und immer wieder in Kommunikation mit ihm zu gehen, wird sich im Leben als äußerst hilfreich erweisen. Unsere Seele befindet sich sowohl in uns, in unserer Aura, als auch in den Lichtebenen der höheren Dimensionen.

Der nicht inkarnierte, weise Teil von uns in den lichtvollen himmlischen Sphären, den wir das *Höhere Selbst* nennen, steht ebenso in ständigem Kontakt mit unserer Seelenfamilie. Die Seelenfamilie wiederum besteht aus inkarnierten Menschen hier auf der Erde sowie nicht inkarnierten Seelen in der feinstofflichen geistigen Welt. Außerdem kennt das Höhere Selbst all unsere bisher gesammelten Erfahrungen und unsere Lebensaufgabe. Es kann uns mit seinem Überblick dahin führen, was uns zu jedem Zeitpunkt am vollkommensten dient, auf dem Weg zu unserer Bestimmung. Da seine Heimat das grenzenlose Licht ist, ist es von größter Reinheit und voll bedingungsloser Liebe.

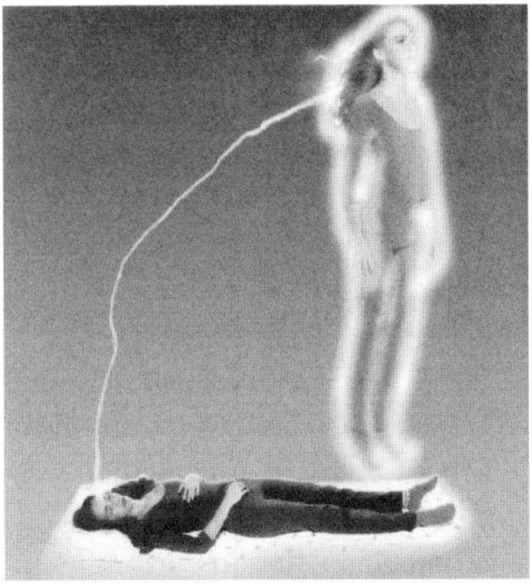

Abb. 6: Bildliche Darstellung einer *Außerkörperlichen Erfahrung*. Löst sich die Seele aus dem Leib, bleibt sie mit der *Silberschnur* mit diesem verbunden.

Wenn wir uns um den stetigen Kontakt mit unserem Höheren Selbst bemühen, werden wir nach und nach das Gefühl des Getrennt-seins von GOTT auflösen und in das Bewusstsein gelangen, dass wir in und mit GOTT leben.

Jeder von uns hat schon von der *inneren Stimme* gehört, dem sogenannten *sechsten Sinn*. Das ist eine Botschaft, die wir vom Höheren Selbst empfangen, welches bei GOTT beheimatet ist. Je öfter wir die Botschaften wahrnehmen, umso mehr werden sie sich uns zeigen und wir werden sie immer besser erkennen. Die Antworten können wir zum Beispiel als unsere eigenen Gedanken erhalten. Wir empfinden dann dabei das Gefühl, als hätten wir einen Aha-Effekt oder eine neue Erkenntnis. Eine Erkenntnis ist immer der Moment, in dem sich Herz und Verstand verbinden und ein inneres JA geben. Die Antwort kann uns aber auch durch einen anderen Menschen oder eine Radio- bzw. Fernsehsendung zugeführt werden, und wir wissen dann ganz genau, dass es für uns bestimmt ist. Es gibt da eine enorme Vielfalt an Möglichkeiten, wie uns die Botschaft erreicht. Das Höhere Selbst ist die Instanz in uns, die einfach alles weiß. Es bringt unser wahres, authentisches Selbst zum Ausdruck, je mehr wir von unseren erlernten Mustern und unserem Ego loslassen können. Es ist die einzige verlässliche Quelle, die ewige Quelle wahrhaftigen Seins und sie stirbt nie. Das Höhere Selbst ist der Teil von uns, der nicht stirbt, wenn unser Körper stirbt.

Phyllis Krystal erzählte in einem Interview davon, wie Sie bei Sterbevorgängen anwesend war und beobachten konnte, dass dieser göttliche Teil aus dem Kopf der Sterbenden wie ein Wölkchen heraustrat.

Es ist die einzige Kraft im Universum, der wir absolut vertrauen können und es ist die Energie, die an unserer Entwicklung zu unserem höchsten Wohle interessiert ist. Das Höhere Selbst kennt unsere Vergangenheit, Gegenwart und Zukunft und weiß daher auch immer, welche Hilfe wir benötigen und kann so Situationen für uns arrangieren, die uns optimal dienen. Unsere höchste Autorität im Universum sollte daher immer unser Höheres Selbst sein, denn es existiert jenseits unseres bewussten Verstandes. Es zeigt uns den Weg zu Gesundheit und Ganzheit, weil es uns grenzenlos liebt. Das Höhere Selbst erkennt alle Seiten einer Situation blitzschnell, weil es mit Lichtgeschwindigkeit arbeitet. Hellsichtige Personen erkennen sprühende Lichtfunken, wenn die höhere, spirituelle Seele aktiv ist. Ihr ist es wichtig, das Wesentliche, die Essenz auszudrücken. Darum macht sie sich über Freude, tiefen Frieden, Liebe, Sehnsucht, den Herzenswunsch oder ein Gefühl der Geborgenheit bemerkbar.

Je lockerer wir werden, je weniger materielle Anhaftungen wir haben, je seltener wir die Betonung auf unser weltliches, geschäftiges Dasein legen, umso kleiner wird das Ego und umso strahlender wird die Seele. Eine Krise oder ein großer Schmerz können uns die Leere und Sinnlosigkeit von Äußerlichkeiten erkennen lassen. In dieser Not wenden wir uns vielleicht an GOTT. Das ist dann der Beginn, sich der Seele unterzuordnen und Hilfe von der Stelle zu begehren, die allwissend und unvergänglich ist. So können wir von unserer höheren Seele, dem Höheren Selbst, diese Hilfe auch in Form von Träumen, Offenbarungen und Visionen empfangen.

Wenn Sie mehr ein visueller Typ sind, dann kann es gut sein, dass sie irgendwo einen Hinweis, einen Text, ein Buch lesen, von dem sie genau wissen, dass es eine Botschaft für Sie ist. Die schönsten Geschenke, so sage ich immer, sind die von „oben".

Hierzu ein Beispiel: Kurz bevor mein Mann in den Ruhestand ging, hatten die Mieter unserer Wohnung überraschend gekündigt und so wurde es von „oberster Stelle" verfügt, dass ich darin meine Praxis einrichten sollte. Niemals hätte ich das selbst besser planen können und ich wäre auch gar nicht auf die Idee gekommen. Bis dahin hatte ich für meine Beratungen einen kleinen Raum in unserem Haus zur Verfügung, der noch dazu so ungünstig lag, dass die Klienten durch einen Teil des privaten Wohnbereichs gehen mussten, was aber sieben Jahre lang kein Problem war, da ich mich tagsüber allein im Hause befand. Dennoch hatte ich mir keine Gedanken darüber gemacht, wie es weitergehen sollte, wenn mein Mann in Rente ist. Es fügte sich so, dass die neue Praxis genau in dem Monat frisch renoviert und einzugsbereit war, in dem mein Mann seinen letzten Arbeitstag hatte. Ich war während der Renovierungsarbeiten sehr glücklich über diese Entwicklung. In dieser Zeit fuhr ich mit gekauften Dielenbrettern vom Baumarkt für die kleine Praxisküche in meinem voll beladenen Kleinwagen auf der Autobahn, als ich mich plötzlich hinter einem LKW befand, der folgende Aufschrift trug: „*Wer GOTT Macht einräumt, wird sie in seinem Leben erfahren.*" Dies traf mein Innerstes wie ein Blitz und ich wusste, dass diese Botschaft mir galt. Seit einigen Jahren hatte ich mich jeden Morgen mit meinem Höheren Selbst, meiner göttlichen Führung, verbunden in dem Vertrauen, dass es mir immer zeigt, was für mich gut, richtig und wichtig ist.

Ähnlich erging es mir auf einer Fahrt nach München zu meiner Meditationsgruppe. Ich hatte in der letzten Stunde vor der Abfahrt in einem Buch über Seelenfamilien und Seelengeschwister gelesen, und als ich auf der Autobahn fuhr, überholte mich zuerst ein Wagen, auf dessen Kofferraum das Wort „Seele" aufgeklebt war. Das fand ich schon sehr merkwürdig, aber auch eindeutig. Kurze Zeit später überholte ich einen LKW, auf dessen Plane das Wort „göttlich" stand, sonst nichts, keine Anschrift, keine Telefonnummer, keine Werbung.

Dass die Seele göttlich ist, daran gibt es keinen Zweifel. Die Botschaft hat mich überrascht und gefreut zugleich. Als wir anschließend in der Meditationsgruppe ein Gespräch darüber führten, was wir machen können, wenn wir uns vom Höheren Selbst abgeschnitten fühlen, warf eine Teilnehmerin in die Runde, wir sollten uns dann fragen, „was" wir sind und nicht, „wer" wir sind. Die Antwort ist ganz klar: eine göttliche Seele. Das sind wir alle und das kann uns niemand nehmen. Unseren Ruhm, unsere Macht oder auch die erworbenen Titel, all das müssen wir loslassen, wenn wir die Erde verlassen. Es zählt in der geistigen Welt nicht, aber der göttliche Anteil unseres Selbst bleibt ewig bestehen.

Ich meine damit nicht, dass wir keinen Erfolg haben dürfen – ganz im Gegenteil. Da wir Mitschöpfer GOTTES sind und GOTT immer für uns die Fülle, die Liebe und nur das Beste will, dürfen wir auch Erfolg, Ruhm, Reichtum und positive Macht manifestieren. All das will unsere Seele irgendwann erleben. Es geht aber um unsere Ausrichtung, die innere Einstellung. Sie sollte auf unser wahres Selbst ausgerichtet sein. Wenn sie einseitig nur auf Äußerlichkeiten fokussiert ist, wird unsere Seele verarmen und wir werden trotz allen Reichtums nicht glücklich sein. Glücklich sind wir dann, wenn wir innerlich erfüllt sind. Für unser höheres, wahres Selbst zählen die seelisch-geistigen Fortschritte, die wir hier auf Erden dazu gewinnen sowie die Entwicklung unserer menschlichen Qualitäten.

Wir können auch mit dem Höheren Selbst anderer uns bekannter Menschen in Kontakt treten. Als mein Sohn für sieben Monate in Ecuador ein Praktikum absolvierte, erhielt er gegen Ende dieser Zeit Besuch von einem Freund, welcher Anfang März bei heftigem Schneefall nach Quito flog. Dieser Freund rief mich gegen Abend von Madrid aus an und erklärte mir, dass die Maschine wegen der Schneemassen zum Weiterflug nicht starten könne und er bis zum nächsten Morgen in Madrid bleiben müsse. Da meinem Sohn das Mobiltelefon gestohlen worden war, konnte er ihm aber die Verspätung nicht mitteilen. Er war sehr besorgt darüber, weil er wusste, dass mein Sohn ihn am Flughafen abholen wollte. Ich versicherte ihm am Telefon, er solle beruhigt sein, ich werde mir etwas einfallen lassen. Ich habe daraufhin sofort meinem Sohn eine E-Mail geschrieben, konnte aber nicht davon ausgehen, dass sie ihn erreichen würde. Zum einen hatte er keinen eigenen Computer dabei und zum anderen war es bei ihm Mittag, und warum sollte er ausgerechnet zu diesem Zeitpunkt irgendwo diese E-Mail einsehen? Das Praktikum war schon beendet und er befand sich bereits in der Urlaubsphase. Also verband ich mich in einer Meditation mit dem Höheren Selbst meines Sohnes und bat darum, dass es ihm die Führung geben und den Weg zu der Information zeigen möge. Als ich spät am Abend zu Bett ging, war immer noch keine Reaktion von meinem Sohn da und ich wurde doch etwas nervös. Am nächsten Morgen aber las ich folgende Nachricht von ihm: „*Vielen Dank für den Hinweis. Ich war gerade auf dem Weg, mir ein Taxi zum Flughafen zu nehmen, da ging ich an einem Internet-Café vorbei und habe noch Deine Mail gelesen. Das war gut, denn die Fahrt zum Flughafen und zurück hätte mich zwei Stunden Zeit und viel Geld gekostet. Außerdem fühle ich mich fiebrig und lege mich besser erst mal ins Bett.*" Ich sagte dem Höheren Selbst und unserer göttlichen Führung von ganzem Herzen „DANKE".

Das Höhere Selbst kann sich in einer zarten, feinen Stimme in uns zeigen, auf die wir vielleicht schon lange nicht mehr gehört haben. Durch die Hektik unseres Alltags neigen wir dazu, uns dieser inneren Stimme zu verschließen und dem denkenden Verstand den Vorzug zu geben. Die innere Stimme ist aber nicht nur in besonderen Lebenssituationen vernehmbar, sondern zu jeder Zeit. Die Verbindung mit dem Höheren Selbst ist die Verbindung mit dem Licht und der bedingungslosen Liebe, die uns so liebt, wie wir zu jeder Zeit sind, ohne Wenn und Aber oder ohne „*Ich liebe dich, weil...*". Es steht jeder Zeit zu unseren Diensten, es ist unser bester Freund und will immer nur das Beste für uns. Es gibt Meditationen, in denen wir uns bewusst mit dem Höheren Selbst verbinden und wir können dabei immer eine besondere Schwingung der Liebe erfahren, denn das Höhere Selbst ist der liebende Christus in uns.

Unser Körper ist im Irdischen der Tempel unserer Seele. Darum ist es wichtig, unseren Körper zu hegen und zu pflegen, damit wir unserer Seele die Möglichkeit bieten, ihren Lebensplan und ihre Aufgaben erfüllen zu können. Vom heutigen Körperkult allein wegen des guten Aussehens halte ich nicht viel. Wenn wir unser Bewusstsein zu einseitig nur auf den Körper ausrichten, haben wir schon verloren. Irgendwann werden wir dann erkennen, dass unser Körper alt und schwach wird und wir unsere Hülle ablegen müssen, und dass unsere wahre Wohnstätte im seelisch-geistigen Bereich ist. Darum sollte unbedingt die Auseinandersetzung mit diesem Bereich in unser Leben einbezogen werden.

Etliche Menschen, besonders solche mit religiösem Hintergrund, haben sich schon daran versucht, die Seele beschreiben zu wollen. Als ich mir vorgenommen hatte, ein Kapitel über die Seele zu schreiben, kamen sehr schnell Zweifel in mir auf, ob ich so etwas Unsichtbares und Unbeweisbares erklären könnte. Je länger ich mich jedoch damit befasste, umso mehr Informationen flossen mir zu. Ich spürte in mich hinein und so erhielt ich die Führung, um dieses Kapitel schreiben zu können.

Ich möchte hier auch keinen Hundertprozentanspruch stellen, aber die Worte von Omraam Mikhaël Aïvanhov zum Thema „Seele" haben mich sehr beeindruckt.[2] Gemäß O. M. Aïvanhov seien die Menschen davon überzeugt, dass man die Seele nicht sehen könne. Aber die Seele sei aus einer feinen, subtilen Substanz, einer fließenden Materie, die sich bewegt, atmet und lebendig ist. Sie kann sich verändern und verschiedene Farben und Formen annehmen. Man kann auch sagen, sie ist ein elektrisches Feld, ein Fluidum oder eine Ausstrahlung. Die Seele durchdringt unseren feinstofflichen und grobstofflichen, physischen Körper von den geistigen Bereichen herunter.

Ich kann mir gut vorstellen, dass es so ist. Da unsere Seele ewig lebt, kann sie nur ein lebendiger Energiekörper sein. Der Seelenkörper ist weit größer als der physische Körper und besteht aus reinem Licht. Da die Seele sowohl im Geist im höchsten Licht aber auch im verdichteten physischen Körper weilt, ist der eine lichtvolle Teil rein und der andere – kleinere Teil – im Körper manchmal verdunkelt. Diese dunklen Seiten unseres Selbst gilt es in das Lichtvolle zu verwandeln. Die Seele will sich vervollkommnen, sich entfalten und ausdrücken über unsere innere Welt, die aus Gedanken und Gefühlen, aber auch aus unseren Fähigkeiten und Talenten besteht. Zum Ausdruck gebrachte Kreativität ist auch ein Ausdruck unserer Seele. So ist die Seele Werkzeug für den Geist, durch sie gestalten wir die Materie. Ich bin mir ziemlich sicher, dass die großen Genies unserer Welt wie Leonardo da Vinci oder Wolfgang Amadeus Mozart, Künstler, Schriftsteller und viele andere Persönlichkeiten, ihre Werke aus dem Geist des Höheren Selbstes heraus vollbracht haben. Zum einen haben sie frühere Talente und Erfahrungen in ihr Leben mitgebracht und zum anderen bildeten sie sozusagen einen offenen Kanal für die göttliche Energie, für die Informationen aus dem Hyperraum, mittels ihrer inneren Stimme.

Weil die Heimat der höheren Seele in den höheren Dimensionen bei GOTT ist, ist sie pure, bedingungslose Liebe. Das Licht der Seele ist immer vorhanden, auch wenn es manchmal verdeckt ist von den Schichten unserer emotionalen Eindrücke, den Traumata oder fehlgeleiteten mentalen Glaubenssätzen wie z.B.: *„Ich bin nur etwas wert, wenn ich viel leiste..., außerordentlich viel verdiene..., Anerkennung erringe..., ich muss um alles kämpfen..., ich komme immer zu kurz..., damit ich nicht abgelehnt werde, halte ich meine Liebe zurück..., etc."* Dies sind aber nur Verdunkelungen, die das lichtvolle Strahlen der Seele zwar blockieren, aber niemals auslöschen können. Um diese Schatten verschwinden zu lassen, braucht es Licht. Licht ist Bewusstwerdung. Indem wir den Scheinwerfer unserer Aufmerksamkeit auf das richten, was unser Gemüt verdunkelt, schenken wir uns Licht und Liebe. Diese Liebe, dieses Licht wird uns spüren und erkennen lassen, was uns bedrückt. Wenn wir bereit sind, es ohne Wertung zu fühlen, verdrängen wir es nicht wieder in die Dunkelheit. Wenn wir diese Gefühle willkommen heißen, dürfen sie sich auflösen. Sie haben ihre Berechtigung, sind sie doch aus einem Seelenschmerz heraus entstanden. Indem wir sie enttarnen als das, was sie sind, zollen wir ihnen Achtung. Indem wir unsere Trauer, Verluste und Seelenschmerzen würdigen, sie mit Liebe „verpflastern", können wir all das liebevoll loslassen. Dadurch werden wir ganz, geheilt und immer freier und bereit, um uns dem Einklang mit den höheren Dimensionen zuzuwenden. Das wird unseren nächsten vorprogrammierten Ärger oder Unfrieden schneller in inneren Frieden und Gelassenheit verwandeln.

Durch Bewusstwerdung und Erlösung unserer hinderlichen Muster beginnen wir dann, mehr und mehr zu strahlen. Wir haben diese Licht- und Liebeskraft von unserem Höheren Selbst als göttliches Geschenk mit auf den Weg bekommen und wollen sie hier auf Erden zum Ausdruck bringen. Je liebevoller wir sind, desto mehr Licht umgibt uns. Was unsere Seele vor allem anderen ausdrücken und lernen will, ist die

Liebe. Jeder kann dieses Ziel auf Erden erreichen. Licht und Liebe machen uns fröhlich, leicht und glücklich. Dies strahlt auf andere aus und wenn wir damit in Resonanz sind, fließt es zu uns zurück.

Jesus, der Christus, hat diese Liebe auf die Erde gebracht. Er sprach von der Geheimkammer des Herzens, als er sagte: „*Wenn aber Du betest, so gehe in Dein Kämmerlein und schließ die Tür und bete zu Deinem Vater im Verborgenen.*" Beim Beten werden wir uns ganz von der Außenwelt zurückziehen und mit GOTT aus unserem Herzen heraus Kontakt aufnehmen. Das Herz ist das Zentrum der Liebe und der Weg in diese Geheimkammer führt über die Liebe zu uns selbst und zu GOTT in uns.

„Christus" ist ein Titel, der besagt, dass die Einheit mit dem Höheren Selbst, dem Christus-Selbst, verwirklicht wurde. Das Wort „Christus" stammt vom griechischen *christos* ab und bedeutet *gesalbt*. Jesus war mit dem Lichte GOTTES gesalbt. Und da jeder Mensch ein Höheres Selbst besitzt, einen inneren Christus, ist es jedem Menschen möglich, sich mit dem Höheren Selbst zu vereinen. Dann hat er alle Prüfungen bestanden, Christus, den inneren Heiler, erkannt und in die wahre Herzensliebe gefunden.

Aus Johannes 8,12 erfahren wir: „*Jesus sprach weiter zu den Leuten: Ich bin das Licht für die Welt. Wer mir folgt, tappt nicht mehr im Dunkeln, sondern hat das Licht und mit ihm das Leben.*"

Wir nennen das Ziel dieser Vereinigung *Christus*, andere nennen es *Buddha*, *Tao* oder *Atman*. Da wir Menschen geistig-seelische Wesen sind, geht es auf unserem Entwicklungsweg darum, diese Verbindung zu unseren höheren Wesensanteilen herzustellen und aufrecht zu erhalten. Dann gehen wir den inneren Weg des Herzens.

10 Das Ego

„Sei Du selbst die Veränderung,
die Du Dir wünschst für diese Welt.“
Mahatma Gandhi (1869-1948)

Das Ego ist der Teil von uns, der uns ständig Inputs einflößt, sodass wir meinen, etwas haben oder eine Situation ändern zu müssen. Das Ego glaubt an Mangel. Neid, Gier, Eifersucht und Hass sind Schöpfungen des Egos. Aber es kann seine Versprechen von Erfüllung nie halten. Denn wenn ein Wunsch erfüllt ist, folgt der nächste. Und auch die Freude über die Erfüllung des übernächsten Wunsches hält nur für eine Weile an. Je schneller die noch offenen Wünsche erfüllt werden, umso weniger lang hält die Freude an. Das Ego ist daher sehr verführerisch und wir glauben meistens, nicht glücklich sein zu können, wenn nicht bestimmte Wünsche erfüllt sind.

Wünsche sind das Natürlichste von der Welt. Über unsere Wünsche entwickeln wir uns auf dem evolutionären Weg. Irgendwann allerdings werden wir erkennen, was wirklich wichtig in unserem Leben ist. Das wird dann der Fall sein, wenn wir über unsere Wünsche entsprechende Erfahrungen – nicht immer freudvolle – gemacht haben. Wir sind die kreativen Erschaffer unseres irdischen Weges und in diesem Sinne die Mitschöpfer GOTTES. GOTT hat es sich jedoch in seiner Liebe und Güte so vorgestellt, dass wir alles in seinem Sinne, das heißt, zu unserem und unserer Mitmenschen höchstem Wohle erschaffen. Unsere Wünsche regen uns aber viel zu oft dazu an, im Sinne unseres Egos und damit gegen die sogenannte Konkurrenz, ja sogar gegen Freunde, die Familie oder den Partner zu handeln. Oft erschaffen wir nicht zu unserer aller Freude, sondern aus Rache oder Gier. Denken wir nur daran, wie wir mit der Natur oder den Ressourcen unserer Erde umgehen.

Auch wenn wir in der Angst sind, ist es das Ego. Denn wenn wir mit unserem Höheren Selbst verbunden sind, sind wir in der Liebe. Das Ego strebt danach, immer die Kontrolle behalten zu wollen und macht uns unfrei. Erst im Loslassen werden wir frei. Und so geht es nicht darum, unser Ego zu besiegen oder zu unterdrücken, sondern es zu befreien. Die Freiheit besteht darin, dass wir uns nicht mit unseren Wünschen, Gedanken und Gefühlen identifizieren, sondern ihnen gelassen gegenüberstehen und sie beobachten. Es sind alles Teile von uns, die wir in der Vergangenheit durch schlechte Erfahrungen als Überlebensstrategien entwickelt haben. Das können destruktive Verhaltensweisen, unliebsame Charaktereigenschaften und Süchte sein oder das Hoffen auf eine bessere Zukunft. Wir haben alle unser Gepäck selbst gepackt.

Es geht zunächst darum, sich und seine Gefühle anzunehmen und zu verstehen. Sie haben ihre Berechtigung, haben sie sich doch aus unseren Lebensumständen heraus gebildet. Aber lassen wir sie nicht zu unserer Folter werden. Indem wir ihnen Respekt und Achtung zollen, lassen wir sie ein Stück weit los. Indem wir uns die Missachtung unseres wahren Selbst in der Vergangenheit vergeben, legen wir den Grundstein, das göttliche Licht in uns zu würdigen. Und wir werden feststellen, dass wir reich werden im Geben und dass es um ein Vielfaches zu uns zurückkehrt.

Das Ego baut Illusionen auf wie seelische Kränkungen, Enttäuschungen, eingebildete Ungerechtigkeiten und Entbehrungen. Alle unsere selbst erzeugten Glaubenssätze, die unbewussten und bewussten, sind Illusionen. Illusionen aber erschaffen Leid und entsprechen nicht der Wahrheit. Es ist wichtig, das zu wissen. Warum sind es Illusionen? Weil es ein Irrtum ist, zu glauben, dass andere uns verletzen können. Erstens sind es immer unsere eigenen ungeheilten Verletzungen, die getriggert werden und zweitens erhalten wir mit jedem neuen Konflikt eine weitere Chance um zu erkennen, mit welchem Thema wir noch in Resonanz stehen. Daran können wir dann arbeiten. Wir haben ein

Thema dann geheilt, wenn wir mit genau diesem Thema von niemandem mehr getriggert und dadurch auch nicht mehr verletzt werden.

Natürlich kann man die eigenen Themen zurückweisen, den anderen die Schuld geben, vor den Problemen flüchten und eventuell den Partner im Groll verlassen. Das alles erzeugt automatisch eine Lernverweigerung und diese Entscheidung verursacht abermals Leiden. Die emotionalen Wunden anzuschauen, ist zweifellos sehr schmerzlich. Aber es macht uns sanfter, demütig und bewusster. Selbsterkenntnis führt zur Gotterkenntnis. Irgendwann werden wir erkennen, was die Wahrheit ist.

Die Wahrheit ist, dass unser inneres Licht, unser Wesenskern, unser göttliches Selbst, unverletzbar und immer in der Liebe ist.

Jeder Mensch ist ein Kind GOTTES, ein Kind desjenigen, der uns bedingungslos liebt. Wir sind alle durch unser wahres Selbst mit der Liebe GOTTES verbunden. Wir ruhen unversehrt im Geiste GOTTES. Es ist einzig unser Ego, das uns weiszumachen versucht, dass wir im Defizit sind und die Anerkennung, die Liebe von außen brauchen. In Wirklichkeit tragen wir alles in uns selbst. Deshalb ist es erforderlich, Distanz zu den Verführungen des Egos einzunehmen, in menschlicher und materieller Hinsicht. Wir dürfen alles haben und alles fühlen, nur identifizieren sollten wir uns nicht damit. Wenn wir die Beobachterrolle im Spiel des Lebens einnehmen, wird unser Leben leichter. Da wir mit dem freien Willen ausgestattet wurden, haben wir jederzeit die Wahl zwischen den Illusionen des Egos und der Wahrheit. Darum ist unser größtes Geschenk an uns selbst, dass wir unser Ego entlarven und zur Wahrheit finden.

Der „Kurs in Wundern" aus dem *Greuthof-Verlag* geht sehr eindeutig auf das Ego ein, indem er sagt: „*Gelobt sei Deine Beziehung zu GOTT und keinem andern. Die Wahrheit liegt dort und sonst nirgends. Es gibt nichts, was Du der Wirklichkeit anlasten kannst. Das Einzige, was vergeben werden muss, sind die Illusionen, die Du Deinen Brüdern angelastet hast. Vergeben heißt einfach, dass Du Dich nur an die liebevollen Gedanken erinnerst, die Du in der Vergangenheit gegeben hast, und an die, die Dir gegeben wurden. Alle anderen müssen vergessen werden.*"[12]

Und so schlägt uns der Kurs folgendes Gebet vor: *„Vergib uns unsere Illusionen, VATER, und hilf uns, unsere wahre Beziehung zu DIR zu akzeptieren, in der keine Illusionen sind und in die keine je eindringen können."*

Alle Illusionen loszulassen, bringt uns die Befreiung vom Ego. Denn durch das Ego haben wir uns von unserer Ganzheit, vom Göttlichen, getrennt. Das Ego hat in uns Angst, Scham, Schuld, Zorn, Traurigkeit, Verlassenheit, Kummer und Schmerz sowie die Suche im Außen erzeugt und damit Verwirrung und die Trennung von GOTT geschaffen. Aber diese Trennung hat nur das Ego produziert.

Die Wahrheit ist: Wir sind niemals von GOTT getrennt.

GOTTES bedingungslose Liebe und die Liebe unseres Höheren Selbst sind immer da. Sie warten mit offenen Armen darauf, dass wir sie erkennen und dass wir wahrnehmen, welcher Film in uns abläuft, der auf Illusionen beruht und den GOTT niemals für uns gewollt hat. Wenn wir alle unsere Gefühle, Wünsche und Visionen annehmen, „Ja" zu ihnen sagen, sie nicht verdrängen, sondern akzeptieren, dass sie zu unserer Geschichte gehören, ist der erste große Schritt getan. Wenn wir auch die eine oder andere Träne dazu vergießen, umso besser, dann üben wir uns in Eigenliebe. Doch sich irgendwann von dem Schmerz bewusst zu verabschieden und sich der Wahrheit zu öffnen, wird uns befreien. Und die Wahrheit ist, GOTT ist die Liebe und da GOTT als der bekannte göttliche Funke in uns ist, ist die Liebe bereits in uns. Der „Kurs in Wundern" hat mir persönlich die Augen geöffnet. Eine sich oft wiederholende Aussage in diesem wunderbaren Buch, dessen Worte von Jesus Christus kommen und durch die Psychologin und das Medium Helen Schucman (1909-1981) empfangen wurden, ist der Satz:

„GOTTES WILLE FÜR DICH IST VOLLKOMMENES GLÜCK."

Wenn wir uns unserem Höheren Selbst anvertrauen, wird das geschehen, was laut unserem lichtvollen Seelenplan geschehen soll und unserem Besten dient. Es hat sich in meinem Leben vieles zum Guten gewendet, indem ich morgens jeden neuen Tag meiner göttlichen Führung übergebe. Das können einfache Worte sein wie: *„Mein Höheres Selbst, ich überreiche Dir diesen meinen Tag, nimm Du mich an Deine Hand, oder denke, fühle, spreche, handle und liebe Du durch mich, oder zeig Du mir meinen Weg durch meinen lichtvollen Seelenplan."*

Natürlich brauchen wir dabei nicht unsere Wünsche aufzugeben. Im Gegenteil: Es ist wichtig, dass wir unsere Opferrolle zurücklassen und die *positive* Schöpferrolle einnehmen, indem wir unser Ziel vor Augen haben. Wir sollten dabei keine Details vorgeben, denn die geistige Führung hat viel mehr Möglichkeiten und Handlungsspielraum, als wir uns je ausmalen könnten. Ein wichtiger Zusatz zu jeder Bitte oder jedem Wunsch sind deshalb folgende Worte: *„Ich wünsche mir dies .... oder etwas Besseres zum höchsten Wohle aller. Da ich noch ein eingeschränktes Wahrnehmungsvermögen habe, bitte ich darum, dass Dein Wille geschehe, denn Du kennst die beste Version in meinem/unserem Leben."*

Wir können unsere Wünsche leise aussprechen oder nur denken, aber in dem Vertrauen übergeben, dass die göttliche Führung uns das bringt, was unserem höchsten Wohle und dem höchsten Wohle aller Beteiligten dient, wann die beste Zeit für etwas ist, wie und wo etwas geschehen soll. Um all diese „Details" brauchen wir uns dann nicht mehr zu kümmern. Die beste Variante wäre, am Schluss der Bitte hinzuzufügen, dass wir den Willen des Höchsten Bewusstseins in jedem Fall akzeptieren. So können wir alles loslassen in dem Vertrauen, dass ein Wunsch, der nicht in unseren Lebensplan passt und unserem Ego entspringt, nicht in unser Leben kommt. Das erspart uns viel Leid und Unannehmlichkeiten. Im Loslassen finden wir bereits inneren Frieden.

Wenn wir einmal den Kontakt zu unserem Höheren Selbst aufgenommen haben, brauchen wir uns nicht mehr zu sorgen, dass wir etwas übersehen oder nicht hören könnten. Die Führung meldet sich immer wieder, ist sehr geduldig und wird ihre Signale so lange wiederholen, bis wir sie aufnehmen. Das Universum spricht ständig mit uns. Wir Menschen sind sowohl Mitschöpfer durch unsere eigenen engen Rahmenprogramme, die wir in diesem Leben erworben haben, als auch, indem wir permanent die Möglichkeit haben, mit den kosmischen Ebenen zu kommunizieren. Je mehr wir von unseren ungesunden Glaubenssätzen, destruktiven Zellerinnerungen und damit oft verbundenen körperlichen Beeinträchtigungen erlösen können, umso klarer wird unser Kanal. Das Höhere Selbst wird uns den Weg zu unserer Befreiung zeigen.

Für mich ist es sehr beruhigend zu wissen, dass ich meinen Willen „SEINEM“ Willen unterordnen kann. Denn was gibt es Schöneres, als sich der universellen Liebe zu fügen, von der man weiß, dass sie alles so einrichten wird, damit es im göttlichen, besten Sinne aller Beteiligten wirkt. Dass „Dein Wille geschehe“ nur unserem Besten dient, davon bin ich überzeugt. Dass unsere unbewussten Programme und unser Ego Verdruss bringen, hat sich hinlänglich gezeigt. Auf unserer Seelenreise wird uns das Höhere Selbst in die innere Freiheit führen. Entweder werden wir zuerst selbst Erkenntnisse gewinnen, wo wir uns blockieren, oder wir treffen auf Therapeuten oder Mitmenschen, die uns ein Stück auf unserem Weg begleiten.

So habe ich in der Zeit einer Lebenskrise im Wartezimmer einer Arztpraxis eine sehr belesene, spirituelle Frau kennengelernt, die ich heute meine Seelenfreundin nenne. Das war kein Zufall, sondern es „fiel mir zu“. Wir wissen mittlerweile beide, dass wir uns aus früheren Leben kennen und der Zeitpunkt für unser Zusammentreffen hätte nicht passender sein können. Dieser Freundin habe ich meine wichtigsten Schritte auf dem Weg meiner Bestimmung zu verdanken. Sie hat mir ihre wertvollsten spirituellen Bücher geliehen und wir haben endlose Gespräche über darin enthaltene Themen geführt.

11 Der Lebensplan

„Des Menschen Seele gleicht dem Wasser:
Vom Himmel kommt es, zum Himmel steigt es,
und wieder nieder zur Erde muss es, ewig wechselnd."
Johann Wolfgang von Goethe (1749-1832)

Zusammen mit dem Schutzengel entwirft die Seele auf geistiger Ebene den Lebensplan für die neue Inkarnation. Immer wieder bekommen wir durch ein weiteres Leben die Möglichkeit, an unseren Themen, Tugenden und Charaktereigenschaften zu arbeiten. Manchmal geht es darum, Vertrauen, Verständnis oder Verzeihen zu lernen, sich selbst zu lieben, andere zu lieben, vielleicht Bequemlichkeit in Kreativität umzusetzen oder Talente zu entwickeln. Bei all diesen Themen liegt der Schwerpunkt darauf, die göttliche Essenz und die eigene göttliche Schöpferkraft im Getriebe des Lebens zu entdecken. GOTTES Geduld und die seiner Helferengel sind unendlich. Die göttliche Gnade und die Unterstützung aus der geistigen Welt sind immer gegeben. Letzten Endes ist es unser Ziel, in die Liebe zu allem einzugehen. Die All-Liebe können wir in erster Linie nur über die Liebe zu uns selbst, dann über die Liebe zum Nächsten, bis hin zur GOTTES-Liebe entwickeln. Wenn wir in unserem Inneren das große Vertrauen haben, dass alles, was wir erleben, einen tieferen Sinn hat und wenn wir alles so annehmen können, wie es geschieht, dann sind wir auf dem besten Weg zum Glücklichsein. Wenn wir es dann noch in unserem Wünschen so weit bringen, sagen zu können *„Dein Wille geschehe"*, ohne Wenn und Aber, weil wir wissen, dass wir immer beschützt und geführt sind, wird uns mit Sicherheit beste geistige Hilfe zuteil. Dann sind wir bewusste Mitschöpfer unseres Lebens im positiven Sinne und mit dem Segen GOTTES versehen!

Das erübrigt sogar die Suche nach dem Lebensplan. In dem Wissen, dass GOTTES Liebe in allem ist, können wir alles aus einem licht- und liebevollen Herzen betrachten. Wenn wir uns bei allem auf diese Liebe, dieses Licht einstellen, werden wir mit dem Leben im Fluss sein. Es werden sich uns günstige Umstände und Gegebenheiten, also die himmlische Führung zeigen. Das können auch intuitive Impulse sein, die uns auf unseren geplanten Lebensweg, also unseren Seelenplan hinführen. Wenn wir diesem folgen, werden wir mehr und mehr mit uns selbst befriedet, heiler werden und voller Dankbarkeit sein. Das lichtvolle Leben wird viel Freude mit sich bringen. Darum sollten wir uns bemühen, bei schwierigen und leidvollen Angelegenheiten nicht in der Opferrolle zu verharren, sondern unser Leben zu hinterfragen und zu versuchen, es aus einer übergeordneten Perspektive heraus zu betrachten. Leiden kann uns zu tiefen Einsichten führen und ist niemals eine Strafe, sondern eine Chance. Unter der Oberfläche schwieriger Lebensumstände will uns eine allumfassende Weisheit zeigen, was wir noch zu lernen haben. Wer sich nur im Außen beschäftigt, herumnörgelt oder dem Spaßfaktor frönt, bleibt an der Oberfläche und kann unter Umständen lehrreiche Entwicklungsschritte versäumen. Gereifte Seelen bleiben auch in Krisen gelassen, liebevoll und mitfühlend.

Da die höhere Seele die göttliche Weisheit in sich trägt und die absolute Wahrheit kennt, berät sie vor jedem „Abstieg“ auf die Erde mit den geistigen Führern darüber, welche Aufgaben in der nachfolgenden Inkarnation dem optimalen Wachstum des Menschen dienen und mit welchem Karma er sich auseinanderzusetzen hat. **So kommen wir hierher, um in der Gegenwart unsere Vergangenheit für die Zukunft zu verbessern.** Wir brauchen uns nur in der Natur umzusehen. Jedes Pflänzchen wächst zum Licht hin. So verhält es sich im tiefsten Inneren mit uns. Weil wir aus dem Licht kommen, liegt in uns das unbewusste Sehnen, dem Licht zuzustreben.

Auf diesem Weg erhält jede Seele ihre Herausforderungen, ihren Plan, nach dem *Gesetz von Ursache und Wirkung*. Aus einer großen Auswahl von Möglichkeiten unterzeichnen wir dann unseren eigenen

Lebensvertrag in Übereinstimmung mit unserem Höheren Selbst. So kommen wir durch den Geburtskanal aus der Finsternis und das Licht wartet bereits auf uns. Das Leben wird uns nie vor Probleme stellen, die wir nicht lösen könnten, vorausgesetzt, dass wir unsere Probleme annehmen und keine Widerstände aufbauen.

Nach der Zeugung verbindet sich die Seele schrittweise mit dem embryonalen Körper im Bauch der Mutter. Die Seele belebt mit ihrem Eintritt den physischen Körper und sie haucht das Leben aus, wenn sie den Körper im Tode verlässt. Mit dem Eintauchen in Zeit und Raum auf der irdischen Ebene und im irdischen Körper erprobt die Seele erneut ihre Qualitäten. Sie entfaltet sich. Sie will in Freude erschaffen und kreativ sein. Alle Erkenntnisse werden im Höheren Selbst, im Meer des Höchsten Bewusstseins, gespeichert. Dort sind wir Menschen miteinander vereint. Dort gibt es keine Trennung und keine Individualität. Unser Höheres Selbst sind wir selbst auf einer anderen Ebene. Wir sind in Wahrheit multidimensionale geistige Wesen. Deshalb ist die innere Stimme unser eigenes Wissen, das aus der Wahrhaftigkeit auftaucht.

Je mehr wir unserer inneren Stimme folgen, umso mehr wird sich unser Lebensplan und unsere einzigartige Seelenbestimmung zeigen. Manche Menschen verspüren schon als Kind einen besonderen Drang zu einem bestimmten Beruf. Da wir als Kinder noch in einer intensiven Verbindung mit unserem höheren göttlichen Seelenanteil in der geistigen Welt sind, können wir davon ausgehen, dass dieser Berufswunsch ein Drängen der Seele ist.

Ich befand mich bereits einige Jahre in der Ausbildung zur Psychologischen Beraterin, als ich von zwei Personen, die beide aurasichtig sind, mitgeteilt bekam, dass ich mir für dieses Leben vorgenommen habe, das Licht in die Welt zu bringen, indem ich Menschen dabei unterstütze, aus ihren Problemen herauszufinden. Ich kann mich noch genau erinnern, dass diese Botschaft eine tiefe Freude in mir ausgelöst hat, befand ich mich doch auf dem richtigen Weg. Sie können davon ausgehen, dass alles, was in Ihnen tiefste vollkommen reine Freude auslöst, ein

Herzenswunsch ist und Ihrer Lebensaufgabe sehr nahe kommt. Je mehr wir unsere Führung bitten und ihr folgen, umso schneller und ohne Umwege werden wir zu unserer Erfüllung finden.

Ein völlig von seinem Lebensplan abgekommener Weg kann einen Menschen in Disharmonie und Krankheit führen. Auch die übermäßigen Ablenkungen unserer Zeit wie Fernsehen, Computerspiele etc. tun der Seele nicht wirklich gut. Irgendwann wird der Mensch, der keine Rückverbindung zu GOTT und seinem Innenleben hat, vom Außen enttäuscht, frustriert und überfordert sein oder eine innere Leere, vielleicht auch Ausweglosigkeit empfinden.

Persönlich kann ich über viele neue, spannende Erlebnisse, ja sogar über eine Wende in meinem Leben berichten, seit ich mich täglich mit meinem Höheren Selbst verbinde und es darum bitte, mir meinen Weg durch meinen Seelenplan zu zeigen. Es ist egal, wie Sie es formulieren. Je öfter Sie es tun, umso bessere Formulierungen werden Ihnen einfallen. Die größte Garantie für ein sinnerfülltes Leben ist es, wenn man sich aufgrund seiner äußeren Aktivitäten innerlich entwickelt.

Um auf dem Weg unserer Seelenreise voranzukommen, müssen wir uns mehr und mehr von unserem Ego verabschieden; denn es ist unser falsches Selbst. Der Weg hin zu unserem wahren Selbst bedeutet, darauf zu vertrauen, dass wir gesund, zufrieden und glücklich werden können. Wenn Sie diesen lichtvollen Weg beschreiten, dann werden Sie bald bemerken, dass es kein großes Wagnis ist, sondern dass viele, vielleicht auch große Geschenke am Wegesrand liegen. Sie werden manchmal über Wunder staunen. Die geistige Welt ist voller Freude darüber, mit Ihnen zusammenarbeiten zu dürfen und verstreut ihre Gaben zur richtigen Zeit und am richtigen Ort. Dabei werden Sie feststellen, dass Sie immer glücklicher werden. Dies ist ein untrügliches Zeichen dafür, dass Sie ihrem Lebensplan folgen. Wenn Sie auf diesem lichtvollen Weg bleiben, kann nicht nur alles geheilt werden, was die Seele sich vorgenommen hat zu heilen, sondern Sie werden riesige Entwicklungsschritte in Richtung Liebe machen.

Unsere Seelen planen vor ihrer Inkarnation nicht nur ihre Lebensaufgabe, sondern auch, mit welchen Seelen sie sich auf Erden treffen, um sich bei ihren irdischen Erfahrungen zu unterstützen. Sogar der Kulturkreis wird sorgfältig abgewogen. Nach dem Motto: *„Ich werde Dir schon helfen…“*, suchen wir uns die Menschen aus, mit denen wir einen Ausgleich aus einem früheren Leben schaffen wollen. So werden die idealen Eltern ausgewählt und die Partner, mit denen noch Erlebnisse und Gefühle auszugleichen sind oder zu Ende gelebt werden wollen. Unsere Planung auf geistiger Ebene kann dann Menschen mit einbeziehen, die uns insbesondere bei der Entwicklung unserer Liebesfähigkeit unterstützen oder zu denen noch emotionale Anhaftungen bestehen. Nicht selten sind es gerade die uns liebgewonnenen Nächsten, die ihren Finger in unsere Wunden legen und uns lehren wollen, das anzuschauen, was noch besonders schmerzt. Sie verstärken oft unsere Charakterschwächen, damit wir sie erkennen und uns verändern – oder sie unterstützen Charakterstärken und Talente. Das alles geschieht von einer höheren Ebene aus gesehen aus Liebe. Wir Seelen stellen uns für unsere Entwicklung auf Erden gegenseitig zur Verfügung. Mit bestimmten Menschen haben wir deshalb Seelenverträge abgeschlossen und so werden wir zu ihnen geführt.

Vielleicht kommt Ihnen das hier Geschilderte zu theoretisch und abgehoben vor und Sie stellen sich die Frage, wieso Sie oder viele von uns nichts von einem früheren Leben wissen und bis jetzt keinerlei Hinweise dazu bekommen haben. Der Grund dafür könnte meiner Meinung nach darin liegen, dass wir ja gerade durch unsere Unwissenheit die Angelegenheiten in diesem Leben neu ordnen und von einer unvoreingenommenen Seite aus betrachten können. Jedes noch nicht gelöste Problem zeigt sich erneut und wir können wieder daran arbeiten. Würden wir unsere früheren Erlebnisse kennen, könnte uns das unter Umständen ungünstig beeinflussen. Eine meiner Lehrerinnen ist deshalb der Meinung, nur in absoluten Ausnahmefällen, nämlich, wenn sich das Problem mit anderen psychotherapeutischen Methoden nicht lösen lässt, eine Rückführung in ein früheres Leben ins Auge zu fassen.

Eine Rückführung kann unter Umständen belastend sein und neue Schwierigkeiten, bis hin zu Traumata, hervorbringen.

Ich persönlich stelle es mir zum Thema „Lebensplan“ so vor, dass GOTT mit einer übergroßen Gnade an unserer Seite steht und uns mit „Engelsgeduld“ über Jahrtausende hinweg immer wieder die Möglichkeit gibt, unsere Probleme in den unterschiedlichsten Varianten durchzuspielen, bis wir alles begriffen und schließlich erlöst haben. Wir haben durch unseren freien Willen viele Wahlmöglichkeiten, können und dürfen Menschen verletzen, verlassen und ungeplante Situationen erschaffen. Alles führt zu neuen Erkenntnissen. Wir treiben dieses Spiel so lange, bis wir genug gelitten haben und bereit sind, uns GOTT zuzuwenden.

Wenn wir alles mit den Augen GOTTES betrachten könnten, würden wir bemerken, dass GOTT nur die Liebe kennt und nicht urteilt. GOTTES Augen sehen nur Wohlwollen, Wertschätzung, Zustimmung und Liebe. Alles ist gut, wie es ist. Wenn wir unseren Blickwinkel verändern könnten, würden wir alles voller Dankbarkeit annehmen können. Wir würden die Menschen, die uns vermeintlich ärgern, als Geschenke betrachten. Und so, wie wir jedes Geschenk voller Dankbarkeit und Freude im Herzen öffnen, könnten wir die unangenehmen Seiten unserer Nächsten entgegennehmen und mit offenem Herzen fragen, was sie uns lehren oder sagen wollen. Der strafende GOTT, der uns Menschen als Sünder sieht und uns verurteilt, ist eine Erfindung der Kirche. GOTT straft nicht und wenn wir uns bemühen, die Bestrafung und Verurteilung unserer Mitmenschen sein zu lassen, rücken wir näher hin zu den Menschen und unsere Welt wird liebevoller. Ebenso ist es eine Erfindung von uns Menschen, wenn wir meinen, GOTT schickt uns den Hunger, die Dürre und andere Katastrophen sowie die Menschen, die nicht zu uns passen. Wir haben verlernt, mit der Natur im Einklang zu leben und wir haben uns die wichtigsten Personen in unserem Leben selbst ausgesucht. Wir haben uns in der geistigen Welt füreinander entschieden, weil es uns nur dort möglich ist, die Zusammenhänge aller unserer Leben und unser Karma zu erkennen, und welche Aufgaben für unsere Seelenentwicklung am hilfreichsten sind. Im Austausch mit anderen, im Zusammenleben oder auch in der Sehnsucht zum Anderen kann die Seele wachsen. Wir können Unerledigtes in Ordnung bringen und unseren Seelenweg bereichern. Dabei gibt es viele irdische Belohnungen, wie das Gefühl, verstanden zu werden, erfüllende glückliche Momente, harmonische Gespräche, freudige Erlebnisse und vor allem das Erlernen und Erleben der Liebe.

Mit Einverständnis eines lieben Kollegen und Wegbegleiters möchte ich Ihnen hier das Gedicht „Das Leben, das ich selbst gewählt" von dem Verfasser Max Hayek zur Verfügung stellen, welches sehr anschaulich das Wesen der vorgeburtlichen Absprache zum Ausdruck bringt.

„Ehe ich in dieses Erdenleben kam,
ward mir gezeigt, wie ich es leben würde:
Da war die Kümmernis, da war der Gram,
da war das Elend und die Leidensbürde.
Da war das Laster, das mich packen sollte,
da war der Irrtum, der gefangen nahm.

Da war der schnelle Zorn, in dem ich grollte,
da waren Hass und Hochmut, Stolz und Scham.
Doch da waren auch die Freuden jener Tage,
die voller Licht und schöner Träume sind,
wo Klage nicht mehr ist und nicht mehr Plage
und überall der Quell der Gaben rinnt.
Wo Liebe dem, der noch im Erdenkleid gebunden,
die Seligkeit des Losgelösten schenkt,
wo sich der Mensch der Menschenpein entwunden
als Auserwählter hoher Geister denkt.

Mir ward gezeigt das Schlechte und das Gute,
mir ward gezeigt die Fülle meiner Mängel.
Mir ward gezeigt die Wunde, draus ich blute,
mir ward gezeigt die Helfertaten der Engel.

Und als ich so mein künftig Leben schaute,
da hört ein Wesen ich die Frage tun,
ob ich dies zu leben mir getraute,
denn der Entscheidung Stunde schlüge nun.

Und ich ermaß noch einmal alles Schlimme –
‚Dies ist das Leben, das ich leben will!'
gab ich zur Antwort mit entschloss'ner Stimme
und nahm auf mich mein neues Schicksal still.
So ward geboren ich in diese Welt,
so war's, als ich ins neue Leben trat.
Ich klagte nicht, wenn's oft mir nicht gefällt,
denn ungeboren hab ich es bejaht."

Sie können darauf vertrauen, dass jede Seele sich ein lichtvolles Lebensziel wählt. Wenn Sie die Kontrolle loslassen können, auf Ihr Herz hören und um göttliche Führung bitten, dann werden Sie über Ihre Intuition oder über spannende neue Lebenssituationen wertvolle Hinweise und Hilfen erfahren. Hinter jedem Schicksalsschlag oder unangenehmen Ereignis wartet in Wirklichkeit ein riesiges Entwicklungspotential. Wenn wir uns bemühten, die lichtvollen Möglichkeiten in allem zu erkennen, könnten wir die Resonanzen zu unangenehmen Ereignissen erlösen. Unser Abstieg zur Erde hat immer mit emotionalen Anhaftungen zu tun, die Resonanzen bilden und die Seele dazu veranlassen, diese in einer erneuten Inkarnation aufzulösen. Damit wir uns von bösem Schicksal befreien und auf unseren Seelenplan treffen, ist es das Beste, GOTT zu vertrauen und darum zu bitten, dass wir auf unserem Lebensweg immer wieder die Führung bekommen.

12 Karma und Reinkarnation

„Die Welt wird erst heilen, wenn die Lehren von Karma und Wiedergeburt über der ganzen Erde verbreitet sein werden. Ohne dieses Wissen gibt es keine Heilung, keine Wahrheit, keine Rechtschaffenheit, keine Ruhe und kein goldenes Zeitalter."
Sathya Sai Baba (1926-2011)

Dr. Jim B. Tucker, Professor für Psychiatrie und Neuro-Verhaltenswissenschaften, forscht seit Mitte der 1990er-Jahre an der *Universität Virginia* auf dem Gebiet der Wahrnehmungsforschung und arbeitet mit Kindern, die sich an frühere Leben erinnern. In nun schon mehr als 2.000 Fällen hat Jim B. Tucker oft sehr detaillierte Informationen erhalten, sodass sie aufgespürt und bewiesen werden konnten. In einem Fall erzählte ein Junge von seinem Leben, welches er im zweiten Weltkrieg als Kampfpilot verbrachte und dabei über dem Pazifik abgeschossen wurde. Nach einem Flugmuseumsbesuch mit seinem Vater hatte das Kind im Alter von zwei Jahren schreckliche Albträume. Kurze Zeit später erzählte der kleine Junge, dass er eine *Corsair* geflogen hatte und wusste sogar, wie der Flugzeugträger hieß. Er erinnerte sich auch an seinen Vor- und Zunamen als Pilot und viele andere Details. Ebenso hatte er, wie viele andere Kinder mit ihren Geschichten aus früheren Leben, emotionale Verbindungen zu diesem Piloten. Jim B. Tuckers Nachforschungen ergaben, dass es diesen einstigen Piloten gab und dass sich seine Lebensumstände und sein Tod mit der Erinnerung des Kindes deckten.

Es gibt Fälle, in denen die Erinnerungen der Kinder eher schwach sind, aber es gibt auch sehr überzeugende Aussagen über fremde Menschen in anderen Städten, Merkmale an Körpern sowie Geburtsmale,

Ängste oder Phobien. Gemäß Jim B. Tucker wurden alle Fälle akribisch bearbeitet. Hinzu kommt, dass es für die Familien der Kinder keinerlei finanzielle Vorteile gehabt hätte, hätten sie all das erfunden. Auch kann ausgeschlossen werden, dass die Erinnerungen der Kinder Zufallstreffer seien. Zudem gab es häufig Zeugen der Aussagen. Ebenso gab es Kinder, die über Jahre hinweg immer wieder weinten und darum bettelten, zu ihrer Familie aus einem früheren Leben gebracht zu werden. So ein Verhalten könne man laut Jim B. Tucker keinem Kind beibringen. Das sei absurd. Bei seinen Untersuchungen werde keine Hypnose oder Rückführung angewandt, es seien alles spontane Aussagen, mit denen die Kinder meist im Alter von sechs oder sieben Jahren aufhörten.

Jim B. Tucker betrachtet alle Fälle offen, aber zugleich skeptisch. Sein Ansatz sei es, die Themen durch die wissenschaftliche Brille zu sehen. Er stehe weder für noch gegen die Reinkarnation, um so viele objektive Informationen wie möglich zu erhalten. Er sammelte Indizien, ohne Beweise aufzustellen und suche dabei nach der besten Erklärung. Zum momentanen Zeitpunkt könne er sagen, dass die Untersuchungen zur Erinnerung von Kindern an frühere Leben Indizien und Befunde lieferten, dass das menschliche Bewusstsein nicht mit dem Tod des physischen Körpers endet. In einigen Fällen können Teile unseres Bewusstseins in ein anderes Leben, also in einen anderen physischen Körper, übertragen werden. Die Wissenschaftler sagen allerdings nur, dass es dafür Indizien und Befunde gibt, nicht aber, dass sie es beweisen können. Es handelt sich dabei um spontan auftretende Phänomene, die sich nicht unter Laborbedingungen reproduzieren lassen. Es gibt aber Hinweise dafür, dass unser Bewusstsein den physischen Tod überlebt.

Gerade die Geschichte des kleinen Jungen, der wieder und wieder detailgenau den schrecklichen Tod des jungen Piloten im Zweiten Weltkrieg durchlebte, stellt die herkömmliche Auffassung in Frage, dass Bewusstsein allein durch ein physisches Gehirn erzeugt wird und darauf beschränkt bleibt. Jim B. Tucker schreibt in seinem Buch „Kinder erinnern sich“ Folgendes: *„Die im Laufe der letzten hundert Jahre gemachten Entdeckungen in der Physik haben gezeigt: Dieses Universum ist komplizierter, als es den Anschein hat. Sie bestärken mich in der Ansicht,* *dass ein Bewusstsein jenseits der materiellen Welt existiert. Mittlerweile glaube ich, dass das Körperliche aus dem Geistigen hervorgeht, das heißt: Die körperliche Welt wird geschöpft aus etwas, das man sich als Intellekt, Bewusstsein oder Geist vorstellen kann.*"[(45)] (Jim B. Tucker, 2014)

Schon Pythagoras (470-510 v.Chr.), der berühmte griechische Philosoph, war von der Seelenwanderung und der Unsterblichkeit der Seele überzeugt. Er erkannte bereits 500 v.Chr. das *Gesetz des Karmas*. Der Legende nach konnte sich Pythagoras an vergangene Leben erinnern. Alle großen Religionen wie der Buddhismus, der Hinduismus oder das Judentum haben im Laufe der Jahrhunderte die Reinkarnationslehre einbezogen. Auch für Jesus und die Essener, bei denen Jesus sich eine Zeit lang aufhielt, sowie für die frühen Christen war die Vorstellung der Wiedergeburt eine Selbstverständlichkeit. Bis zum Konzil in Nicäa (325 n.Chr.) wurde sie in der christlichen Religion gelehrt.

Origenes von Alexandria (186-255 n.Chr.) war ein einflussreicher Theologe der frühen griechischen Kirche, der ebenfalls in seinen Lehren die Präexistenz der Seelen vertrat. Bis ins sechste Jahrhundert war der Gedanke der Reinkarnation (= Wiederverkörperung) unter Katharern, Philosophen, Alchemisten und christlichen Kabbalisten verbreitet. Zu Beginn des 6. Jahrhunderts waren Origenes' Schlussfolgerungen auch über das Wesen von Menschen und Engeln so populär, dass Mönche aus Palästina sich gezwungen sahen, dagegen vorzugehen. Sie verbündeten sich mit dem römischen Diakon Pelagius. Dieser überzeugte den zu der Zeit regierenden Kaiser Justinian I, die Lehren des Origenes mit dem Kirchenbann zu belegen. Die Macht dieses despotischen Kaisers war so groß, dass sogar der Papst sich nicht zu widersetzen vermochte. Justinian glaubte nämlich, dass er und seine ebenfalls machtbesessene Frau Theodora von GOTT auserwählt waren, das gesamte christliche Imperium einschließlich Rom in ihrem Sinne verwalten zu dürfen. So erfanden sie Dogmen und erhoben diese zum Gesetz. Im Jahr 553 n.Chr. berief Justinian das Konzil von Konstantinopel ein. Der Papst weigerte sich, daran teilzunehmen. Kurzerhand ließ Justinian ihn verhaften und setzte Pelagius als neuen Papst ein. Seit diesem Konzil wurden die Lehren des Origenes verboten. Vor allem seine Theorie von der Präexistenz der Seelen, die die Reinkarnationslehre untermauerte, wurde zum Irrglauben erklärt. Ab diesem Zeitpunkt war die *Lehre der Wiedergeburt* für die katholischen Christen ein Tabu, sie wurde verschwiegen und vergessen.

Warum aber, so werden Sie sich fragen, steht über die Reinkarnation nichts in der Bibel? Es gibt nur wenige Texte in der Bibel, die darauf hindeuten, dass es sich im Altertum bei der Reinkarnation um einen durchaus gebräuchlichen Gedanken handelte. Warum sollte man etwas erwähnen, das im Gedankengut der Menschen ganz natürlich vorhanden war. Die Evangelisten konnten nicht ahnen, dass eine Zeit kommen würde, in der die Menschheit nicht mehr daran glauben würde und wovon man in der Bibel besonders berichten müsste. Sie haben in ihren Schriften zur Reinkarnation nicht extra Stellung bezogen, weil es zur Tradition und Kultur gehörte. So fragte Jesus eines Tages seine Jünger: *„Was sagt man von mir, wer ich sei?"* Die Jünger antworteten: *„Etliche sagen, Du seiest Johannes der Täufer; die andern, Du seiest Elias; etliche, Du seiest Jeremias oder der Propheten einer."* (Matthäus 16,14). Um solch eine Frage überhaupt zu stellen und sie so zu beantworten, muss man an frühere Leben glauben.

Im 37. Kapitel des Evangeliums des vollkommenen Lebens (aus dem aramäischen Urtext herausgegeben von G. J. R. Ouseley, 1999) fragte einer von vielen, die in den Tempel gekommen waren, um Jesus zu hören: *„Herr, was lehrest Du vom Leben?"* *„Und er sagte zu ihm: Gesegnet sind, die viele Erfahrungen durchmachen, denn sie werden durch Leiden vollkommen werden. Sie werden sein wie die Engel Gottes im Himmel, und sie werden nimmer sterben noch werden sie wiedergeboren werden; denn Tod und Geburt haben keine Herrschaft mehr über sie."*[36]

Im 24. Kapitel desselben Buches sind über die Auferstehung und das Leben unter anderem folgende Zeilen zu lesen: *„... Und Jesus sprach zu ihnen von dem Gesetze der Liebe und der Einheit alles Lebens in der ei-*

nen einzigen Familie Gottes. Und er sprach sodann: ‚Wie ihr in diesem Leben euren Mitgeschöpfen tuet, so wird es euch ergehen im künftigen Leben.'«(36)

In den fernöstlichen Ländern gehört die Lehre von der Seelenwanderung zur Grundlage aller Religionen. Die Wiege des Reinkarnations- und Karmagedankens ist das Mutterland Indien. In der Bhagavad-Gita, einer frühen hinduistischen Bibel um ca. 300 v.Chr., sind das Karmagesetz und die Reinkarnation erklärt. Siddharta Gautama, der *Buddha* des fünften Jahrhunderts vor Christi Geburt, war zur Vollkommenheit des Geistes erwacht und hat noch zu Lebzeiten das Nirvana (Erleuchtung bzw. höchstes Glück) erreicht. Von ihm wird erzählt, dass er sich selbst an viele frühere Leben erinnern konnte und Einblicke bekam, wie man sich vom *Rad der Wiedergeburt* befreien kann. Für Buddha war mit dem Leben das Leiden verbunden, weil nur durch aufgeladenes Karma ein neues Erdenleben ausgelöst wird. Karma kann sowohl in diesem als auch in früheren Leben erschaffen worden sein und durch Erkenntnis, entsprechendes Verhalten und Ausbildung der Tugenden ausgeglichen und erlöst werden. Mit der Verantwortung unserem Leben gegenüber gewinnen wir Verantwortung über unser Schicksal. Das *Gesetz des Karmas* ist das spirituelle *Gesetz von Ursache und Wirkung*. Nach diesem Gesetz werden wir die Auswirkungen von dem, was wir sowohl im Guten als auch im Schlechten selbst verursacht haben, in diesem oder einem nachfolgenden Leben verspüren. Karma wird über mehrere Leben gespeichert, so lange, bis wir alles erlöst haben.

Das ist keine Strafe, die sich GOTT ausgedacht hat, sondern es ist ein Gesetz der Gerechtigkeit. Wir wurden mit dem freien Willen ausgestattet und damit in die Lage versetzt, unsere Leben und unser Schicksal zu gestalten. So geht es in Wahrheit darum, jedes Leben als besondere Chance zu sehen und zu nutzen, um altes Karma abzubauen und das göttliche Gleichgewicht wieder herzustellen. Von Konfuzius, dem chinesischen Philosophen (551-479 v.Chr.), stammt der bekannte Ausspruch: *„Was Du nicht willst, das man Dir tu, das füg auch keinem andern zu."*

Je mehr wir wieder den Karmagedanken in unser Leben integrieren, umso mehr Verantwortung übernehmen wir für uns und unsere Mitmenschen. Mit dem Wissen, dass wir nur das ernten können, was wir verursacht haben, halten wir ein mächtiges Werkzeug in unseren Händen, um unser Schicksal selbstbestimmt zu gestalten. Wenn wir mit der Absicht „Gutes zu tun" durchs Leben gehen, werden wir viel Altes erlösen können und nichts oder wenig Unangenehmes in der Zukunft zu erwarten haben.

Mit dem westlichen Glauben an nur ein Leben ist es geradezu selbstverständlich, dass Konkurrenzkampf, Neid, Gier und Existenzangst gefördert werden, will man doch in diesem einen Leben das Optimum für sich herausholen. Wenn man aber nach den kosmischen Gesetzen denkt und lebt, dann muss man es als einen Akt der Gnade bezeichnen, dass wir immer wieder die Möglichkeit erhalten, die noch nicht gelernten Lektionen in einem weiteren Leben erproben zu können. Diese wiederholten Gelegenheiten dienen einzig unserer Vervollkommnung.

Wir sind nach dem Ebenbild GOTTES erschaffen, das bedeutet, dass der GÖTTLICHE Lichtfunke in uns ist und durch uns wirkt. GOTT ist geschlechtslos und ebenso ist es auch unsere Seele. Deshalb wandert sie abwechselnd sowohl in weiblichen als auch in männlichen Körpern durch unsere duale Welt, um das ganze Spektrum an Gefühlen kennenzulernen und schließlich irgendwann vollendet in ihre geistige Heimat zurückzukehren.

In Rückführungstherapien zeigt sich, dass sich Seelen im Jenseits absprechen, um sich auf der irdischen Ebene zu begegnen. Diese Begegnungen geschehen, wie man sich vorstellen kann, nicht ohne Verwicklungen. Haben wir doch hier auf Erden unsere Mission vergessen! In der geistigen Welt wird unsere Lebensplanung mit dem Höheren Selbst und unseren geistigen Führern festgelegt. Wenn wir dann im Irdischen weilen, treffen wir manchmal Entscheidungen, die unserem Plan nicht dienen. Aber selbst die schlimmsten Beziehungs- und Lebensdramen geschehen – von der höheren Warte aus gesehen – immer aus Liebe, weil sie dem Erkenntnisprozess der beteiligten Seelen dienen. Die Erde ist ein Übungs- und Schulungsplanet, auf dem wir der liebevollste Mensch werden können, der uns möglich ist. Hier findet eine Art Selbstverwirklichung der Seelen statt, die sich in vielen menschlichen Körpern und verschiedensten Lebensumständen zeigt.

Sai Baba, der im Jahr 2011 verstorbene Avatar, sagte, dass das Abendland über Jahrtausende das Karmagesetz ignoriert hat und dass die Folgen dieser Nichtbeachtung katastrophal seien. (Ein Avatar ist sich seiner Göttlichkeit bewusst. Er ist die Manifestation des Göttlichen aus lichtvollen Dimensionen, um uns Menschen zu dem Bewusstsein zu verhelfen, dass wir alle eine unzerstörbare göttliche Essenz in uns tragen. Ein Avatar ist ohne Karma und inkarniert sich freiwillig und opferbereit in unserer irdischen Welt, um der Menschheit zu dienen.)

Ein jeder ist seines eigenen Glückes Schmied und GOTT ist es, der bestimmt, wann, wo und wie die Wirkungen der selbst gesetzten Ursachen eintreten. Durch alle unsere Taten tritt das *Gesetz des Karmas* in Kraft und wird unser Schicksal bestimmt. Dies bedingt die Bindung an Raum und Zeit, also eine Wiederverkörperung. Alles Selbsterschaffene kehrt dann zu seinem Verursacher zurück. GOTT wird es aber so einrichten, dass der freie Wille des Menschen niemals eingeschränkt wird, der Mensch aber dennoch die Konsequenzen seiner Handlungen zu tragen hat und daraus lernen kann.

In Rückführungstherapien hat sich gezeigt, dass wir bei der Planung unserer Leben zum Zwecke der Seelenentwicklung betreut werden, aber auch zum Teil selbst mitbestimmen. Sai Baba erklärte, dass wir im Inneren immer mit dem Willen GOTTES verbunden sind und Karma so lange existiert, bis der freie Wille in GOTTES Wille übergeht. Denn GOTT, der die Liebe ist, vereint die edelsten und gerechtesten Eigenschaften in sich. Falls wir uns unglücklich, arm und einsam fühlen, dann haben wir es nicht verstanden, die göttlichen Geschenke für uns zu nutzen. Im Universum ist alles in Fülle vorhanden und alles wurde uns ursprünglich mitgegeben. Aber GOTT, voller Großmut und Toleranz, lässt uns schalten und walten, wie wir wollen. Und es spielt keine Rolle, in wie vielen Inkarnationen wir unsere Lektionen gelernt haben, wir haben unendlich viel Zeit. GOTT lässt uns gewähren und wird uns immer seine Schätze und seine Liebe anbieten. Durch das Abschaffen des Glaubens an die Reinkarnation und des Karmagedankens wurde aber die Verantwortung für unser eigenes Schicksal auf GOTT übertragen. Wir jammern und klagen über unsere Lebensumstände, geben GOTT die Schuld dafür und lassen uns so davon abhalten, für eine bessere Zukunft zu sorgen.

Omraam Mikhaël Aïvanhov sagte in Vorträgen, dass es vom Standpunkt der Reinkarnation aus betrachtet vier Kategorien von Menschen gibt:

1. Diejenigen, die sich durch einen Mangel an Licht und Bewusstheit zu verbrecherischen Handlungen hinreißen lassen, also jene, die sich mit Schuld beladen und in der nächsten Inkarnation in Lebensumstände geraten, unter denen sie leiden und nicht besonders glücklich sind.
2. Die zweite Gruppe umfasst weiter entwickelte Menschen, die sich um gute Eigenschaften und Handlungen bemühen. Es gelingt ihnen aber nicht, in einer Inkarnation alles in Ordnung zu bringen. Sie müssen so lange wiederkommen, bis alles aus der Vergangenheit bereinigt ist und sie völlig frei geworden sind.
3. In der dritten Kategorie befinden sich Menschen, die nur auf die Erde zurückkehren, um bestimmte Aufgaben zu erfüllen. Sie zeichnen sich durch ein weites Bewusstsein und Tugendhaftigkeit aus. Sie bemühen sich und verwenden viel Zeit darauf, Gutes zu tun. Sie müssen nur noch wenig in Ordnung bringen und wenn sie ihren Auftrag vollendet haben, brauchen sie nicht mehr zurückzukehren.
4. Die vierte Kategorie Menschen sind die wenigen, die im Zustand der Seligkeit und des unermesslichen Glückes und in Freiheit in der Nähe Gottes verbleiben könnten. Aber sie ver-

lassen aus Erbarmen und Mitgefühl für die Menschen ihren wundervollen Zustand und steigen mit einer besonderen Mission zu uns herab, um uns zu helfen. Unter Umständen nehmen sie es sogar auf sich, getötet zu werden, so wie Jesus es tat.

Wenn wir das höchste kosmische *Gesetz der Wiedergeburt* wieder in unser Denken integrieren, bringen wir mehr Licht in unser Leben. Die großen Dichter und Denker wie Schiller und Goethe aber auch Komponisten wie Wagner, Mozart und Beethoven haben in ihren Werken immer wieder den Reinkarnationsgedanken ausgedrückt, so z.B. in Wagners Parsifal:

„Hier lebt sie heut – vielleicht erneut
zu büßen Schuld aus früheren Leben,
die dorten ihr noch nicht vergeben.“

Hat eine Seele einen gewissen Grad an Bewusstheit erreicht, bringt sie dieses Wissen, aber auch ihre Talente, in das nächste Leben mit. Nur so ist es zu erklären, dass der sechsjährige Mozart die Kontrapunktlehre in der Musik und vieles mehr beherrschte.

In den Jahren 2000 bis 2006 war ich mehrere Male bei einer medial begabten Therapeutin. Von ihr erhielt ich gleich zu Anfang meiner Sitzungen die Information, dass ich zur Zeit der Christenverfolgung im dritten Jahrhundert aufgrund meines aktiven Glaubens gesteinigt worden war. Im Übrigen leben nicht wenige Menschen unter uns, die zur Zeit Christi treue Verehrer an Jesus Seite waren und deren Seelen von den damaligen Ereignissen zutiefst erschüttert sind und die sich noch heute stark zu Jesus hingezogen fühlen. Ich kann mich erinnern, dass die Aussagen meiner Therapeutin zwar eine Überraschung für mich waren, mich jedoch nicht überforderten, da ich mich bis zu diesem Zeitpunkt schon intensiv mit der Reinkarnation auseinandergesetzt hatte. Das Wissen darüber hatte ich in mein Leben integriert und es gab daher für mich keinerlei Zweifel daran. In diese Jahre fielen auch meine Erlebnisse, in der Praxis dieser Therapeutin Lichtwesen zu sehen. Das verstärkte mein Vertrauen in ihre medialen Durchsagen. Sie erhielt ihre Anweisungen von den Engeln und gab sie heilsam an ihre Patienten weiter.

Sie wusste immer, welche Engel und Erzengel sich in jedem Moment im Raum bzw. um mich herum befanden. Damals hatten sich durch die Behandlungen meine Chakren geweitet und die Bewusstwerdung beschleunigt, sodass ich die Wesen der höheren Dimensionen, die Engel, sehen konnte. Sie bestehen aus purem Licht und ich nehme sie in der Gestalt und Größe eines Menschen wahr, aber eben aus weiß-goldenem Licht. Das Sehen der Engel ist für mich immer mit einer großen Freude im Herzen verbunden. Der Same für diese Fähigkeit liegt in jedem Menschen. Er ist nur durch den Ballast, die Traumata, Ängste, Glaubenssätze und vor allem durch den Verstand („*Es kann nicht sein, was nicht sein darf.*“) verschüttet und wartet nur darauf, wieder aktiv sein zu dürfen. Wenn es mir möglich ist, dann ist es auch Ihnen möglich. Ich wurde evangelisch getauft und unterrichtet. Niemals hatte ich im Religionsunterricht etwas von Engeln gehört. Natürlich waren sie mir ein Begriff, aber dieses Thema wurde familiär und schulisch negiert. Als ich meine erste Engelerfahrung voller Begeisterung und selbst fast ungläubig einer Bekannten erzählte, war ich überrascht, als diese es verstand. Sie hatte als Kind eine von Nonnen geführte Klosterschule besucht und war daher mit dem Glauben an Engel groß geworden.

Wenn die Bewusstseinsentwicklung eines Menschen vorangeschritten ist und er sich immer mehr von seiner spirituellen Seele, seinem Hohen Selbst, und immer weniger von seinem Verstand leiten lässt, ist er auch nicht mehr in dem Maße den planetarischen und astrologischen Einflüssen ausgeliefert wie davor. Die charakterlichen Schwächen, ja sogar die karmische Vorbestimmung können von dem immer mehr erwachten göttlichen Selbst überwunden werden. Es heißt, dass sich von einem bestimmten Entwicklungsstand an jede äußere Beeinflussung – sei es von Menschen, Planeten oder dem Karma – löst, weil dann ausschließlich die Quelle des Höheren Selbstes die Führung des Lebens übernimmt.

Wenn wir uns nur von unseren Instinkten und körperlichen Bedürfnissen sowie von materiellen Gedanken leiten lassen, werden wir unser Schicksal nicht ändern und uns nicht aus dem Rad der Wiedergeburt befreien. Wir sind dann wie ein Segelschiff ohne Steuer und werden vom Wind hin- und hergetrieben. Es wird sich alles so ereignen, wie es kommen muss, weil wir die Zeichen so gesetzt haben. Dann kann das Schicksal hart und unerbittlich sein, denn wir haben meist unbewusst die Samen dazu gelegt. Das ist aber nicht die göttliche Bestimmung. Derjenige, der voller Hingabe bereit ist, mit der Welt des Lichtes und der Liebe zusammenzuarbeiten, kann sein Schicksal zum Positiven verändern und sein Leben zur göttlichen Bestimmung führen. Mit hochschwingenden Frequenzen in unseren Zellen fällt es uns dann zunehmend leichter, unsere negativen Gedanken zu erkennen und zu verändern. Wenn wir die lichtvollen Helferengel in unser Leben einladen und sie um ihre Unterstützung bitten, können die schädlichen Einflüsse erlöst werden. Wenn wir uns aber damit begnügen, ausschließlich unseren physiologischen Bedürfnissen, wie essen, trinken, schlafen, wohnen, sich fortpflanzen und arbeiten nachzugehen, werden wir der Verkettung von Ursache und Wirkung unterworfen bleiben. Wir können erst dann unser Schicksal in die Hand nehmen, wenn wir beginnen, den Geist GOTTES in unser Leben einzubeziehen und mit unserem Bewusstsein und unserer höheren Weisheit das instinktive Leben zu überprüfen.

Wir Menschen sollten uns der Wahrheit bewusst sein, dass jedes Handeln dem *Gesetz des Karmas* unterliegt und sollten daher bei allen Angelegenheiten positiv für alle Beteiligten denken, fühlen, sprechen und handeln, um Gutes zu ernten und schließlich alles GOTT darreichen, was wir tun. Die Liebe ist der Schlüssel, um der Vollkommenheit näherzukommen. Die in jedem Leben dazugewonnene Liebe wird wie in einem geistigen Buch (*Akasha-Chronik*) aufgeschrieben und wir können im darauffolgenden Leben daran anknüpfen. Wenn unser Denken, Fühlen, Sprechen und Handeln ganz Liebe geworden ist, brauchen wir nicht mehr auf die Erde zurückzukehren.

Bei unserer Entwicklung geht es darum, die bedingungslose Liebe zu lernen. Sai Baba sagte dazu: *„Werde ganz Liebe, sei ganz Liebe in allem, was Du denkst, sagst und tust."* Und Jesus Christus, der Botschafter der Liebe meinte: *„Liebe Deinen Nächsten wie Dich selbst."*

Wir kommen alle mit einem „Rucksack" hierher, denn ohne Karma gibt es keine Wiederverkörperung. Manch einer hat eine schwere Last darin, aber es gilt für uns alle, unsere Themen mit Geduld, Liebe und Aufmerksamkeit willkommen zu heißen. Es ist nicht möglich, sich der Seelenlast so einfach zu entledigen wie eines Gepäckstückes. Unsere karmische Bürde würde uns einholen, auch wenn unser Verstand die besten Lösungen parat hätte, denn sie ist der Grund für unsere Erdenschulung. Wir können uns vor allem darin üben, uns bewusst mit unserem Höheren Selbst zu verbinden, unsere Intuition zu schulen und ihr zu vertrauen. Dann werden wir auf den besten Weg geführt.

Die geistige Welt wird immer die optimalsten Entwicklungsbedingungen im Auge behalten, so wie sie auch die besten Voraussetzungen für unser Leben ausgewählt hat. Was wir daraus machen und ob wir unser Ziel erreichen, liegt an uns selbst und daran, wie gut wir uns führen lassen, erkennen und die Erkenntnisse umsetzen. Wir sind durch unseren freien Willen keinem unabänderlichen Schicksal unterworfen. Wie wir heute denken, damit gestalten wir unsere Zukunft von morgen. Somit haben wir die Möglichkeit, gute Voraussetzungen für die nächste Inkarnation zu schaffen und das Karma, welches wir in dieses Leben mitgebracht haben, positiv zu beeinflussen. Daher ist es günstig, an der Entwicklung seiner Charakterschwächen zu arbeiten und seine Energien für Verbesserungen von unguten Situationen zu verwenden. Natürlich ist nichts dagegen zu sagen, sich abzugrenzen, wenn es erforderlich ist. Wir brauchen uns nicht manipulieren, kontrollieren oder benutzen zu lassen. Dennoch ist es erstrebenswert, diese Menschen innerlich loszulassen, sie zu segnen und ihnen zu vergeben. Das kann in der Verbindung mit dem Höheren Selbst in der Geheimkammer unseres Herzens geschehen, wenn eine persönliche Aussprache unmöglich erscheint. Diese edle Gesinnung wird von den Lichtwesen im Jenseits belohnt und man erreicht damit seine Befreiung – die Gnade.

Wir Menschen sollen die Befreiung aus Verwicklungen und karmischen Belastungen auf alle Fälle anstreben, aber nach den göttlichen Gesetzen. Die wenigsten Menschen verstehen das. Sie wollen oft frei sein, entziehen sich ihren Verpflichtungen und brechen alle Verbindungen im Zorn ab, sei es zum Partner, zu den Kindern, zu Vorgesetzten usw. Das ist aber so, als würden wir ein Restaurant, in dem wir gespeist haben, verlassen, ohne zu bezahlen. Damit laden wir uns neue Schuld auf. Es geht darum, zuerst seine Schulden zu begleichen, denn dadurch werden wir frei und geraten nicht vom Regen in die Traufe.

Mit Menschen, die wir hassen, verbinden uns ganz besonders mächtige Bande. Liebe und Hass sind beide enorm starke Energien. Mit der Liebe schaffen wir uns ein gutes Karma und damit ein besseres nächstes Leben. Mit dem Hass werden wir in unguter Weise mit derselben Person in einem oder mehreren zukünftigen Leben zusammengeführt, weil wir es selbst so wollten, bis wir bereit sind, zu vergeben. Beide Kräfte, die Liebe und der Hass, binden uns solange aneinander, bis wir den anderen mit den besten Segenswünschen loslassen können. Wir sollen unsere Ganzheit und unsere Kraft in uns und in der Verbindung mit GOTT erreichen. Dazu müssen wir uns innerlich von allem lossagen, was uns bindet, ausgenommen von unserem Höheren Selbst. Es stellt die einzige Autorität für uns dar und diese Verbindung ist die wichtigste für uns Menschen. Früher oder später wird niemand daran vorbeikommen, diesen Kontakt aufzunehmen, ihn zu pflegen und aufrechtzuerhalten.

Mit dem Sprichwort *„Hilf Dir selbst, dann hilft Dir Gott."* ist gemeint, dass wir uns nicht in einer selbstgefälligen Weise zurücklehnen können und meinen, GOTT wird alles für uns richten. Es besagt, dass wir mit unserem freien Willen Einfluss auf unser Leben haben und dadurch verpflichtet sind, im Irdischen unsere Dinge zu erledigen, die erledigt werden müssen. Gleichzeitig bedeutet es auch, unseren freien Willen in der richtigen Weise zu gebrauchen. Wenn wir ihn positiv und auf die himmlischen Kräfte ausgerichtet haben, dann werden wir bei allem unterstützt und gesegnet sein.

Am besten können wir Einfluss nehmen, indem wir unseren Willen mit dem Licht Gottes verbinden, etwa in der Form, dass wir beginnen, mit GOTT zu kommunizieren. Wir können ihm unsere Anliegen vortragen oder auch unsere Wünsche mitteilen, aber in dem Sinne, **dass wir darum bitten, GOTT möge uns so führen, dass es für uns und alle Beteiligten das Beste ist**. Wir selbst haben ja nur einen begrenzten Verstand und können nicht alles überblicken, wir haben sozusagen Scheuklappen. Aber unser Höheres Selbst, das bei GOTT wohnt, hat nicht nur über unser Leben, sondern auch über das Leben unserer Nächsten den Überblick. Es verhält sich ungefähr so wie folgendes Bild: Stellen Sie sich einen in den Lüften kreisenden Adler vor, der beobachtet, wie ein Frosch im hohen Gras seinen Weg zu einem Insekt einschlägt, um es verschlingen zu wollen. Den Blick auf das Objekt seiner Begierde gerichtet, bemerkt dieser Frosch nicht, dass er direkt in die Fänge einer Natter geraten würde. Der Adler, der in unserem Fall das Höhere Selbst darstellt, kann jetzt ein Geräusch oder eine Störung verursachen, sodass beide aufschrecken und die Gefahr für den Frosch gebannt ist. Durch unseren von GOTT garantierten freien Willen wird das Höhere Selbst allerdings bei uns Menschen nur dann eingreifen, wenn wir es darum bitten. Wir müssen erst ein Bewusstsein für unser Höheres Selbst und für die wunderbaren Fügungen oder eindeutigen Impulse entwickeln, die es uns geben kann. Für uns, die wir meistens wie der Frosch im hohen Gras auf ein bestimmtes Ziel ausgerichtet sind und dabei Schwierigkeiten, die bei den Vorhaben auf uns zukommen könnten, gar nicht voraussehen können, ist es in erster Linie wichtig, dass wir über die Möglichkeit der Kommunikation mit dem Höheren Selbst Bescheid wissen, wollen wir nicht in eine unbekannte Falle tappen.

Während unserer Reise auf dem Planeten Erde sind wir für jeweils kurze Zeitspannen in verschiedenen Gastkörpern. In der geistigen Welt sind wir aber die ewig existierenden Lichtwesen. Wir tragen den göttlichen Lichtfunken in uns und leben gleichzeitig in der materiellen und der geistigen Welt. Das göttliche Licht fließt über die Silberschnur aus dem Urquell als Lebensenergie herab in unsere irdische Sphäre. In dem Buch „Früher, als ich groß war" von Joanne Klink stehen viele Aussagen von Kindern, die sich an die Zeit in der geistigen Welt oder an manche ihrer früheren Leben erinnern konnten. Unter anderem erzählte ein sechsjähriges Mädchen Folgendes:

> *„Vor einigen Jahren war ich ganz klein. Ich bin dann größer geworden. Als wir uns im Bach gewaschen haben, waren wir sauber. Das machten wir zusammen. Wie ein Blitz bin ich dann heruntergegangen und war bei Mama im Bauch. Ich sah die anderen Kinder. Dort, wo der Nabel ist, konnte ich wie durch ein Fenster alles sehen. Wenn ich nach oben schaute, sah ich eine Schnur, die an meiner Mutter befestigt war. Ich hatte einen Freund dabei. Jedes Kind hat das."*[(21)] (Joanne Klink, 1993)

Es hängt vom individuellen Reifegrad des menschlichen Bewusstseins ab, den göttlichen Funken wahrzunehmen. Je besser wir unsere Energiezentren, die Chakren, entwickelt haben, umso mehr Licht und Lebensenergie können wir aufnehmen. Diese Chakren wiederum weiten sich mit der Entwicklung des Bewusstseins. **Daher sollte die Bewusstseinsentwicklung im menschlichen Leben an erster Stelle stehen.** Je weiter die Chakren geöffnet sind, umso stärker sind wir mit dem göttlichen Ursprung verbunden und umso mehr verwirklicht sich das Göttliche durch uns.

Wir dürfen hier auf Erden eine Menge über die Befindlichkeit unseres Körpers lernen und gleichzeitig Erkenntnisse über unsere seelischen Qualitäten durch das Spüren und Fühlen gewinnen. Diesen Prozess, der ein Leben lang dauert, gilt es mit Geduld und Offenheit wie ein Geschenk anzunehmen. Wir können uns im Vertrauen üben in dem Wissen, dass unser Höheres Selbst immer über uns wacht und wir nie verloren gehen, dass es uns die Führung gibt, je mehr wir unser Ego loslassen können. Diese Gewissheit, immer mit der Weisheit der geistigen Welt verbunden zu sein, kann einem persönlich viel Sicherheit, Kraft und inneren Frieden schenken.

Wenn die geplanten und begonnenen Handlungen in all unseren Leben erlebt und zu Ende geführt und alle Beziehungen im göttlichen Sinne zum Abschluss gebracht wurden, dann möchte die Seele sich vom *Rad der Wiedergeburt* befreien. Das Ziel unserer Reisen auf Erden ist die Vereinigung des individuellen Seelenaspektes mit der höchsten Quelle, dem göttlichen Urgrund, der reinste Liebe ist. Der große Geist ist die Quelle und die Heimat der Seelen. Dies nimmt der Mensch in einem bestimmten Entwicklungsstadium als starke Sehnsucht nach Liebe und Freiheit, nach Frieden und Harmonie, aber auch als Wunsch, endlich anzukommen, wahr. Die größte Sehnsucht, die eine Seele verspüren kann, ist die, zurück zur Quelle der Schöpfung ins All-Eins-Sein zu kommen. Eine große innige Sehnsucht, in die Liebe des Schöpfers eingehen zu wollen, kann solch eine liebevolle Kraft auslösen, dass diese im Stande ist, das restliche Karma zu verbrennen, das ansonsten die Seele in ein neues Leben drängen würde. Dadurch wird die Seele in die Lage versetzt, an der ewigen Glückseligkeit teilzunehmen. Diese Sehnsucht bedingt aber eine große Liebe zum Vater, wie sie uns Jesus vorgelebt hat. Hat sich die Seele diese Liebe erworben oder die Stationen aller Leben gemeistert, wird sie in höheren Daseinsebenen und anderen Daseinsformen wirken. Die Entwicklung wird dort weitergehen. Doch bevor wir uns für immer in die allumfassende Liebe verabschieden können, heißt es, sich mit allen Schattenanteilen auseinanderzusetzen, Konfrontationen mit den eigenen Schwächen und Widerständen nicht zu meiden und ehrlich mit sich selbst zu sein. Das ist unser Erdenschicksal, aber wir sind dabei immer von lichtvollen, unsichtbaren und sichtbaren Hilfen umgeben. Wir haben den freien Willen, uns weiterhin zu verstricken oder mehr Leichtigkeit zu leben, indem wir Bewusstheit in unser Leben bringen und unsere neuen Erkenntnisse zusammen mit dem Höheren Selbst umsetzen.

Die Schöpfung will sich ausdehnen und erschafft Universen, Sterne und Planeten für den Weg der Seelen, damit diese Erfahrungen sammeln und den Zustand der Vollkommenheit erreichen können. Die schöpferische Gesamtseele teilt sich in Individuen und gibt uns die Möglichkeit, die Welt und uns zu erkunden, indem wir Hunger und

Sattheit, Kälte und Wärme, Schmerz und Freude, Licht und Schatten, Liebe und Hass kennen und schätzen lernen. Eine Verfehlung gegen die Liebe wird immer unser karmisches Konto belasten, und wir werden es ausgleichen und mit Liebe auffüllen wollen. Dazu benötigen wir Seelengefährten.

13 Seelengefährten

Eines der schönsten Geschenke im Leben ist,
wenn Du einen Menschen triffst, der nicht nur
Dein Herz, sondern auch Deine Seele berührt.

Wir sind gewohnt, davon zu sprechen, dass wir eine Seele haben, so als ob unser Körper im Besitz einer Seele wäre. **In Wirklichkeit sind wir eine Seele, die sich einen Körper kreiert, um ihren Lebensplan zu verwirklichen.** Der Seele geht es immer um Erkenntnisse und darum, irgendwann alle Aspekte des Seins erlebt zu haben. Da die Seele ewig ist, gab es unsere Seele schon immer und es wird sie auch immer geben. Wenn die Reise hier auf Erden in diversen Körpern beendet und alles Karma ausgeglichen ist, wird sie in anderen, höheren Dimensionen fortgesetzt. Energie geht nie verloren, nur ihre Form verändert sich. Wasser zum Beispiel ist nicht nur flüssig, Wasser gibt es in gefrorenem Zustand oder als Dampf.

Treffsicher wählt sich die Seele, das göttliche Selbst, für ihre nächste Inkarnation auch die Familie aus, wobei vor allem die noch auszugleichenden Altlasten, das Karma, berücksichtigt werden. Alle Schwierigkeiten oder auch die genetischen Veranlagungen sowie Erkrankungen werden abgewogen, um daran wachsen zu können. Unsere Eltern haben sich dafür zur Verfügung gestellt, bei der Erschaffung unseres physischen Körpers mitzuwirken, um unserer Seele eine weitere Entwicklungschance zu geben. Aber sie wären niemals in der Lage, eine ewig existierende, unsterbliche Seele zu erzeugen. Deshalb sind unsere leiblichen Eltern für das irdische Leben die geliehenen Eltern.

Unsere wahren Eltern sind die kosmischen Eltern. Unser kosmischer Vater ist GOTT, der Schöpfer und Bewahrer der Seele, und unsere kosmische Mutter ist Mutter Erde, die uns trägt und nährt. Sie ist ebenfalls göttlich. GOTT ist alles, was ist. Er ist männlich und weiblich, nur wir auf unserem Planeten Erde erleben die Polarität wie Tag und Nacht, Liebe und Hass, Freud und Leid, männlich und weiblich usw. Die deutsche Sprache hat sogar zwei getrennte Artikel für das weibliche und männliche Geschlecht. GOTT-Vater, für uns das männliche und gebende Prinzip, schickt sein Licht herab und unsere große Mutter, das weibliche, empfangende Prinzip, nimmt es auf, verwandelt es und bringt Früchte hervor. Auch wir kommen aus diesem Licht und dessen Schwingungen der Liebe. Bei jeder neuen Inkarnation wird es uns ermöglicht, die Licht- und Liebesqualitäten in die Materie zu bringen und die Finsternis ein wenig zu erhellen.

Es ist ein Spiel und wir selbst haben eingewilligt, uns daran zu beteiligen. Da jedes Spiel erst zusammen mit Spielgefährten interessant und motivierend wird, verhält es sich auch mit dem Spiel des Lebens so. Deshalb beratschlagen die Seelen in der geistigen Welt, welche Rolle ein jeder auf Erden einnehmen wird, in welcher Beziehung sie zueinander stehen wollen und wann sich die Seelen treffen. Sie, liebe Leser, können davon ausgehen, dass die Menschen in Ihrem Leben, zu denen Sie eine tiefe Verbindung spüren, Seelen sind, mit denen Sie sich verabredet haben, um das gegenseitige Wachstum zu unterstützen. Gleichzeitig ist es auch so, dass wir mit Seelen, bei denen die „Funken sprühen“ oder die „Fetzen fliegen“, eine karmische Seelenbeziehung aus früheren Leben haben.

Wie ich schon erwähnte, gehen dem Seelenwachstum meist tiefe Wunden voraus und veranlassen uns, aus unserer Komfortzone, unseren eingefahrenen Denk- und Verhaltensweisen, herauszutreten. Die wichtigsten Themen und Begebenheiten werden auf höherer Ebene geplant, unser freier Wille und ein gewisser Handlungs- und Ermessensspielraum bleiben jedoch bestehen. So wird es im Drehbuch unseres

Lebens feststehende Ereignisse geben sowie solche, die geschehen könnten, aber nicht zwangsläufig geschehen müssen. Dies heißt auch, dass wir jederzeit die Wahl haben, unser Karma und die damit oft verbundenen Schmerzen anzunehmen und dadurch zu lernen, bewusster zu werden oder daran zu verzweifeln, auch zu erkranken und das Thema in einem erneuten Leben wieder aufzugreifen. Das ist alles kein Beinbruch, haben wir doch unendlich viel Zeit. Manchmal ist es aber für einen persönlich ein Unglück, wenn man sich in sein Leid verstrickt und keinen Weg mehr sieht, um herauszufinden. Wir werden trotz allem nicht weniger geliebt von GOTT. Was wir aus solch einer Situation machen, ist einzig und allein unsere Entscheidung.

Wenn wir allerdings zu der Erkenntnis gelangen könnten, dass alles Leiden selbst verursacht ist, dann dürfen wir auch zu dem Schluss kommen, dass wir durch inneres Wachstum und eine Bewusstseinserweiterung Leid vermeiden, auf alle Fälle aber lindern können. Wir werden immer dort hingestellt, wo wir Wesentliches zu lernen haben. Die Lebensumstände werden sich erst dann ändern, wenn alles Notwendige gelernt ist.

Dazu möchte ich folgenden mir bekannten Fall schildern: Im Leben von Frau B. ging es darum, dass sie durch ihren Vater lernen durfte, mehr Mitgefühl zu entwickeln. In einem früheren Leben war sie einst eine verwöhnte Bürgerstochter eines angesehenen Kaufmanns. Ihr heutiger Vater war damals Angestellter des elterlichen Betriebes und ein gutaussehender junger Mann. Er verliebte sich in sie und als er ihr seine Liebe gestand, verhöhnte sie ihn aus Standesdünkel. Das war für ihn eine tiefe Kränkung. In diesem Leben war der Vater von Frau B. schon als junger Mensch sehr krank. Ihre Mutter war nicht begeistert, als sie erfuhr, dass sie ein neues Menschlein von diesem kranken Mann bekäme und alleine durchzufüttern hätte. Sie war voller Existenzängste, hatte sie doch erst durch die Flucht aus ihrem Heimatland ihr Hab und Gut verloren. Trotz mehrerer fehlgeschlagener Abtreibungen durch die Mutter bekam die Seele von Frau B. die Inkarnation, weil es von göttlicher Seite so erwünscht war. In diesem jetzigen Leben hat sie also einen

Vater, der seelisch und körperlich gebrochen ist, und so passierte Wundersames. Ihr ganzes Leben lang hatte Frau B. Mitleid mit ihrem Vater. Obwohl sie sich so manches Mal einen erfolgreichen, stattlichen und angesehenen Vater gewünscht hätte (das war ihr Ego), kann sie heute sagen, dass sie ihren Vater immer geliebt hat. Das Ego hat keine Chance, wenn es um die Liebe geht, und so konnte Frau B. in diesem Leben durch ihr Mitleid den Ausgleich schaffen für den Mangel an Mitgefühl in dem vorausgegangenen Leben.

Das Zusammenleben mit ihrer Mutter gestaltete sich dagegen schwieriger. Frau B. hatte immer das Gefühl, das fünfte Rad am Wagen zu sein, trug sie doch die Ablehnungsgefühle ihrer Mutter während der Schwangerschaft in ihrem Unterbewusstsein. Außerdem war diese sehr dominant. Wie sich später herausstellte, ist Frau B. mit ihrer Mutter aus folgendem karmischen Grund zusammengetroffen: In einem früheren Leben waren die Rollen vertauscht. Frau B. hatte damals ihre heutige Mutter in sich getragen und den Freitod im Wasser gewählt. Es erschien ihr unmöglich, das Kind auszutragen und so hatte sie ihrer heutigen Mutter einst das Leben genommen.

Wie man sieht, sind die Verwicklungen oft sehr komplex, und dennoch regelt die geistige Welt die Lebensumstände so, dass sie der Lebensaufgabe eines jeden gerecht werden. Auch lässt sich erkennen, dass sich Opfer- und Täterrollen abwechseln. Wenn sich im zwischenmenschlichen Zusammenleben Liebe und Vergebung sowie Dankbarkeit entwickeln können, darf viel Heilung geschehen. Gleichzeitig wäre es wünschenswert, sich mehr und mehr emotional zu distanzieren von den perfekt inszenierten Bühnenstücken, von den Dramen, die wir uns zum Zwecke des karmischen Ausgleichs und der Erlösung erschaffen.

Auf seelischer Ebene in höheren Dimensionen sind wir alle EINS und bilden die Gesamtseele GOTT. Diese Gesamtseele, also GOTT, will sich erfahren und schickt seine göttlichen Lichtfunken auf Wanderschaft. Auf diesen Erkundungsreisen entwickeln sich hier auf Erden besondere seelische Beziehungen. Es gibt die sogenannten „Alten Seelen". Das sind Seelen, die sich von den „Jungen Seelen" durch häufigeres Inkarnieren unterscheiden. Sie befanden sich auch unter den Erstinkarnierenden und haben schon viele Leben hinter sich. Es inkarnieren aber nicht alle Seelen gleichzeitig. Immer bleiben Seelen zum Ausruhen in der geistigen Welt, wo es Seelengruppen bzw. -familien gibt. So treffen hier auf Erden oft Seelengeschwister aus diesen Seelenfamilien zusammen oder Seelenpartner, die sich immer wieder im Laufe ihrer Inkarnationen begegnen und ein gemeinsames Karma haben können.

Alles dient dem gegenseitigen Wachstum. Natürlich lernen wir auch fremde Seelen kennen, die wir noch in keinem Leben zuvor getroffen haben und die nicht aus unserer Seelenfamilie sind. Wir werden es aber deutlich spüren, wenn wir auf einen Menschen treffen, mit dem wir auf seelischer Ebene verbunden sind.

Als ich meinen Mann kennenlernte, nahm ich für den Bruchteil einer Sekunde seine Seele wahr. Ich kann mich noch genau erinnern: Es war ein Moment, in dem ich ohne gegebenen Anlass seine Empfindsamkeit spürte. Zeitgleich konnte ich mir vorstellen, mit diesem Menschen einen gemeinsamen Lebensweg zu gehen. Obwohl es noch sechs Jahre dauerte, haben am Ende doch die Kirchenglocken geläutet. Mein Mann ist ein Seelenpartner aus der gleichen Seelenfamilie und wir haben ein gemeinsames Karma, um auf diesem Erdenweg unsere Liebe zu vermehren.

Seelen dienen sich grundsätzlich. Sie können davon ausgehen, dass der Mensch, der in der Lage ist, Ihnen Freude zu bereiten, auch dazu fähig ist, Ihnen Schmerz zuzufügen und Ihre „Knöpfe zu drücken“. Es sind immer die eigenen Wunden, also die Themen, die wir aus früheren Leben oder aus unserer Kindheit noch nicht geheilt haben, die weh tun. Nur mit ihnen gehen wir noch in Resonanz. Das ist es, was der Partner uns zeigt. Auf Seelenebene hält er daher immer große Geschenke bereit, wenn wir uns dafür öffnen können, diese anzunehmen und unsere Themen zu durchlichten. Wie Sie sich vorstellen können, geht das nicht, ohne sich selbst zu hinterfragen und stets beide Seiten zu beleuchten.

Jeder Mensch bringt seine ganz individuellen Themen mit, um daran zu arbeiten. Diese Lernaufgaben wollen wir mit Seelen aus unserer Seelenfamilie erleben, weil sie ähnliche Themen oder Energien haben wie wir. Dazu haben wir „im Himmel“ sogar Seelenverträge abgeschlossen, damit wir uns gegenseitig so lange spiegeln und anstoßen, bis wir unser Lernthema verstanden haben. Daher sind die schwierigsten Partner- oder Freundschaften sowie Eltern-Kind-Beziehungen die besonders wertvollen, denn von diesen Seelen bekommen wir die beste Unterstützung bzw. die konkretesten Hinweise. Sie quälen und piesacken uns manchmal bis zur Verzweiflung und geben nicht auf. Von höherer Warte aus gesehen geschieht dies aus Liebe. Denn sie wollen, dass wir dazulernen und nicht von unserem Weg abkommen. Und dort, wo es am meisten schmerzt, werden wir irgendwann hinschauen. Diese unsere Mitspieler werden so lange unsere wunden Stellen berühren, bis wir gelernt haben, die Themen zu bewältigen, durch sie hindurchzugehen und sie zu heilen. So gesehen sollten wir ein großes Dankeschön an die Personen aussprechen, mit denen wir unsere Konflikte austragen, denn durch sie werden wir herausgefordert, an unsere Schwachstellen herangeführt und können reifen. Diese Menschen sind unsere größten Lehrmeister und es ist immer angebracht, Ihnen zu vergeben.

Eine ganz besondere Verbindung, über die ich noch gern berichten möchte, ist die *Dualseelenbeziehung*. Sie ist die größte Herausforderung auf Erden, und wer seine Dualseele kennengelernt hat, wird wissen, wie weitreichend das Lernpotenzial mit ihr ist. Es wird auch kein anderes Wesen am gegenseitigen Wachstum so interessiert sein, wie es bei Dualseelen der Fall ist.

Jeder Mensch hat eine Dualseele

In der geistigen Welt haben wir alle, wie bereits erwähnt, eine energetische Verbindung miteinander, wir waren und sind in der geistigen Welt alle EINS. Vor unserem Abstieg in die Materie gab es dort bereits Aufsplitterungen, zuerst in Seelengruppen bzw. -familien und schließlich in die Einzelseele. Diese Einzelseele teilte sich beim Herabsteigen in unsere Welt noch einmal in männlich und weiblich, um hier auf Erden die Dualität leben zu können. Bekanntlich gibt es hier kein geschlechtsloses Wesen. Wir sind deshalb mit unserer Dualseele in einem besonderen Maße verbunden, weil wir oben diese eine Einzelseele miteinander bilden. Wir waren einst eine Kugel aus verdichtetem Licht, mit dem Ziel, Erfahrungen auf uns zu nehmen – Erfahrungen in der Spiegelung der Polarität, die auch mit Trennung, Schmerz und Vergessen zu tun haben. So spaltete sich unsere Seele, diese Lichtkugel, in zwei Teile, in einen männlichen und einen weiblichen Teil. Diese Trennung war die erste schmerzliche Erfahrung unseres Daseins, als die Reise zu unserem Planeten begann.

Das erste Leben auf Erden fand mit unserer Dualseele statt und verlief glücklich in Freude, Frieden und Harmonie. Wären wir miteinander und mit GOTT in Harmonie geblieben, hätten wir noch viele segensreiche Inkarnationen zusammen verbringen können. Aber nach und nach vergaßen wir unser Strahlen und die Verbindung zu GOTT und wir säten Zwietracht und Misstrauen, sodass wir aus dem Paradies vertrieben wurden (richtigerweise muss es heißen, dass wir uns selbst aus dem Paradies vertrieben haben). Wir gaben anderen Menschen den Vorzug, gingen mit diesen Beziehungen ein und schufen uns Karma, welches uns gefangen hält. Seither sind wir auf der Suche nach unserer zweiten Hälfte. Doch nützt es gar nichts, wie so manche meinen, sich im Außen auf die Suche nach seiner Dualseele zu machen, das wäre sogar ein Umweg. Nachdem jede Zelle das Muster des Ganzen in sich trägt, tragen auch wir die Identität und Erfahrungen unserer Dualseele in uns und können dadurch – bzw. haben sogar die Aufgabe – hier in der Dualität zuerst für uns alleine heil zu werden.

Indem wir für uns selbst die Einheit mit GOTT erlangen, kommen wir mit dem GOTT im Nächsten immer besser in Kontakt. Wenn wir lernen, das GÖTTLICHE in unserer karmischen Beziehung und dem dazugehörigen Partner zu feiern, dienen wir selbst unserer seelischen Entwicklung am besten. Es gibt keine Beziehung, egal ob zu Partnern, Eltern, Kindern oder Geschwistern und allen Verwandten/Bekannten, die nicht auch Arbeit mit sich bringt, wenn sie erfolgreich sein soll. Die Erdenschule mit ihren zahlreichen Schulungsvarianten bietet uns dabei die Möglichkeit, durch ein seelisches Reinerwerden irgendwann unsere Dualseele wieder zu finden, die wir durch die Entfernung von der Reinheit aus den Augen verloren haben.

Für jedes neue Leben wird in der geistigen Welt genau abgewogen, ob die Seele im männlichen oder weiblichen Geschlecht geboren wird, damit sie ihre ganz spezielle Lernaufgabe übernehmen kann. So ist es möglich, dass Ihre Dualseele in diesem Leben ebenso die weiblichen Aspekte verkörpert, wenn Sie weiblich sind, oder die männlichen Aspekte, wenn Sie männlich sind. Dann nennt man sie *Zwillingsseele*. Es kann auch vorkommen, dass Ihre Dual-/Zwillingsseele wesentlich älter oder jünger ist als Sie selbst und manches Mal sogar ein naher Angehöriger wie Ihr Sohn, Bruder oder Ihre Großmutter ist. Das hängt von den Qualitäten ab, die sich Ihre Seele vorgenommen hat, in diesem Leben zu erwerben. Sie werden auf jeden Fall eine große Vertrautheit und seelische Übereinstimmung spüren, wenn Sie auf Ihre Dual- bzw. Zwillingsseele treffen. Auch wenn ihre Körper getrennt sind, auf seelischer Ebene sind sie niemals getrennt und es ist eine tiefe seelische Verbindung zwischen beiden vorhanden.

Selbst wenn Ihre Dualseele zu Ihrer Lebenszeit nicht inkarniert ist, weil sie sich in der geistigen Welt aufhält, ausruht oder sich auf die nächste Wiedergeburt vorbereitet, sind Sie mit ihr in ständiger Verbindung und erhalten von dort Liebesenergie. Wenn Ihre Dualseele zur gleichen Zeit wie Sie ein irdisches Leben hat und Sie ihr bis jetzt noch nicht begegnet sind und es auch nicht geplant ist, ihr zu begegnen, so sind Sie dennoch durch das Seelenband mit ihr verbunden. Auch wenn sie auf einem anderen Kontinent lebt, können Sie mit ihr telepathischen Kontakt haben.

Es ist ungefähr so, wie Ihre leibliche Mutter immer Ihre Mutter sein wird, selbst wenn Sie das nicht wollen: Es verbindet Sie ein unsichtbares Band. Bei Dualseelen hat sich die Seele in zwei Hälften geteilt und jede Hälfte trägt einen kleinen Teil der anderen Hälfte in sich. Es ist wie beim Yin-Yang-Symbol, bei dem sich ein weißer Punkt im schwarzen Feld und ein schwarzer Punkt im weißen Feld des Kreises befindet und beide ein Ganzes bilden. Sie tragen etwas vom Kern Ihrer Dualseele in sich, und umgekehrt ist es genauso, da Sie beide aus der gleichen Grundstruktur sind.

Nur wenige Menschen begegneten ihrer Dualseele körperlich hier auf Erden, aber in den letzten Jahrzehnten wurden es immer mehr. Dieses Ereignis wird auf Seelenebene sorgfältig geplant und enthält immer eine spezielle Lernaufgabe. Es ist ein besonderes Geschenk. Dabei geht es nicht darum, dass einem die bezaubernde Prinzessin begegnet oder der perfekte Ritter einen in seiner unermesslichen Liebe erlöst. Diese Edelleute gibt es nur im Märchen. Nein, wir sitzen sozusagen mit ihr oder ihm im selben Boot. Auch die Dualseele hat ihre Schwächen und ihre Themen, an der sie wachsen darf, und jeder muss sich selbst erretten.

Grundsätzlich können Sie davon ausgehen, dass Sie auf Ihre Dualseele treffen, wenn es so geplant ist und wenn die Zeit reif dafür ist. Der Sinn liegt in der Läuterung der Seele, weil sie durch solch eine Begegnung in der Tiefe erschüttert wird. Dies ist eine Gnade, wodurch die Seele die Möglichkeit hat, noch näher zu GOTT hin zu wachsen. Dualseelen treffen sich meist in einer Konstellation, die es ihnen unmöglich macht, zusammenzukommen. Erst wenn sie Vollkommenheit erlangt haben, werden sie einander finden und zusammenbleiben. Dazwischen liegen viele Lernerfahrungen mit Partnern, die vermutlich nicht so ideal erscheinen, mit denen sie aber Karma haben und die sie dadurch optimal herausfordern.

In der neuen Zeit gibt es viel Literatur über die Dualseelenverbindungen. Darin werden sogar Rituale beschrieben, wie man die andere Hälfte in sein Leben rufen kann, denn jeder trägt die Sehnsucht nach Symbiose in sich. Dieses Thema begleitet die Menschheit durch die Jahrhunderte, ranken sich doch genügend Liebesgeschichten wie die von Romeo und Julia, Tristan und Isolde, Madame Butterfly, Lohengrin, Aida usw. um das vollkommene Glück. Auch Johann Wolfgang von Goethe, Christian Morgenstern, Annette von Droste-Hülshoff und andere berühmte Persönlichkeiten haben Seelengeschichten und -gedichte geschrieben. Um sie alle schwebt der Trauerflor der unerfüllten Sehnsucht. Eines Tages jedoch wird jeder mit seiner anderen Hälfte vereint sein. Bis dahin aber ist es wichtig, den göttlichen Plan für das jetzige Leben in Demut und Dankbarkeit anzunehmen. Wir dürfen darauf vertrauen, dass GOTT immer die beste Version für das irdische Leben geplant hat. Auch die im menschlichen Körper inkarnierte Dualseele mit ihren Schwächen wird die tiefste Sehnsucht in uns nicht stillen können, denn die eigentliche Sehnsucht gilt immer nur GOTT.

Meiner Meinung nach muss man gar nichts dafür tun, um auf seine Dualseele zu treffen. Die Seelen werden zusammengeführt, wenn es sein soll. Alles wird so geschehen, wie es vorgesehen ist. Die beiden Menschen erkennen sich auf seelischer Ebene wieder, spüren eine gewisse Vertrautheit und können es sich mit dem Verstand nicht erklären. Dabei ist es völlig egal, ob einem die Person gefällt oder nicht, oder ob sie altersgemäß zu einem passt. Oft spüren die beiden auch eine telepathische Verbindung, die sie so noch zu niemandem hatten.

Quantenphysiker weisen darauf hin, dass es hinter der sichtbaren Welt Kräfte gibt, die Entscheidungen treffen, welche sich vollends der menschlichen Kontrolle entziehen. Professor Antoine Suarez von der *Genfer Universität* hat mit einem Experiment gezeigt, dass es zwischen einem Photonenzwillingspaar eine telepathische Verbindung gibt. Für das Experiment stellte Antoine Suarez Photonen (= Lichtteilchen) her, in dem Laserlicht durch einen Kristall geschossen wurde. Dabei entsteht ein Zwillingspaar von Photonen. Die Experimentiervorrichtung zwingt die beiden Teilchen dazu, in entgegengesetzte Richtungen zu fliegen. Dabei mussten diese ein System von halbdurchlässigen Spiegeln passieren. Nach dem Zufallsprinzip lässt der eine Spiegel sein Photon durch, der andere nicht usw. Ob die Teilchen durchkommen, wird hinter dem Spiegel registriert. Das Experiment wurde oft wiederholt. Da der Ablauf ganz dem Zufall überlassen war, könnte man meinen, dass es auch Zufall war, welches der beiden Teile seinen Spiegel passierte oder nicht. Aber es gab keinen Zufall: Jedes Teilchen verhielt sich exakt so wie sein Zwilling. Wenn das eine Photon seinen Spiegel passierte, kam das andere auch durch. Blieb ein Teilchen am Spiegel hängen, blieb auch das andere Teilchen hängen, egal, ob die Spiegel auf „durchlassen" oder „stoppen" eingestellt waren. Die Zwillingsteilchen machten immer dasselbe, unbeeinflusst davon, was um sie herum passierte. Antoine Suarez lieferte mit diesem historischen Experiment den Beweis, dass sich Photonen gegenseitig beeinflussen und in einem Informationsaustausch miteinander stehen.

Bei einem anderen Versuch wurden in einem Teilchenbeschleuniger subatomare Teilchen erzeugt, welche als spiegelbildliche Zwillinge auftreten. Wenn ein negativ geladenes, linksdrehendes Elektron auftritt, dann muss als Gegenpol auch ein positiv geladenes, rechtsdrehendes Proton entstehen. Durch besondere Felder haben die Atomphysiker diese Teilchen beeinflusst. Dabei trat folgendes Phänomen auf: Wurde eines der beiden Zwillingsteilchen in seinen Eigenschaften verändert, so geschah bei seinem Zwilling automatisch eine gegengleiche Zustandsveränderung, ohne dass eine Änderung von außen vorgenommen wurde. Diese automatische Mitveränderung des Zwillingsteilchens geschah noch dazu im gleichen Moment. Die Physiker fanden heraus, dass es sich dabei um eine generell gültige Gesetzmäßigkeit handelt. Alle Teilchen, die im selben Augenblick aus derselben Quelle hervorgegangen sind, hängen für immer zusammen.

Und so werden Sie Anteil am gefühlsmäßigen Erleben Ihrer Dual- oder Zwillingsseele haben, und umgekehrt verhält es sich genauso. Weil beide aus der gleichen Seinskugel stammen, haben sie ein gemeinsames göttliches Muster – wie die Einzigartigkeit einer Schneeflocke –, das sie im Himmel und auf Erden miteinander teilen und welches sie gleichzeitig auch verbindet. Das ist die Ehe, die im Himmel geschlossen wurde und die der Mensch nicht scheiden kann. Wir sind alle aus GOTT geboren, als GOTT nachdachte und aus diesen Gedanken Licht und Bewegung wurde. Als dann die Frequenz herabgesetzt bzw. verlangsamt wurde, teilte sich das Licht in eine positive und negative Ladung. So teilten sich das Licht und die Seele, und diese Teilung bleibt bestehen, solange sie sich auf einer niedrigen Frequenz befinden. Dabei sammeln Sie und Ihre Dualseele Erfahrungen, die Sie ebenfalls miteinander teilen. Dieses Wissen und Verstehen wird auf der Seelenebene ausgetauscht und dient beiden ihrer weiteren Entwicklung auf einer faszinierenden Reise hier auf Erden. Unabhängig davon, ob sich die Dualseelen treffen, trägt jeder von ihnen alles, was die beiden auf dieser Seelenreise erkundet haben, in sich, und das seit Jahrtausenden, seit dem Abstieg in die dritte Dimension.

Sollte die zunächst auf Seelenebene bestehende Verbindung zwischen Dualseelen in eine irdische Liebesbeziehung münden, sind die zwischenmenschlichen Probleme meist vorprogrammiert, zumindest bei unbewussten und wenig entwickelten Personen. Jeder Mensch hat Stärken und Schwächen und die Dualseele zeigt einem die eigenen unerlösten Schatten deutlicher als jede andere Person, trägt sie doch einen Teil von einem selbst in sich. Die Dualseele lässt sich nichts vorgaukeln, sie weiß, was der andere meint, auch wenn dieser sich bedeckt hält. Man kann nur schlecht hinter einer Maske leben, denn die Seelenidentität ist die gleiche. Das ist problematisch für denjenigen, der gewohnt ist, sich hinter seiner Fassade zu verstecken.

Am häufigsten passiert es, dass Dualseelenbeziehungen entweder wegen Schwierigkeiten auseinandergehen oder gar nicht zusammenkommen, weil die Konstellationen es nicht erlauben. Das oberste Ziel des Zusammentreffens ist einzig und allein die seelisch-geistig-spirituelle Entwicklung. Aus dieser Perspektive betrachtet ist es daher kein Unglück, wenn die Beziehung in dieser Welt nicht zustande kommt. Es ist vielmehr ein Geschenk, wenn Sie Ihrer Dualseele begegnet sind.

Sollten Sie in diesem Leben ein gemeinsames Ziel mit Ihrer Dualseele besitzen, wird sich dies unvermeidbar zeigen. Dualseelenpaare haben eine enorme spirituelle Kraft und haben der Menschheit viel zu geben. Sie würden sich unweigerlich anziehen, wenn das ihr Plan wäre.

Jeder, der seinem Dual begegnet ist, wird bemerkt haben, dass eine starke Anziehungskraft zwischen beiden existiert. Dies liegt zum einen an der seelischen Verbundenheit, zum anderen auch an dem unbewussten, intensiven Verlangen, eine Symbiose eingehen zu wollen. Das Gefühl des Getrenntseins wird hier als besonders schmerzlich empfunden. Im Grunde entstehen diese Gefühle, weil man sich seit Anbeginn der Zeiten kennt und auch von der Verschmelzung im Himmel eine Ahnung hat. Auf Erden ist diese Verschmelzung nur bedingt möglich, denn allein unser Körper stellt schon eine Grenze dar. Oftmals besteht bei vielen auch eine gewisse Angst vor zu viel Nähe. Der Grund dafür liegt meistens in der Kindheit. Das löst bei manchen einen schweren inneren Konflikt aus. Außerdem kennen wir alle die vielen unliebsamen Gefühle, wie Eifersucht, Besserwisserei, Angst vor Ablehnung, Missgunst usw., die wir bei uns nicht wahrhaben wollen. Das sind unsere Schattenanteile, die durch die Dualseele verstärkt aufgezeigt werden. Alle diese Konfrontationen haben jedoch den tieferen Sinn, sich mit sich selbst zu befassen und den Weg zu GOTT zu finden. GOTT finden wir in uns selbst. Das Außen zeigt uns dabei nur den Weg, ob es nun der Seelenpartner ist, die Seelenschwester oder die Dualseele. Das größte Hindernis, den inneren Weg nicht zu verfolgen, besteht darin, sich durch die Fokussierung auf Äußerlichkeiten ablenken zu lassen.

Für alle Menschen gilt daher, das Glück und die Erfüllung nicht von anderen abhängig zu machen, sondern bei sich selbst „anzukommen". Die Suche statt im Außen auf unser Inneres zu verlagern, wird unser Leben ordnen, lässt uns Frieden finden und ganz werden. Solange wir es vermeiden, unsere emotionalen Defizite selbst aufzufüllen und jemand anderen damit beauftragen wollen, werden wir enttäuscht werden. Diese äußere Welt birgt nichts, was uns vollauf glücklich machen könnte. Wenn wir dauerhaft zufrieden sein wollen, besteht die einzige Möglichkeit darin, unsere Lecks im Inneren aufzuspüren und damit zu beginnen, alle verdrängten Aspekte von uns selbst in Liebe anzunehmen und in das Licht der Bewusstheit zu transformieren. Wenn wir dann in einen großen Spiegel schauen und wirklich alles mögen, was wir sehen, weil wir wissen, dass unsere Schönheit inwendig ist, sind unsere Wunden geheilt.

Je besser die Verbindung zu unserem Höheren Selbst ist, umso mehr Selbstbewusstsein werden wir in unserem Denken, Fühlen, Sprechen, Handeln und Lieben entwickeln. Wenn eine äußerlich bezaubernde Prinzessin den begehrenswerten Prinzen für sich gewinnen will, muss sie erst innerlich zur bezaubernden Prinzessin werden. Wenn ein Ritter in heldenhafter Manier seine Angebetete für immer erobern will, muss er erst innerlich zu einem Helden gereift sein. Durch die Liebe zu sich selbst und die Transformation der ungeliebten Anteile wird ein Entwicklungsprozess eingeleitet, der mehr Akzeptanz und Bedingungslosigkeit gegenüber dem Partner, den Kindern und irgendwann einmal allen Menschen gegenüber mit sich bringt.

Dann ist der Christus in einem auferstanden und das wird vor allem auch der Dualseele zugute kommen. Dualseelen teilen alles miteinander, seit sie sich getrennt haben, selbst wenn sie sich seit ihrer Trennung noch nie gesehen haben. Das ist ein unumstößliches Gesetz. Deshalb ist der eigene Bewusstseins- und Entwicklungsprozess von doppelter Bedeutung und Wichtigkeit. Wenn wir uns bewusst machen, dass wir bereits vollständig sind, sich in unserem Inneren der göttliche Funke und unser Höheres Selbst befinden, und dies die höchste Vereinigung darstellt, sind wir unserer Ganzheit sehr nah. Dann werden wir friedvoll. Gleichzeitig wird es uns von Nutzen sein, zu wissen, dass wir auf ewig mit unserer Dual- bzw. Zwillingsseele vereint sind. Dieses Wissen und das Gefühl des Friedens werden dazu beitragen, dass wir noch mehr Fülle, Schönheit, Freude und inneren Reichtum in unser Leben ziehen.

Indem wir durch viele menschliche Erfahrungen Erkenntnisse sammeln und auf unsere Schattenseiten stoßen, lernen wir uns selbst auch besser kennen. Je besser wir unsere Rollen durchschauen, mit denen wir uns identifizieren und die wir für unsere Persönlichkeit halten, desto freier und intuitiver werden wir. Wenn wir die Verbindung zu unserem Inneren, zu unserer Quelle, wieder hergestellt haben, führt uns dies zu mehr Authentizität und Aufrichtigkeit. Sich selbst zu erkennen, ist nicht nur ein Prozess in diesem einen Leben, er begleitet uns durch all unsere Inkarnationen hindurch. Und da GOTT das Licht, die Liebe, sowie die Gnade und Barmherzigkeit ist, begleitet GOTT uns in seiner übergroßen Fürsorge mit zahlreichen Hilfestellungen auf diesem Weg.

In der übergeordneten Polarität bilden Tag und Nacht, Licht und Schatten usw. eine Einheit – ohne dass wir sie beurteilen, gehören sie doch zusammen. Gut und Böse entstanden in der irdischen Dualität nur durch unser Urteilen, und selbst das dient uns in der Weise, dass wir entscheiden lernen, auf welche Seite wir uns stellen wollen. Wenn wir uns für die Seite des Lichtes entscheiden, werden wir mit Liebe, Frieden und Harmonie belohnt. Außerhalb der Dualität existiert nichts anderes als das. Dort ist die Quelle des Lichtes im Hyperraum, aus der alle Energie stammt. Erfreulicherweise gibt es mittlerweile auch Wissenschaftler, die in dieser Quelle GOTT erkennen. Menschen, die meditieren und sich mit den höheren Bewusstseinsebenen verbinden, berichten von einem Gefühl des Friedens, der Liebe und Harmonie. Sie laden dabei ihren Körper mit Biophotonen auf. Je mehr Lichtenergie unser Körper aufnimmt, desto höher ist die Frequenz unserer Schwingungen, was auch bedeutet, dass unsere Bewusstheit und unsere Liebesfähigkeit zunehmen. Gleichzeitig entwickeln wir durch das Meditieren eine größere Verbundenheit mit uns selbst und mit dem Höchsten Bewusstsein, der göttlichen Intelligenz. Eine geringe Photonendichte bewirkt in uns, dass wir weniger empfindungsfähig sind und eine schwache Wahrnehmung haben. Wir fühlen uns dann getrennt, nicht nur von uns selbst, sondern auch von den Menschen und von GOTT. Damit steigt die Gefahr, in Depression und Erschöpfung zu fallen. Unter diesen Bedingungen sind wir zum Be- und Verurteilen geradezu prädestiniert. Deshalb ist die Meditation eine wesentliche Hilfe auf unserem Entwicklungsweg.

Hilfen in Anspruch zu nehmen und in Selbsterkenntnis und Selbstverwirklichung umzusetzen, schenkt uns Menschen Freude, Bewusstheit und Lebenskraft. Letztendlich werden wir alle diese Aspekte in uns vereint haben, wenn wir in das neue Goldene Zeitalter eingehen, in welchem wir uns in Liebe und Mitgefühl begegnen.

14 Die Liebe

Die Liebe allein versteht das Geheimnis,
andere zu beschenken
und dabei selbst reich zu werden.

Liebe ist die Schwingung des Lichtes oder umgekehrt, das Licht ist die Trägersubstanz von Liebe. Sie ist die größte Kraft und die Essenz im Universum, die sich verströmen will. Sicher haben Sie schon einmal das unangenehm bedrückende Gefühl erlebt, nachdem Sie lieblos waren oder jemand anderen verurteilt haben. Wenn Sie dabei achtsam waren, werden Sie bemerkt haben, dass es Ihnen nach einer Anklage oder einem Machtkampf selbst schlecht erging – denn Sie waren nicht in der Liebe. Darum heißt es, wer anderen Schaden zufügt, schadet sich selbst, oder wer anderen eine Grube gräbt, fällt selbst hinein. Da wir auf seelischer Ebene alle EINS sind, kreuzigen wir uns selbst, indem wir andere verurteilen. Wenn wir die Liebe missbrauchen, missbrauchen wir uns selbst.

Lassen wir dagegen die Liebe fließen, sind wir erfüllt. Wir können dieses Erfülltsein in einer schöpferisch kreativen Tätigkeit oder in unseren Beziehungen mit unseren Freunden, mit Kollegen, Verwandten und natürlich unseren Geliebten erleben. Die Liebe gibt unserem Leben erst Sinn. Unsere tiefste Sehnsucht auf unserer Lebensreise ist, zu lieben und geliebt zu werden. Dann sind wir glücklich. Durch die Liebe ist es möglich, den Himmel auf die Erde zu holen.

Haben wir dieses Ziel noch nicht erreicht, besteht unsere Aufgabe darin, die Glaubenssätze, unbewussten Verhaltensweisen und Programme, die wir entweder in unseren Herkunftsfamilien oder bereits in früheren Leben erschaffen haben und die unserem Glück im Wege stehen, aufzuspüren und sie zu heilen. Wenn Sie den innigen Wunsch haben, in Sachen Liebe und Glück einen Fortschritt machen zu wollen, dann wird Ihnen auch die Hilfe zuteil werden. Sie brauchen nur darum zu bitten. Machen Sie sich keine Sorgen, woher die Hilfe kommt. Ihre geistige Führung wird aufgrund Ihrer Bereitschaft mit Überraschungen nicht sparsam sein. Manchmal geschehen solche Wunder rasch, ein anderes Mal werden noch Lernerfahrungen zu bewältigen sein.

Die geistige Führung, Ihr wahres Selbst, wird Sie immer dabei unterstützen, zu Ihrem unverletzten göttlichen Kern vorzudringen, auch wenn dieser Kern oft schwer erreichbar ist. Um ihn herum lagern vom Ego erzeugte Botschaften und Fehlannahmen, die auf Schuldgefühlen, Zurückweisungen, Verleugnungen, Selbstverurteilung, emotionalem Schmerz, Misserfolg, Intoleranz und vielen Ängsten basieren und damit wahrhaftige Liebe und Glück verhindern. Das Ego ist äußerst trickreich. Wie ich an anderer Stelle schon erwähnte, verspricht das Ego uns sehr viel mit seinen Verlockungen, vor allem Glück, und kann nur wenig davon halten. Äußere Dinge werden uns auf Dauer nicht glücklich machen, denn dieses Glück entspringt nicht dem inneren geistigen Frieden. Im Gegenteil: Die glitzernde, aufgebauschte Scheinwelt verhindert eher die Verbindung zu unserem tiefen Inneren, dort, wo wir mit uns im Einklang sind. Glanz und Glamour halten die Illusion aufrecht, besser und schöner zu sein.

Der Alltagsstress mit seinen täglichen Kümmernissen trägt sein Übriges dazu bei, dass wir die Verbindung zu unserer inneren Kraft und unserem Herzen verlieren. Die Überbetonung des Verstandes führt uns weg von Spontaneität und Leichtigkeit. Herz und Verstand in Balance zu bringen und sie miteinander kommunizieren zu lassen, wird gute Entscheidungen hervorbringen. Im besten Fall wird der Verstand nur noch Werkzeug dafür sein, die Herzenswünsche zur Erfüllung zu bringen. Dann sind Herz und Verstand in idealer Verbindung. Unser Herz ist der Sitz, wo wir uns als spirituelles, ganzheitliches Wesen empfinden und wo wir uns wieder mit der Liebe verbinden können. Ist es mit sich und der Welt im Frieden, können wir uns mit Menschen verbinden, ohne Angst vor Konkurrenz oder Unterlegenheit. Diese herzlichen Verbindungen sind es, die uns lebendig machen und uns erfüllen, weil die Liebe fließt und wir uns glücklich fühlen.

Wenn uns der Andere interessiert oder wir ihm in seiner Not helfen wollen, werden wir selbst beschenkt werden. Wenn Klienten meine Praxis verlassen und ich spüre, dass schwerer Ballast von ihnen gefallen ist und sie sich besser fühlen, dann ist das auch ein Geschenk an mich. Ich spüre dann Dankbarkeit und Freude in mir. Wer mit sich in Berührung gekommen ist, kann auch mit anderen in Berührung kommen und wird es immer als bereichernd empfinden. Wenn wir unsere Gefühle nicht mehr spüren, wird unsere Seele krank.

Im Wort *Depression* steckt das Verb *pressen*. Der Begriff *Depression* ist lateinischen Ursprungs und leitet sich ab von *deprimere* = niederdrücken, unterdrücken. Wer es sich zur Gewohnheit gemacht hat, seine Gefühle hinunterzupressen, dessen Seele wurde unterdrückt und ihrer Ausdrucksmöglichkeiten beraubt. Das macht die Seele unlebendig und traurig. Sie kann sich nicht entfalten und nicht erblühen, sie verliert ihre Strahlkraft. Ein wesentliches Element zu ihrer Ganzheit geht verloren. Die Betroffenen fühlen sich durch das Unterdrücken von seelischen Qualitäten freud- und interesselos, sind schnell ermüdbar, gereizt, aber zugleich gehemmt und neigen zu Selbstwertverlust sowie übersteigerten Schuldgefühlen. Ängstlichkeit in vielen Bereichen bestimmt ihren Alltag. Als körperliche Symptome stellen sich häufig Schlafstörungen, Appetitlosigkeit, Infektanfälligkeit oder auch generalisierte Schmerzen ein. Ganz allgemein kann man feststellen, dass der subjektiv schlechte Zustand bei Depressiven mit dem blockierten Fluss ihrer Lebensenergie zusammenhängt.

Ich hatte zwölf Jahre lang intensiven Kontakt mit depressiven Menschen und es zeigte sich immer wieder, dass deren Therapien allein mit chemischen Mitteln zu keinen signifikanten Verbesserungen führten. Ich erlebte sogar den Fall einer depressiven Frau, die 30 Jahre lang Psychopharmaka mit schweren Nebenwirkungen einnahm und dennoch ihre jährlichen Schübe hatte. Durch unsere erblühende Freundschaft wurde ihre Lebensenergie positiv beeinflusst und ihre Bewusstheit hat sich auf verschiedene neue Lebensbereiche ausgedehnt. Nachdem sie den eigenen Wunsch verspürte, aus ihrer Arzt- und Medikamentenabhängigkeit auszusteigen – was ihr letztlich auch gelang –, hatte sie für viele Jahre eine Erkrankungspause. In dieser Zeit hat sich bezüglich ihrer Gedankenmuster sehr viel geordnet und sie fand einen Großteil ihrer Lebenskraft zurück. Durch das Hinzugewinnen von positiven Gedanken konnte sich ihr Chi – die Lebensenergie – in ihrer Aura regulieren und ungestörter fließen.

Blockaden im Denken wie Negativität und Widerstand erzeugen Blockaden in der Aura. Diese führen zu den vorher genannten Funktionsstörungen im Organismus, insbesondere im Vegetativum. Mit Negativität und Widerstand werden wir nie erfolgreich sein, um welchen Bereich des Lebens es sich auch handelt. Fairerweise muss gesagt werden, dass das Wegdrücken von Gefühlen meist eine Gewohnheit aus der Kindheit oder frühen Jugend ist und sich wahrscheinlich zu einem Zeitpunkt entwickelt hat, zu dem es dem jungen Menschen nicht möglich war, sich frei zu entfalten und sich mit allem zu zeigen, wie er war und was er fühlte. Aber Erlerntes kann verlernt werden, wenn man sich der selbstbehindernden Programme bewusst wird. Wir können in der Gegenwart die Vergangenheit heilen, indem wir zuallererst unsere Gefühle wieder wahrnehmen und annehmen. Dann können wir den beteiligten Menschen vergeben, alles loslassen und unsere Gedanken positiv ausrichten sowie um Erlösung bitten.

Mit Hilfe eines komplementärmedizinischen Testverfahrens, der *Psychosomatischen Energetik* (PSE), kann man die Ursache der Energieblockaden herausfinden. Es hat sich herausgestellt, dass bei den meisten Patienten Störungen bei mindestens einem der sieben Energiezentren (Chakren) vorliegen. Im zweiten Testschritt zeigt sich immer, dass hinter der Störung des jeweils getesteten Energiezentrums seelische Konflikte liegen, die nach Auffassung der PSE energetisch als primäre Blockade verantwortlich sind. Wenn der entsprechende Konflikt aufgelöst ist, hat der Patient anschließend spürbar mehr Lebensenergie. Die Menschen fühlen sich vitaler und emotional belastbarer. Nach psychoanalytischer Auffassung werden Depressionen als unterdrückte und gegen sich selbst gerichtete Aggressionen gedeutet. Dies alles geschieht unterbewusst, um den emotionalen Schmerz nicht fühlen zu müssen. Das Unterdrücken dieser schmerzlichen Gefühle kostet aber enorm viel Energie. Deshalb ist es so wichtig, seine Gefühle bis zum Ende zuzulassen, damit so wenig unbewusste Filme wie möglich entstehen. Sind solche Filme bereits „am Laufen", so bringen das Erkennen und Lösen energieraubender Konflikte die verloren gegangene Lebenskraft zurück. Wer seine unguten Gefühle nicht spüren will, wird über kurz oder lang auch seine schönen Gefühle nicht mehr spüren. Das bedeutet einen großen Verlust an Lebendigkeit. Deswegen wirken depressive Menschen oft wie erstarrt.

Um die unangenehmen Emotionen nicht fühlen zu müssen, handeln auch viele Menschen aus dem Intellekt heraus oder flüchten sich in übertriebenem Maße in Arbeit, Ablenkung mit Computer, Smartphone, Fernsehen usw., aber auch in Abhängigkeiten von Sexualität, Alkohol, Medikamenten und Essen. Aber gerade in unseren Gefühlen, wie z.B. in Wut oder Angst, steckt viel Energie. Hierbei wird der Sympathikus aktiviert. Das ist der Teil des vegetativen Nervensystems, der für die Leistungssteigerung des Körpers zuständig ist und den Körper auf Angriff, Flucht oder andere außergewöhnliche Anstrengungen vorbereitet. Dabei werden Mengen von Adrenalin und Cortisol ausgeschüttet, die im Nervensystem verbleiben, wenn sie nicht durch Spüren, Bewegung, Weinen oder Zittern entladen werden. Bleibt der Körper wegen der „unbewusst aktivierten" Energie und des Gefühlsstaus über längere Zeit angespannt, kann es zu diversen körperlichen Beeinträchtigungen bis zu Bluthochdruck kommen.

Am Beispiel der Angst, die wir alle mehr oder weniger gut kennen, möchte ich Ihnen erläutern, wie wir dieses unangenehme Gefühl in eine positive Erfahrung verwandeln können. Die Angst kann unkontrollierbare Emotionen erzeugen, wie Bedrohung, Lähmung oder den Drang, weglaufen zu wollen. Die schlimmeren Varianten wären: das Gefühl, verrückt zu werden, völlig die Kontrolle zu verlieren oder sich selbst oder anderen etwas anzutun. Dies kann dazu führen, dass die Angst vor der Angst entsteht. Damit können körperliche Beschwerden einhergehen, wie beschleunigter Puls, Beklemmung in der Brust, Druck im Solarplexus, schnelle Atmung, verkrampfte Muskulatur, Schwitzen, Zittern, Harndrang, Gesichtsblässe u.v.m. Mit der Angst fühlen wir uns vom Leben bedroht. Angst kommt vom Lateinischen „angustus" und bedeutet Enge. Und obwohl es eng wird, wenn wir Angst haben, sind die Symptome der Angst niemals lebensbedrohlich – und die Angst kann sogar sinnvoll sein. Sie kann uns zu Höchstleistungen anspornen oder auch warnen und vorsichtig machen. Der Steinzeitmensch wurde durch die Angst auf Kampf oder Flucht vorbereitet und so rettete ihm die Angst möglicherweise das Leben.

Die Wissenschaft stellte fest, dass die körperlichen Reaktionen bei Wiederholung der Situation sofort wieder auftreten, selbst wenn diesmal keine Bedrohung vorhanden ist. Das beweist, dass die Angst eine erlernte Gedächtnisleistung ist und erfreulicherweise ist festzustellen, dass alles, was erlernt wurde, auch wieder verlernt werden kann. Menschen, die in ihrem Leben traumatische Erfahrungen hatten oder Kinder, die Verlassenheit, Ungewissheit und mangelnde Zuwendung erlebten, neigen eher zu generalisierten Angststörungen (übertrieben andauernde Befürchtungen in vielen Aspekten des Lebens). Auch Panikstörungen (plötzliche Panikattacken ohne Auslöser) oder Phobien (Platzangst, Flugangst, Angst im Umgang mit anderen Menschen usw.) können sich bei Menschen entwickeln, die z.B. im Kindesalter keine Möglichkeit fanden, sich auszudrücken.

Diese Angst, die vom Betroffenen als extrem unangenehm empfunden wird und deshalb möglichst wenig gefühlt werden will, ist trotzdem allgegenwärtig und verhindert das Erleben positiver Gefühle. Weil es sehr viel Energie kostet, die Angst zu unterdrücken, sind so gut wie alle Gefühle festgefahren.

Gelingt es nun, diese festgefahrenen und verkrampften Emotionen zu spüren, kann all das Gute und Angenehme wiederbelebt werden. Das stellt sich im konkreten Fall so dar: Wenn die Angst kommt, beobachte ich mich, was mit mir geschieht, ohne etwas verändern zu wollen. Ich spüre das Herzrasen, das Zittern oder Schwitzen. Ich spüre, wie die Angst im Nacken sitzt und ich davonrennen möchte. Ich brauche gegen meine Gefühle nicht anzukämpfen und mir keine düsteren Vorstellungen zu machen, ich bin einfach nur da, in der Gewissheit, dass jedes Gefühl seine Berechtigung hat, auch wenn ich diese nicht zu erkennen vermag. Irgendwann in meinem Leben war diese Angst vielleicht „überlebensnotwendig". Im Moment spielt das keine Rolle. Ich schaffe einfach einen Raum der Aufmerksamkeit „für dieses Ereignis". Ich bin jetzt liebevoll zu mir.

Da Angst immer einhergeht mit einer Verspannung der Muskulatur, unterstütze ich diesen Prozess des Annehmens der Gefühle mit der bewussten Ein- und Ausatmung. Ich bleibe beobachtend da, spüre, fühle und atme so lange, bis sich die Angstenergie in irgendeiner Form verändert. Erfahrungsgemäß reguliert sich unser Körper von selbst, wenn wir anwesend sind. Wer mag, kann jetzt mit der Angst sprechen. Man kann der Angst sagen, dass man sie spürt, aber dass sie jetzt nicht mehr gebraucht wird und dass sie sich in Licht verwandeln darf. Und das tut sie. Die Angst löst sich auf, und wenn sie sich neutral anfühlt und wir mit unserer Aufmerksamkeit dabei bleiben, werden wir im Anschluss eine Kraft wie Erlösung, Frieden oder Gelassenheit, evtl. sogar Liebe spüren. Dies wird der Körper und das Nervensystem nun als neue Erfahrung abspeichern und im Wiederholungsfall abrufen. Jede neue Angst- oder Panikattacke fällt etwas leichter aus, bis sie sich ganz aufgelöst hat, für immer.

Der Ansatz zum Auflösen der Angst oder anderen unangenehmen Gefühlen ist also, sie mit allen körperlichen Empfindungen anzunehmen, als Gefühl, das sein darf, das zum Menschsein gehört und das sich langsam durch die Annahme entspannen bzw. transformieren und auflösen wird. Die Angst und alle anderen unangenehmen Gefühle verlangen nach Aufmerksamkeit, gerade ihre Unterdrückung hat sie zu

Monstern heranwachsen lassen. Viele Menschen glauben, wenn sie ihren Empfindungen die Erlaubnis geben, da zu sein, werden diese stärker oder geraten womöglich außer Kontrolle. Genau das Gegenteil ist der Fall: Was abgespalten und nicht gespürt wird, bleibt da. Wenn es gespürt wird, verändert es sich. Deshalb sollte der Betroffene sein Verhalten so einstellen, dass er die Angstsituation nicht meidet, sondern das Unangenehme innerlich da sein lässt und neue positive Erfahrungen damit macht.

Wichtig ist es, die Empfindungen, z.B. bei einer Panikattacke, bewusst wahrzunehmen, vielleicht sogar zu beschreiben und laut auszusprechen, was gerade mit einem passiert („*Mir ist schwindelig, mein Herz klopft, ich zittere…*" usw.). Umso schneller werden die Symptome verschwinden. Nicht das Verdrängen ist heilsam, sondern das bewusste Durchleben und allmähliche Meistern der Angstsituation. Das steigert den Selbstwert und schenkt einem das erhebende Gefühl, Herr der Lage zu sein. Angst ist eine Illusion, die sich der Mensch durch Verletzungen und Vertrauensverlust mit seinem Verstand erschaffen hat. Aber aus diesem selbst erwählten Gefängnis kann man auch selbst wieder aussteigen. Wenn man anfängt zu vertrauen, dass es von mal zu mal besser und irgendwann alles gut wird, braucht man immer weniger Angst zu haben und wird am Ende die Früchte der Bemühungen ernten.

So, wie das Erleben von Furcht und Angst zu den Grunderfahrungen des menschlichen Daseins gehört, kann auch das Annehmen der Angst zu einer neuen Dimension an Erfahrung führen, die der Bewusstwerdung und Entwicklung der menschlichen Seele dienen. Wo des Menschen Schwächen liegen, sind nach der Heilung seine Stärken. Wir werden feststellen, dass die Angst nicht zu unseren göttlichen Wesensanteilen gehört. Wenn wir aber die Angst liebevoll betrachten können, sie annehmen, mit ihr sprechen, sie spüren, durch sie hindurchgehen, dann wandeln wir sie um in absolut gute Geister. Die Angst will gesehen werden. Mit Liebe zu uns selbst lösen wir sie auf.

Ich bin jetzt bereit,
die Schwingung der Angst in Liebe zu verwandeln,
Ängste, die mich von meinem Göttlichen trennen
und somit Lieblosigkeit, Härte, Kälte und Dunkelheit erzeugen.

Ich öffne jetzt mein göttliches Zentrum im Herzen
und nehme meine Ängste an.
In meinem Herzen umarme ich meine Ängste.
Sie schmelzen im warmen hellen Licht der Liebe,
um sich endlich wieder mit ihrem göttlichen Kern zu vereinen.

Ich vergebe mir und allen anderen,
die an meinen Erfahrungen beteiligt waren.
Ich bin dankbar für alle Erfahrungen,
die ich durch diesen Schatten erleben durfte
und dankbar für die Lektionen,
die ich daraus gelernt habe.
Ich liebe meinen Schatten und integriere ihn.

Wisse: ***Auch die göttliche Urkraft liebt Dich bedingungslos so, wie Du bist.***

Unser aller Lebensziel ist Wachstum durch Erfahrung, um reif und vollkommen zu werden. Auch wenn Ängste äußerst bedrohliche Erfahrungen zu sein scheinen, so können wir durch ihre Meisterung reifen. Es heißt, ein wahrer Meister bleibt unbeeindruckt von Konflikten, Problemen, Katastrophen, weil er diese in sich überwunden hat. Er hat das Göttliche in sich erkannt, und so hat das Göttliche die Führung in ihm übernommen. Die edelste Wahl für uns selbst ist, wenn wir das höchste Wohl für uns wollen. Wir können den anderen nur wohl tun, wenn wir dies zuvor für uns selbst tun. Die Mehrzahl der Menschen ist aber der Ansicht, dass sie es nicht wert sind oder dass sie nicht vollkommen werden können und begrenzen sich dadurch. Die Erleuchteten haben erkannt, was Jesus sinngemäß gemeint hat mit *„Ihr sollt erkennen, dass Ihr vollkommen seid."* Das bedeutet, dass wir einen Samen als Anlage zur Vollkommenheit in uns tragen. Dieser Same drängt zur Reifung. Wir als Kinder und Erben des Himmlischen Vaters haben ein Anrecht auf Vollkommenheit und dürfen es dankbar in Anspruch nehmen.

Auch ein wohlwollender Therapeut kann keine Heilung bewirken, wenn wir sie selbst nicht wollen. Das Licht ist in uns. Die Therapeuten können uns lediglich fördern, unterstützen und auf unserem Heilungsweg begleiten. *„Das Reich GOTTES ist inwendig in euch"* bedeutet, dass jede Suche nach Erfüllung im Außen ergebnislos bleibt. Solange wir uns dem inneren Schmerz nicht stellen, durch ihn hindurchgehen und ihn transformieren, werden wir nicht den heiligen Raum in uns finden. Alles, was blockiert hat, was versteckt und verhärtet war, kann erst dann wieder fließen. In der bedingungslosen Liebe dieses Raumes finden wir unser wahres Zuhause und die Glückseligkeit.

Wer sich darin übt, gut mit sich und seiner Gefühlswelt verbunden zu sein, läuft weniger Gefahr, eine psychische oder psychosomatische Erkrankung zu bekommen. Denn wenn sich die Seele angenommen und geliebt weiß mit allem, was sie in sich trägt, dann ist das heilender Balsam für sie. Einen Seelengarten gut zu bestellen, ist letztendlich ein Akt der Liebe sich selbst gegenüber. Der Weg zu unserer Ganzheit führt über das Annehmen unserer Gefühle, um unsere Muster und Konditionierungen zu erkennen, die wir aus den verschiedensten Gründen in unserem Leben errichtet haben. Beziehungen eignen sich bestens dazu, unsere Blockaden kennenzulernen. Sie bieten uns den schnellsten Weg zu Wachstum und emotionaler Reife.

Nachdem wir unsere zweite Hälfte gesucht und vermeintlich gefunden haben, sind wir zunächst einmal wie in einem Rausch und hoffen inniglich, der Partner könne uns und unsere Wünsche erfüllen. Wir träumen insgeheim davon, mit unserem Partner für immer im Himmel zu sein. Leider oder Gott sei Dank brechen diese Illusionen sehr bald wie ein Kartenhaus zusammen, nämlich dann, wenn die individuellen Konditionierungen zum Vorschein treten, Meinungsverschiedenheiten auftauchen und der Kampf um die eigenen Bedürfnisse beginnt. Wir neigen dazu, den Partner für die Erfüllung unserer Bedürfnisse verantwortlich zu machen oder ihm die Schuld für unsere schlechten Gefühle zu geben. In Wahrheit reaktiviert der Partner genau die schmerzlichen Gefühle, die wir bereits in die Partnerschaft mitgebracht haben und die in unseren Herkunftsfamilien entstanden sind. Es sind Wunden aus der Vergangenheit, meistens aus der Kindheit.

Der Grund, warum wir beim Partner bestimmte Eigenheiten ablehnen, ist der, dass er uns Anteile zeigt und auslebt, die wir bei uns selbst unterdrücken. Er spiegelt uns auch perfekt zurück, was wir unbewusst verstecken, aber nach außen projizieren. Angenommen, wir hatten in unserer Kindheit Erfahrungen, aus denen heraus wir den Glaubenssatz entwickelten: *„Ich bin nicht liebenswert."* – was wird uns der Partner in diesem Fall zeigen? Wir werden vermutlich oft innerlich toben, weil wir uns nicht geliebt fühlen. Der Partner passt zu unseren Themen wie der Schlüssel zum Schloss. Er wird uns immer wieder an unsere schmerzlichsten Wunden führen und uns zeigen, was wir noch anzuschauen, das heißt, zu heilen und zu integrieren haben, wo es noch Blockaden oder Entwicklungsmöglichkeiten gibt oder eine Verhaltensänderung nötig ist. Wenn jemand zum Beispiel das Gefühl hat, in der Partnerschaft immer „der Dumme" zu sein, dann ist das seine Realität. Diese Realität ist sicherlich die Reaktivierung von unbewussten Abspeicherungen früherer Erlebnisse, wo er sich als der Dumme erlebt hat. Es war aber nur seine ganz persönliche Wahrnehmung. Hätte er einen Beteiligten in einer dieser Situationen dazu befragt, hätte dieser sicherlich eine ganz andere Meinung. Aber seine zellulären Erinnerungen blockieren ihn noch heute. Deshalb geht die Arbeit von innen nach außen. Wir werden alle ständig aufgefordert, unsere Themen durch die Geschehnisse in unserem Leben zu erkennen. Wir könnten natürlich auch aus unangenehmen Situationen fliehen, also das Außen verändern. Aber leider nehmen wir unsere noch nicht erkannten Glaubenssätze mit. Sie sind uns wie auf die Stirn geschrieben und wir werden sie, wenn nicht vom Partner, dann von anderen Menschen wieder und wieder gespiegelt bekommen. Der Partner stellt sich sogar zur Verfügung, sich bei uns völlig unbeliebt zu machen und wird uns immer wieder neue, von uns abgespaltene Anteile zeigen. Aus einer höheren Warte gesehen, geschieht dies aus Liebe zwischen den beiden Seelen. Unsere Beziehungen eignen sich bestens dazu, unser verborgenes Lebensskript kennenzulernen.

Ein großer Schmerz entsteht, wenn wir glauben, dass wir von jemandem abgelehnt wurden, und wenn dies sogar die Eltern waren. An dieser Stelle ist es wichtig zu erkennen, ob wir noch am Verteilen von Schuld sind oder einem Trugschluss unterliegen. Es mag sein, dass wir von Vater oder Mutter geschlagen oder nicht beaufsichtigt wurden, dass eine misslungene Abtreibung oder eine Adoption vorlagen. Doch wenn es uns möglich wäre, in diesen Elternteil hineinzuschauen, würden wir feststellen müssen, dass wir niemals persönlich abgelehnt wurden, sondern dass der emotionale Schmerz bei diesem Menschen so überwältigend war, dass es ihm in der Situation nicht möglich gewesen ist, anders zu handeln. Sagte nicht Jesus: *„Wer frei ist von Schuld, der werfe den ersten Stein."*? Wissen wir, wie wir selbst in dieser Situation und mit den lieblosen Vorerfahrungen der Eltern gehandelt hätten? Die meisten Menschen haben sich der Liebe gegenüber verschlossen, um nicht noch mehr Schmerz erleiden und spüren zu müssen.

Wir selbst können uns von unserem Schmerz befreien, wenn wir uns verpflichten, unsere Fehlinterpretationen aufzugeben und zu verzeihen. Durch dieses bewusste Erkennen und durch Vergeben kann viel Heilung geschehen. Erst indem wir vergeben, können wir frei werden. Schuldzuweisungen werden uns immer an die betreffende Person binden, und so werden wir gezwungen, ein Leben zu führen, das von der Vergangenheit überschattet ist und die Gegenwart, vielleicht sogar die Zukunft, ungut beeinflusst. Wenn wir vergeben, entlasten wir uns und die beschuldigte Person. Dann erst können wir zu innerem Frieden finden. Wir versklaven uns selbst, wenn wir nicht bereit sind, zu vergeben, aber wir schreiten voran, wenn wir unsere Vergangenheit durch Vergebung heilen. Wenn sich das Vergeben für Sie schwierig darstellt, dann bitten Sie Ihren inneren GOTT oder das Höhere Selbst, die Vergebungsenergie der betreffenden Person zufließen zu lassen. Gehen Sie mit dem göttlichen Teil in Ihnen in Kommunikation und sagen Sie ihm, wie schwierig, aber dennoch wichtig, die Vergebung für Sie ist. Sie werden Gnade und Hilfe erhalten und irgendwann Frieden in sich spüren.

Das Geheimnis des Glücks ist nicht, ein sorgenfreies, komfortables Leben in Wohlstand zu führen. Wir alle kennen Sorgen, Verlust, einen Mangel an Liebe oder an Geborgenheit sowie ein Sich-Schuldigfühlen am Nächsten. Aus diesem Grund kann es der Weg zum Glück sein, sich selbst und anderen zu vergeben. Das erst macht uns frei. Vergebung im Vertrauen darauf, dass in jedem von uns das Gute, ein Funken des Göttlichen liegt, wird uns beflügeln, einen Neuanfang zu starten. Wir können an den Widrigkeiten des Lebens zerbrechen oder daran wachsen. Es liegt an uns.

Wollen wir auf dem schmalen Pfad des Glücks wandeln, müssen wir vergeben, dankbar sein und darauf vertrauen, dass wir unsere Saat ernten werden und wir Liebe erhalten, wenn wir Liebe geben. Vielleicht nicht von derselben Person, aber nach dem Gesetz der Resonanz werden wir Liebe anziehen, wenn wir Liebe aussenden.

Beziehungen sind dazu da, dass wir unsere Schwachstellen überwinden, dass unsere Familien heilen und unsere Altlasten immer weniger werden. Wenn uns der Partner bis zur völligen Verzweiflung treibt, werden wir entsetzt und wütend aus der Hölle fliehen wollen. Haben Sie schon gehört, dass man langjährigen Paaren nachsagt, sie seien leidensfähig? Sie empfinden manchmal unerträgliches Leid, aber sie sollen nicht leidensfähig sondern sich dessen bewusst werden, dass alles in liebender Absicht geschieht. Bewusstheit bringt innere Freiheit. Wir können nämlich solch schmerzliche Situationen als beste Gelegenheit nutzen, einen äußerst unliebsamen Schatten von uns zu entdecken, anzunehmen und zu heilen. Ein Großteil der Heilung geschieht sofort, wenn wir den Gedanken akzeptieren, dass wir selbst auf Seelenebene die Situation erzeugt haben, und indem wir den Partner von seiner

Schuld freisprechen. Damit befreien wir uns innerlich selbst und können in der Beziehung bleiben. Den restlichen Teil unserer Heilung wird dann unser Höheres Selbst übernehmen.

Der emotionale Schmerz in der Gegenwart bietet uns die Gelegenheit, den Schmerz aus der Vergangenheit aufzulösen. In der Gegenwart können wir die Vergangenheit befreien. Alles, was noch erlöst werden will, zeigt sich im Jetzt, in unseren Gefühlen, die aus den Geschehnissen der Vergangenheit entstanden sind. Gefühle kennen keine Zeit.

Eigentlich ist es ein Drama, dass ausgerechnet unsere Partner, diejenigen, mit denen wir uns den Himmel auf Erden erhofft haben, unsere alten Wunden widerspiegeln. Aber auf der seelischen Ebene ist es ein Akt der Liebe, und es ist ein großes gegenseitiges Geschenk, wenn Paare ihre problematischen Situationen miteinander ausleben und meistern. Wenn wir uns dessen bewusst sind und Verantwortung für unsere emotionalen Reaktionen übernehmen, können wir heilen.

Lernen wir, unseren Partner so zu lieben und anzunehmen, wie er ist und gerade weil er so ist, wie er ist, dann werden wir es auch aushalten, wenn er uns vermeintliche Schmerzen zufügt. Wenn wir den Gedanken zulassen, dass er – von einer höheren Warte aus gesehen – aus Liebe so agiert, werden wir bei ihm bleiben und vergeben.

„Jedes Ereignis, jede Situation, in der Sie sich finden,
hat immer einen positiven Wert –
selbst die Dramen, die Tragödien, der Blitzschlag aus heiterem Himmel.“

Arnaud Desjardins (franz. Autor 1925-2011)

Wenn beispielsweise ein emotional abhängiger Erwachsener nicht in der Lage ist, sich seine Bedürfnisse selbst zu erfüllen und in einer starken Erwartungshaltung lebt, kann er durch einen selbständigen Partner erkennen, was er zu lernen hat: sich selbst mehr wertzuschätzen, seine Unabhängigkeit anzunehmen und ohne Erwartungen lieben zu lernen. Das ist nicht leicht, denn der emotional unabhängige Partner wird sich eher zurückziehen, wenn er bemerkt, dass sein Gegenüber versucht, etwas von ihm zu bekommen oder ihn zu manipulieren. Aber dieser kann lernen, dass er den Wunsch des bedürftigen Partners nach Nähe versteht und sich auf ihn einlässt, ohne sich manipulieren zu lassen. Das kann für ihn ein ebenso schwerer Schritt sein, doch kann er dabei Nähe und Liebe hinzugewinnen.

So werden wir mit unseren Partnern eine Vielzahl von Themen und Phasen durchleben, bis wir bereit dazu sind, unsere Lernanteile zu erkennen und unseren eigenen emotionalen Schmerz zu heilen. Mit unserer seelischen Heilung verhelfen wir ebenso unserem Partner dazu und dadurch kann die Beziehung heilen. Wenn uns das Gefühl beherrscht, dass diese Beziehung komplett verfahren und womöglich am Ende ist, ist die Chance zur tiefsten Heilung am größten. Jetzt ist die Zeit, die volle Verantwortung für sich zu übernehmen und seine blinden Flecken anzuschauen. Hilfreich in dieser schwierigen Situation ist es, dass wir immer wieder auf den Partner zugehen und für ihn offen bleiben, ihm und uns gegenüber ehrlich sind und zu erkennen versuchen, was unsere Lektion dabei ist.

Wir können uns erst dann verändern, wenn wir durch unser Umfeld etwas über uns herausgefunden haben. Stellen Sie sich einen Eisberg vor, von dem nur die Spitze zu sehen und der größte Teil unter Wasser ist. In diesem Verhältnis steht unser Bewusstsein zu unserem Unterbewusstsein. Der größte Teil von dem, was uns ausmacht, unsere Rollen und Muster, liegen sozusagen unter Wasser, tief in unserem Unterbewusstsein verborgen und haben von dort eine enorme Wirkung auf uns. Man sagt, dass wir in etwa zu 95 % aus dem Unterbewusstsein heraus agieren. Die Spitze des Eisbergs, unser Bewusstsein, kann aber durch unser Bemühen vergrößert werden, sodass das verborgene Wirken aus dem Unterbewusstsein geringer wird. Bewusstheit ist ein äußerst machtvolles Instrument, nicht nur für die Ehe, sondern grundsätzlich für den Umgang mit allen Menschen bis zur Entwicklung von Führungsqualitäten.

Es gibt speziell über Beziehungen und die Liebe viel gute Literatur. Finden Sie selbst heraus, welche Sie anspricht. Wenn ich gefragt werde, empfehle ich gerne „Geliehenes Glück" von Julia Onken und „Liebe Dich selbst und es ist egal, wen Du heiratest" von Eva-Maria Zurhorst, „Ich vergebe" von Colin C. Tipping sowie „Wahre Liebe lässt frei" von Robert Betz. Wir Menschen verwechseln meist *lieben* mit *besitzen wollen*. Lieben bedeutet in erster Linie, an das höchste Wohl des anderen zu denken und sich dafür einzusetzen, was auch heißen kann, ihn seines Weges ziehen zu lassen. Es kann genauso bedeuten, ihm Grenzen aufzuzeigen. Dient es z.B. einem Kind, es nur mit Geschenken und Verhätschelungen zu überschütten, oder dient es ihm nicht auch und sogar mehr, ihm aufzuzeigen, dass es hier auf Erden Ge- und Verbote gibt? Wir befinden uns (noch) nicht im Paradies. Je früher wir auf sanfte, angenehme Weise erfahren, wann wir uns oder dem Nächsten schaden, desto besser ist es für das spätere Leben. Dann kann es ein Akt der Liebe sein, ein klares Nein auszusprechen. Es geht auf gar keinen Fall, dass ein Partner den anderen benutzt, unterdrückt, kontrolliert oder manipuliert.

Immer, wenn Sie Druck verspüren, befinden Sie sich in einer bedrückenden Situation, wo etwas korrigiert werden muss. Spüren Sie dem nach, nehmen Sie die Beobachterposition ein und fragen Sie sich: *„Was würde der liebende GOTT jetzt für alle Beteiligten wollen?"*, und dann besprechen Sie es in Ruhe und Gelassenheit mit ihnen. Niemals hat GOTT für irgendjemanden ein Gefängnis vorgesehen. Im Gegenteil: Damit Sie sich entfalten können, wie Sie wollen, ist Ihr freier Wille immer von GOTT garantiert. Und deswegen darf der freie Wille auch nicht durch einen anderen Menschen eingeschränkt werden. Warum sollten wir dennoch unser Wollen dem Willen GOTTES unterordnen? Der Grund dafür ist, dass GOTT uns immer zu unserem und aller Beteiligten höchsten Wohle anleiten und führen wird. GOTT will für uns Liebe, Freude, Glück und Frieden, und nur er weiß, wie wir dies erreichen.

Mit unserem freien Willen können wir hier auf Erden vieles erschaffen, aber leider nicht nur den Himmel, sondern auch die Hölle und die vielen Abstufungen dazwischen. Der Grund dafür ist, dass in unserem freien Willen alles, was uns unterbewusst steuert, alle Erfahrungen mitsamt den Konditionierungen, wirken. Das dient nicht immer unserem Besten. Unsere Entscheidungen entsprechen unseren Konditionierungen und wir werden mit den daraus entstandenen Konsequenzen leben und immer wieder Kompromisse eingehen müssen. Wenn wir keine Kompromisse eingehen wollen, werden wir bald „alleine frühstücken".

Je mehr wir uns der göttlichen Liebe hingeben, umso weniger werden wir aus unseren Konditionierungen heraus agieren und umso weniger Kompromisse werden wir machen müssen. Wenn wir uns dem Willen GOTTES anvertrauen, alles unserer göttlichen Führung, unserem Höheren Selbst übergeben, werden wir auf den Weg geführt, der dem höchsten Wohle aller dient. Irgendwann werden wir tiefen Frieden in uns spüren, vieles wird sich ordnen und fügen, sodass keine Kompromisse mehr nötig sind.

Bei allen zwischenmenschlichen Problemen ist es wichtig, in sich hineinzuspüren, womit man selbst im Widerstand ist. Widerstand erzeugt Trennung und dient ganz sicher nicht dem Wohlbefinden. Dort gibt es etwas zu verändern, wobei die Veränderungen vor allem an der inneren Einstellung vorzunehmen sind. Da wir alles von unserem Inneren, wie auf eine Leinwand nach außen projizieren, können unsere Programme ungewollt großen Schaden anrichten. Wenn sich Schwierigkeiten ergeben, können wir davon ausgehen, dass ein unbewusster Film abläuft, der noch kontraproduktiv wirkt und gesehen werden will.

Es erweist sich immer als hilfreich, wenn wir nicht vergessen, dass auch der Partner den göttlichen Funken in sich trägt und wenn wir diesen nie aus den Augen verlieren. So, wie sein göttlicher Funke von seinem Ego mit seinen Programmen überschattet ist, so ist es auch der unsere. Aber je mehr wir von unserem eigenen Kern freigelegt haben, umso leichter können wir auch bei anderen Menschen deren Rollen und ihr Ego demaskieren. Je besser uns das gelingt, desto eher können wir sie in ihrer Verletzung sehen und sie in Liebe annehmen. Irgendwann wird uns nichts mehr stören. Wir werden keine Resonanz mehr zu den Themen spüren, weil wir sie in uns geheilt haben und im Frieden sind. Auf diese Weise – über unsere eigenen Erkenntnisprozesse – können wir in unseren Beziehungen wachsen, reifen und liebender werden. Jedes Problem ist in Wahrheit eine Wachstumsaufforderung unserer Seele und verlangt von uns, Verantwortung zu übernehmen. Auch wenn wir mit unserem Partner einen gemeinsamen Weg gehen, ist es erforderlich, den eigenen inneren Weg nicht aufzugeben.

Wenn wir uns den Lebenslektionen verweigern, werden sie nur auf einen späteren Zeitpunkt verlagert, bis sie zu schweren Schicksalsprüfungen herangewachsen sind. Wenn wir nicht lernen wollen und für unseren Schmerz oder unsere Bedürfnisse andere Menschen verantwortlich machen, wird es zu keinem guten Ende führen.

Jeder Konflikt mit unserem Partner will uns sagen, dass wir „bei uns“ etwas zu korrigieren haben. Wenn die Bereitschaft zur Veränderung erst von uns ausgeht, wird sich auch im Miteinander und beim Partner etwas verändern, und das alles wird in Liebe geschehen.

Den Partner ändern zu wollen oder ihn zu unterdrücken, bis er sich unserem Willen fügt, bringt langfristig ein Ungleichgewicht und endet im Unfrieden. Es gibt viele Argumente, die dafür sprechen, sich selbst seine Bedürfnisse zu erfüllen und den Partner damit zu entlasten. Jahrhundertelang wurde uns aber eingeschärft, dass es verwerflich sei, sich selbst zu lieben. Es wurde mit Egoismus gleichgesetzt. Egoismus aber zeigt sich, wenn man in einem Verhältnis zu anderen etwas durchdrücken, der Erste sein oder das größte Stück Kuchen haben will. Selbstliebe dagegen kann man sich schenken, indem man sich auffüllt, ohne dass andere in irgendeiner Weise beeinträchtigt werden. Wenn wir uns zum Beispiel gerne frische Luft gönnen und mit dem Rad, statt mit dem Auto zum Einkaufen fahren wollen, werden wir vermutlich niemandem damit schaden und keiner wird etwas dagegen haben. Wir sind aber nach einem Radausflug zufriedener. Vielleicht gehen wir auch allein in einen interessanten Kinofilm, in ein Konzert oder sogar auf eine

Urlaubsreise, wenn der Partner keine Lust dazu hat und beide sich abstimmen. Wenn man aus dem Herzen heraus weiß, wo sein Zuhause ist und dass man liebt und geliebt wird, ist man frei und beide sind voller Vertrauen. Dann wird man keine Situation ausnutzen und man wird voller Freude zurückkehren.

Jesus sagte: *„Liebe Deinen Nächsten wie Dich selbst.“*, was impliziert, dass wir zunächst lernen müssen, uns selbst zu lieben, bevor wir unseren Nächsten lieben können. Wir können einem anderen nur geben, was wir in uns selbst entwickelt haben. Bei nicht wenigen Menschen liegt genau dort das Problem. Sie kennen das Programm nur zu gut, immer für andere da zu sein, haben aber mit dem Annehmen massive Schwierigkeiten, geschweige denn, dass sie es sich wert sind, zu sich selbst liebevoll zu sein. Viele spüren ihre Bedürfnisse schon gar nicht mehr. Besonders junge Ehefrauen und Mütter leiden unter diesem Phänomen. Sie stellen dann auch noch mit Erschrecken fest, dass ihre Partner ihnen die Wünsche nicht in dem Maß ihrer Erwartungen erfüllen. Dahinter verstecken sich zumeist negative Selbstbilder wie *„Ich bin es nicht wert, dass…“* oder *„Ich mag an mir nicht leiden, dass…“* und alle Gedanken über sie selbst, die ihnen schaden. Gemäß dieser Ideen werden sie feststellen, dass sich die Menschen so verhalten, wie sie es erwarten, oder dass sie ständig Menschen um sich haben, die etwas von ihnen brauchen, sie kontrollieren oder an ihnen herumnörgeln.

Diese perfide Projektion erschafft einen Teufelskreis und kann sie in Leid und Selbsthass gefangen halten. Weil alle diese Phantasien dem Ego entspringen, sind Selbstverurteilungen und die damit einhergehende Lebensverweigerung Egoismus, der niemandem nützt. Zusätzlich wird solch ein ablehnendes Selbstbild gerne mit netten, freundlichen und hilfsbereiten Rollen kompensiert, sodass sich anstelle von Liebe und Überfluss ein latenter Mangel bis hin zum Überdruss und zur Erschöpfung einstellen. Spätestens jetzt ist es angesagt, damit aufzuhören, sich selbst zu geißeln und aus dem Circulus vitiosus auszusteigen.

Es ist wichtig, sich selbst zu achten. Wenn wir dies nicht tun, wird es auch kein anderer tun. Das heißt aber nicht, die eigenen Bedürfnisse über die des Partners zu stellen. Das Erfüllen unserer Bedürfnisse sollten wir niemals damit verwechseln, dem anderen etwas zu nehmen oder ihm zu schaden. Wenn wir uns unsicher sind, können wir das Höhere Selbst bitten, uns den Weg zu zeigen, bei dem alle Beteiligten die Gewinner sind.

Von dem spätmittelalterlichen Theologen Meister Eckhart stammt folgender Ausspruch: *„Alle Liebe dieser Welt ist auf Eigenliebe aufgebaut.“*, und auch dieser besagt, dass wir zuerst die Liebe *in uns* zu entwickeln haben. Wir müssen Liebe fühlen, um sie auch für andere Menschen verströmen zu können, um z.B. für andere mitzufühlen. Nur das, was wir selbst in uns tragen, können wir weitergeben. Was wir uns erschlossen haben, wie die Akzeptanz unserer Schwächen, darüber können wir auch bei anderen mit einem Lächeln hinweggehen. Auch schräge Entscheidungen anderer wird derjenige besser akzeptieren können, der sich selbst liebt. So gesehen ist es das Beste, was wir für andere tun können, mit der Eigenliebe zu beginnen. Damit übernehmen wir Verantwortung für unsere innere Zufriedenheit und zugleich für unsere Nächsten, indem wir die Erwartungen an andere zurückschrauben.

Wenn wir beginnen, mit uns selbst liebevoll zu kommunizieren, uns wertzuschätzen, uns Geborgenheit zu schenken, sowie unsere Bedürfnisse zu erfüllen, wird sich langfristig eine Aura um uns legen, die aus einem guten Selbstwertgefühl und einer starken Ausstrahlung besteht. Damit werden wir Situationen in unser Leben ziehen, die unserem Glück optimal dienen. Wenn wir mit der Einstellung durch das Leben gehen, dass wir liebenswert sind und dass das Leben immer das Beste für uns bereit hält, werden wir mit diesen Gedanken eine erfolgreiche Realität erschaffen.

Eines der universellen Gesetze lautet: *„Wie innen, so außen.“* Es bedeutet, dass Ihnen das Leben einen Spiegel vorhält, der Ihnen zeigt, wie es in Ihrem Inneren aussieht. Sind dort tief drinnen verborgene Trauer, Angst oder Wut, dann werden Sie entsprechende Situationen anziehen, die Sie traurig, ängstlich oder wütend werden lassen. Haben Sie keine

Liebe im Inneren entwickelt, kommt keine Liebe von außen. Aufgrund dieses Prinzips gibt es gar keine andere Möglichkeit für die Mitmenschen, als Sie zu lieben, wenn Sie selbst das tun, denn Liebe zieht Liebe an. Menschen mit einer liebevollen positiven Ausstrahlung wirken auf andere attraktiv und anziehend. Stets jammernde und bedürftige Menschen werden über kurz oder lang gemieden.

Ebenso verhält es sich in Beziehungen: Menschen, die sich selbst lieben, gut für sich sorgen und aufgefüllt sind, haben viel zu verteilen. Man kann nur geben, was man selbst hat. Der Bettler wird uns nicht einmal eine Scheibe trockenes Brot geben können.

Sich-selbst-Liebende sind stark und weniger abhängig, haben gern Spaß mit anderen und ziehen dann ihres Weges ohne Reue und mit Freude im Herzen. Sie können aber auch treu sein, treuer als der emotional Abhängige. Dieser ist oft der ewig Suchende. Der Sich-selbst-Liebende hat für sich herausgefunden, dass Geben aus einer inneren Sattheit heraus erfüllend ist. Bei Menschen mit einem Liebesdefizit kann man lange auf ein Lob warten und darf oft nicht so sein, wie man ist. Reichlich sich selbst auffüllende Menschen sind meist selbstbewusst und können sich gut abgrenzen. Ein klares Nein oder Ja macht diese Beziehungen in der Regel einfacher, weil Opferrollen und Erwartungshaltungen wegfallen.

Menschen, die in sich die Liebe gefunden haben, mit sich im Einklang sind, weil sie wissen, dass sie mit dem Schöpfergeist verbunden sind, der sie immer bedingungslos liebt, fällt es nicht schwer, anderen Menschen zu vergeben, weil sie den göttlichen Funken in allen Menschen sehen. Dadurch sind Sich-selbst-Liebende weniger verletzlich, emotional stabiler und kritisieren nicht an anderen herum. Sie sind sich ihres eigenen Wertes bewusst, nicht mehr von der Meinung anderer abhängig und verhalten sich liebevoller.

„Mit der Zeit lernst Du, dass eine Hand halten
nicht dasselbe ist, wie eine Seele fesseln.
Und dass lieben nicht anlehnen bedeutet
und Begleitung nicht Sicherheit.
Du lernst allmählich, dass Küsse keine Verträge sind
und Geschenke keine Versprechen.
Und Du beginnst, Deine Niederlagen erhobenen Hauptes
und offenen Auges hinzunehmen,
mit der Würde des Erwachsenen,
nicht maulend wie ein Kind.
Und Du lernst, all Deine Straßen auf dem Heute zu bauen,
weil das Morgen ein zu unsicherer Boden ist.
Mit der Zeit erkennst Du, dass sogar Sonnenschein brennt,
wenn Du zu viel davon abbekommst.
Also bestell Deinen Garten
und schmücke selbst Dir die Seele mit Blumen
statt darauf zu warten, dass andere Dir Kränze flechten,
und bedenke, dass Du wirklich standhalten kannst
und wirklich stark bist,
und dass Du Deinen eigenen Wert hast.“

Kelly Priest

Wenn die Liebe in das Herz eines Menschen eingezogen ist, ist dieser mehr mit seinen Gefühlen verbunden als ein reiner Verstandesmensch. Das wird ihn sanftmütig, verständnisvoll und geduldig machen. Es lässt ihn auch mehr auf die Weisheit seines Herzens horchen. So öffnet die gesunde Selbstliebe das Herz. Wer sich diese inwendige Liebe erschlossen hat, wird viel mehr Liebe im Außen sehen, wie zum Beispiel die Schönheit der Natur: Er wird sich über das Gänseblümchen am Wegesrand freuen, wird Menschen bemerken, die freundlich miteinander umgehen und Mütter erkennen, die liebevoll zu ihren Kindern sind. Und er wird sich über jede Kleinigkeit im zwischenmenschlichen Bereich freuen, über das Lächeln eines Fremden, dass er Freunden seine Gedanken mitteilen kann sowie über all das, was ihm das Leben erleichtert. Je mehr wir uns auf die kleinen Dinge im Leben konzentrieren und dankbar dafür sind, umso mehr Freude wird bei uns einziehen.

Dankbarkeit verändert unser Leben. Dadurch, dass wir dem Guten mehr Raum geben, wird es sich vermehren. Wir ziehen immer mehr Geschenke an, lernen zu genießen und können damit die Täler unseres Lebensweges schmücken.

Wenn wir unsere Seele öfter mal baumeln lassen und uns Zeit nehmen zum Träumen, ganz ohne Leistungsdruck sind, wird sich unser inneres Kind wohlfühlen und entfalten. Es wird anfangen, kindisch und kreativ zu sein, und so kehrt unsere Lebensenergie sowie die Regeneration des Körpers zurück. Spannungen werden beim Blümchen pflücken oder Steinchen sammeln abgebaut und wir sind den Wundern dann so nahe, denn im entspannten Zustand können wir die Impulse unseres Höheren Selbst eindeutiger empfangen. Wir sind dann besser mit uns verbunden und dadurch auch mit den Eingebungen aus dem Hyperraum.

Im Kern sind wir licht, gesund und heil und werden geliebt, und zwar genau so, wie wir sind – und sogar *weil* wir so sind, wie wir sind. Wir sind alle Kinder GOTTES und haben die Fülle auf allen Ebenen verdient. Aus dieser zunächst erkannten und uns selbst gewährten Fülle werden wir mit Freude auf den Nächsten zugehen und ihm geben, was er benötigt, oder wir werden für ihn da sein.

Wenn jemand nicht besonders freundlich zu Ihnen ist oder schimpft und grantelt, dann wissen Sie, dass er sein inneres Licht noch nicht erkannt hat und er sich selbst noch nicht mag, obwohl GOTT ihn liebt. Versuchen Sie deshalb herauszufinden, was ihm fehlt. Jedes lieblose Verhalten ist in Wahrheit ein Schrei nach Liebe. Vielleicht ist es gar nicht schwierig, ihm seinen Wunsch zu erfüllen, oder stellen Sie sich zumindest vor, dass Sie dies tun wollen. Dann achten Sie auf sein Verhalten. Wir können in unserem Leben erst dann Fortschritte machen, wenn wir unsere Lebensumstände und die Menschen unseres Umfeldes akzeptieren. Ablehnung, Bewertung und Verurteilung sind Abwehrmechanismen, die uns nur in der Trennung zu anderen halten.

Alles, was uns gekränkt hat, versuchen wir mit Abwehrmechanismen zu verdecken und nehmen so die verschiedensten Verhaltensweisen an, die sehr oft für andere unangenehm sein können. Diese sollen unseren emotionalen Schmerz von uns fernhalten, bringen uns aber nur Schwierigkeiten, Unflexibilität und das Gefühl, nicht wirklich lebendig zu sein. Unsere Lebenserfahrungen werden dadurch bestimmt, wie wir sie beurteilen und darauf reagieren. Nur wir selbst können unsere Gefühle und unser Verhalten beeinflussen.

Unsere zwischenmenschlichen Beziehungen mit all ihren Nöten zeigen uns die Situationen, die wir selbst unterbewusst erschaffen haben, auch wenn es danach aussieht, als wären wir auf alle Fälle im Recht und die anderen das Problem. In uns wirken aber Kräfte – unsere Schatten –, die dafür sorgen, dass wir in einer unglücklichen Situation stecken und nach Erlösung streben. Jetzt können wir uns für den Weg der Heilung von uns, unserem Gegenüber und der Beziehung entscheiden oder dafür, dass wir unglückliche Herzen zurücklassen. Wer selbst seine eigenen Bedürfnisse leugnet, wird auch nicht die Bedürfnisse anderer Menschen wahrnehmen können. Wer zu sich selbst nicht liebevoll ist, wird auch mit anderen nicht liebevoll sein.

Wenn wir den Heilungsweg gehen wollen, werden wir das Ziel auch erreichen. Dazu ist es wichtig, alles Verurteilen aufzugeben und zu erkennen, dass unser eigenes Verhalten sowie das des Partners bzw. Gegenübers aus früheren Verletzungen stammt. Wenn wir bereit sind zu vergeben, weil wir das Verhalten des anderen als Hilferuf enttarnen, können wir angemessener darauf reagieren, indem wir den in uns wütenden Teil überwinden, auf den Partner zugehen und versuchen, die Probleme in Liebe und mit Verständnis zu lösen. Erst wenn beide Gewinner sind, kann Frieden einkehren. Eine gelungene Kommunikation führt in Beziehungen zum Erfolg und verhilft uns zu mehr Selbstvertrauen für künftige Konflikte.

Wenn wir mit uns und den anderen liebevoll sein wollen, ist es wichtig, dass wir zuerst mit unseren eigenen Gefühlen in Kontakt kommen. Nur durch das Annehmen unseres emotionalen Schmerzes geschieht

Verwandlung, nicht durch das Wegdrücken. Wenn wir lange genug unsere eigenen negativen Gefühle wahrnehmen, mit unserem Licht beleuchten, werden sie wie Schnee in der Sonne schmelzen.

Ich hatte einst einen Traum, in dem in einer kalten, schneebedeckten Landschaft ein Wolf auf mich zulief. Ich war voller Angst, tat aber intuitiv im Traum das Richtige und schickte dem Wolf Liebe. Daraufhin wurde er größer, transparenter und mutierte zu rosafarbenem Nebel. Schließlich löste er sich ganz auf. Er ist einfach dahingeschmolzen. Ich war die Gewinnerin, aber er war auch Gewinner durch meine Liebe. Sie können Ihrer Angst, Ihrer Wut, Ihrem Kummer und jedem Schmerz so lange Aufmerksamkeit schenken, bis sie sich auflösen und es Ihnen wirklich gut geht. Es funktioniert! Dann sind Sie sich liebevoll begegnet.

Je mehr Sie sich selbst auf diese Weise heilen, umso weniger brauchen Sie ihren Ärger und Ihre Wut hinunterzuschlucken oder auf andere Menschen abzuladen. Indem wir mehr und mehr Verletzungen in uns heilen, fangen wir an zu strahlen und unsere Liebe zu leben. So vermehren wir die eigene Herzensfülle, die wir dann in unsere Beziehungen einbringen. Wenn wir uns statt unserem Ego dem Höheren Selbst verpflichten und unsere Themen und Beziehungen ihm übergeben, werden wir noch dazu eine „wunder"-volle Führung erfahren. Wir können unser Höheres Selbst bitten, uns zu zeigen, was wir nicht sehen wollen und was wir noch zu lernen haben.

Vielleicht schaffen wir es in der Zukunft, unseren Partner ohne Bedingungen zu lieben. Das ist ein hohes Ziel. Haben wir dieses Ziel irgendwann einmal erreicht, werden alle Verletzungen unseres inneren Kindes geheilt sein. Immer wenn wir es unterlassen, Schuldzuweisungen zu verteilen, sondern uns selbst hinterfragen, was wir an Wahrhaftigkeit zu lernen haben, des Weiteren vergeben, weil wir wissen, dass alle vermeintlichen „Angriffe" aus früheren Verletzungen stammen, kommen wir in Sachen Liebe einen Schritt voran.

Machen wir uns bewusst, dass wir in der Regel dann wütend werden, wenn sich andere Menschen nicht so verhalten, wie wir es erwarten. Diese Erwartungen sind aus unerfüllten Bedürfnissen in der Vergangenheit entstanden. Dann nämlich zeigen sich in der Gegenwart immer wieder dieselben Probleme. Denn es gibt in uns alte Schmerzen, die uns zur Suche nach jemandem antreiben, der uns endlich das geben kann, was wir schon in der Vergangenheit nicht bekommen haben.

Das Ziel unseres Herzens ist, bei jeder Krise, jeder Meinungsverschiedenheit, heiler zu werden. Hier heißt es, für uns selbst einzustehen, indem wir unsere aktuelle Bedürftigkeit erkennen und den Menschen verzeihen, die unsere Bedürftigkeit in der Gegenwart nicht erfüllen können. Wir sind jetzt aufgerufen, uns selbst zu geben, was wir brauchen und beim Partner zu erkennen, dass auch er bedürftig ist. In einer reifen Beziehung können wir erfolgreich miteinander kommunizieren. Durch ein Aufeinanderzugehen wird die fehlende Liebe in gelebte Liebe verwandelt und es kann sich eine erfüllende Partnerschaft entwickeln.

Wenn wir unsere Erwartungshaltungen völlig loslassen, werden wir Stück für Stück geheilt. Alles, was uns widerfährt, können wir als Chance zu persönlicher Reifung sowie für unsere Heilung nutzen, vorausgesetzt, dass wir uns nicht vom Ego beeinflussen lassen. In uns lebt der göttliche Funke und all unsere selbst erschaffenen Hürden wollen geheilt werden.

Erschließen wir uns die Fähigkeit, der Schöpfung für alles dankbar zu sein, werden wir den starken Beistand der universellen Kräfte anziehen und alles kann sich im göttlichen Sinne zu unserem höchsten Wohle entfalten.

Wir kommen aus dem Licht und der Liebe. Jede einzelne unserer Zellen ist von Licht und Liebe durchdrungen. Beginnen wir, dies zu erkennen, stehen geistige Hilfen bereit und gewähren uns Beistand. Wenn wir uns bei der Arbeit am Selbst immer wieder nach dem Licht, nach GOTT ausrichten, genießen wir göttliche Führung und einen starken inneren Schutz.

Wir werden täglich von Licht und Liebe eingehüllt und es ist unsere Aufgabe, solange wir auf Erden wandeln, dieses Licht zum Strahlen und die Liebe zum Ausdruck zu bringen. Widmen wir uns jeden Tag wenige Minuten der Liebe, indem wir bewusst die Dankbarkeit fühlen für alles, was in unserem Leben liebenswert ist, wird sich die Liebe vermehren. Wenn wir das Positive nähren, wird unser Liebesbewusstsein das Ego übertrumpfen, bis wir ohne Angst die Seiten vom Diesseits ins Jenseits wechseln. Dann werden wir die „Außenstation“ hier auf Erden verlassen und in unsere Heimat zurückkehren, dort, wo das Licht und die Liebe ihren Ursprung haben.

Dazwischen liegen immer wieder Inkarnationen, die viel Leid, Krankheit und Schmerz hervorbringen. Wir werden sie wiederholen, bis wir verstanden haben, was es zu lernen gibt.

15 Krankheit

„Die Halb-Weisen erkennen die verhältnismäßige Unwirklichkeit des Universums und meinen, sie könnten seinen Gesetzen trotzen. Das sind eitle, hochmütige Narren. Ihre Narrheit wird sie gegen Felsen schleudern und die Elemente werden sie zerreißen. Der wahrhaft Weise kennt das Wesen des Universums und wendet das Gesetz gegen die Gesetze an, das HÖHERE gegen das Niedrigere. Durch die Kunst der Alchemie verwandelt er das Unerwünschte in das Wertvolle und triumphiert. Meisterschaft zeigt sich nicht in anormalen Träumen, Visionen oder fantastischen Bildern und Lebensweisen, sondern in dem Gebrauch der höheren Kräfte gegen die niedrigeren. Der Weise entkommt den Qualen der niederen Ebenen dadurch, dass er höher schwingt. Verwandlung, nicht hochmütige Verleugnung ist die Waffe der Meister."

Kybalion (Buch über die hermetischen Gesetze, 1908)

Wichtig ist – das möchte ich ausdrücklich noch einmal betonen – die Prozesse des Spürens von emotionalem Schmerz zuzulassen und nicht in das Schattendasein der Seele wegzusperren. Denn alles Verdrängte wird im Unterbewusstsein gespeichert und von dort aus wie im Dampfkochtopf-Prinzip zu brodeln beginnen. Wenn es zu viel Hitze bekommt, also wenn Ihnen persönlich alles zu viel wird, fliegt der Deckel vom Topf, ohne dass Sie es kontrollieren können. Durch jahrelange Verdrängungen können Phobien, Panik, Depressionen, das Erschöpfungssyndrom und eine Vielzahl unerklärlicher Erkrankungen entstehen, auf die man nur durch Bewusstwerdung Einfluss nehmen kann.

Allen diesen psychischen Problemen, aber auch psychosomatischen Beschwerden sowie letztendlich ernsten körperlichen Erkrankungen können Geschichten zugrunde liegen, die nicht gesehen werden wollten oder einem gar nicht bewusst sind.

Im Laufe unseres Lebens haben wir durch die verschiedensten Umstände und Erlebnisse Blockierungen in unserem Energiefeld geschaffen. Innere Konflikte sowie alle Ängste, Traumata und negativen Gedanken erzeugen diese Blockaden. Der gesunde Energiefluss in der Aura wird dadurch gestört, was bei längerer Dauer zu körperlicher Manifestation, also zu Krankheit führen kann. Auch die Schutzmauer, die Menschen aufgrund von emotionalem Schmerz um sich herum errichtet haben, stellt eine Blockade dar und vereitelt sogar noch den herzlichen, liebevollen Umgang miteinander.

Es hat sich gezeigt, dass Personen, deren Eltern ein persönliches Trauma erlebt haben, eher dazu neigen, ebenfalls eine psychische Störung zu entwickeln. Das psychoanalytische Konzept nennt man *Transgenerationale Weitergabe* und hat damit zu tun, dass die Traumaerfahrung der Eltern, wenn sie von ihnen nicht verarbeitet wurde, in die Beziehung zu den Kindern hineinwirkt. Man hat das vor allem bei Kindern von Kriegsgefangenen festgestellt. Die Weitergabe ihrer Eindrücke und sogenannter Lebens- bzw. Überlebensskripte verläuft derart subtil, dass die Kinder niemals auf die Idee kämen, dass es solche gibt, und noch viel weniger, deren Wahrheitsgehalt zu hinterfragen. Durch die Traumata werden Eltern, die einst Verfolgte waren, selbst zu Verfolgern. Das kann man sich ungefähr so vorstellen: Wenn ein Mensch sich zum Beispiel als Häftling gedemütigt, schwach und hilflos fühlte, um ihn herum nur Feindseligkeit herrschte und er sich anpassen musste, um seine Überlebenschance zu erhöhen, dann trägt er diese Gefühle unbewusst mit sich herum und gibt sie weiter. So ist es nicht verwunderlich, wenn die traumatisierte Person ihr Kind wiederum dazu erzieht, sich anzupassen, ihm Ängste vermittelt, es vielleicht abwertet, kalt und wenig einfühlsam ist oder vielleicht zur Abhärtung oder zum Schweigen ermahnt. Auf diese Weise können sich sogar Herzerkrankungen in Familien wiederholen, weil gebrochene Elternherzen ihre Probleme durch

Strenge, Kühle oder ausschließlich rationales Denken transportieren. Dieses Verhalten kann von einer Generation zur nächsten weitergegeben werden, wenn der Mechanismus der emotionalen Traumata nicht durch Erkennen unterbrochen wird. Die Art und Weise, wie und ob ein Mensch seine Erfahrungen weitergibt, hat damit zu tun, wie er sie verarbeitet hat und welche individuellen Strategien und Resilienzen er zur Verfügung hatte. (*Resilienz* nennt man die psychische Widerstandsfähigkeit und Fähigkeit, Krisen zu bewältigen.) Erst durch die bewusste Aufarbeitung – z.B. mithilfe einer Psychotherapie, selbst wenn das erst eine betroffene Person aus der nachfolgenden Generation in Anspruch nimmt – wird es möglich, die Muster in der Tiefe zu lösen und sie nicht mehr an Kinder und Kindeskinder weiterzugeben.

Nun möchte ich noch ein anderes wichtiges Thema ansprechen. Jeder Mensch trägt zwei verschiedene Persönlichkeitsaspekte in sich: den Erwachsenen und das Kind. Das Kind ist unser inneres Kind, welches alle Erfahrungen abgespeichert hat, die es in der Kindheit erlebt hat. Es steht für unsere *instinktive Seite*, für die Gefühle, die aus dem Bauch kommen, denn alle Erlebnisse sind im Unterbewusstsein abgespeichert. Wir können davon ausgehen, dass wir zu zirka 95 Prozent von unserem Unterbewusstsein gesteuert werden. Aus diesem Grund ist es wichtig, dass wir unser inneres Kind wahrnehmen, es wertschätzen und sogar zu lieben beginnen, damit es sich wohlfühlt. Denn wenn es sich geliebt, geborgen und wertgeschätzt fühlt, erhält es alle Möglichkeiten, sich auf eine kreative Weise auszudrücken. Ein kleines Kind kennt die ganze Palette intensiver Gefühle, wie Freude, Glück, Weisheit, Kraft, Neugier, Mitgefühl, Verspieltheit, Spontaneität, aber auch Schmerz und Traurigkeit. Zusammen mit unserem inneren Kind können wir das ganze Potenzial ausschöpfen und viel Leben spüren.

Da die meisten von uns – mehr oder weniger stark – Autorität oder Nichtannahme ihrer Bedürfnisse durch die Eltern erfahren haben (und diese wiederum von ihren Eltern), haben wir uns von einem Teil unseres inneren Kindes – unserer wahren Gefühle – getrennt. Zu betonen sei dabei, dass dies vor allem auch daher rührt, dass entweder unsere Eltern oder Großeltern den Krieg durchlitten haben und diese menschliche Tragödie von Generation zu Generation weitergegeben wird.

Wir entwickelten destruktive Verhaltensmuster, weil wir uns verlassen, ungeliebt, abgelehnt, beschämt, beschuldigt, nicht gesehen, missbraucht oder vielleicht misshandelt fühlten. Dabei haben wir uns so manch einen unangemessenen Glaubenssatz auf die Stirn geschrieben wie:

- *„Ich bin schlecht, falsch, fehlerhaft und nicht der Liebe wert."*
- *„Ich muss warten, bis ich von jemandem geliebt werde."*
- *„Die Gefühle der anderen sind wichtiger als meine."*
- *„Damit ich gesehen werde, muss ich rebellieren und anderer Meinung sein."*
- *„Wenn ich mich anpasse und lieb bin, kann ich erreichen, dass andere mich lieben."*
- *„Es ist egoistisch und falsch, für mich selbst zu sorgen und mich glücklich zu machen."*
- *„Damit ich gesehen und geliebt werde, muss ich tüchtig sein und viel leisten."*
- *„...der Beste sein."*

...und vieles mehr.

Jeder hat nach seinem individuellen Wahrnehmungs- und Deutungsvermögen entsprechende Glaubenssätze entwickelt, die heute noch in ihm wirken. Die Art, wie wir als Kind behandelt wurden und wie wir selbst unser inneres Kind behandelt haben, während unser Körper heranwuchs, ist ausschlaggebend für alle Überzeugungen in unserem Leben, und natürlich auch für unsere Gesundheit. Wenn wir als Kind lieblos behandelt wurden, werden wir unser inneres Kind lieblos behandeln und können abhängig werden von Stoffen (Alkohol, Lebensmittel, Drogen), Menschen (ständig wechselnde Beziehungen, Sex, Bestätigung in Affären) oder Extremaktivitäten (Geldausgeben, Extremsport, Arbeiten bis zum Burnout). Außerdem neigen wir dann dazu, entweder übertrieben ängstlich, überbesorgt, depressiv, aggressiv oder anhänglich zu sein und werden sehr wahrscheinlich unter einem geringen Selbstwert leiden. Je mehr wir uns von unserem inneren Kind entfernt haben, umso geringer wird der Selbstwert und umso schlimmer wird ein Suchtmuster oder auch das Helfersyndrom sein. Wenn wir unser inneres Kind liebevoll behandeln, schaffen wir die innere Verbindung, die die innere Leere füllt und wir müssen diese Leere nicht durch krankmachende Abhängigkeiten oder maßlose Aktivitäten zustopfen.

Im Jahr 2000 hatte ich mich entschlossen, wegen Schmerzen in meiner rechten Schulter zu meiner chakra- und engelsichtigen Heilpraktikerin zu gehen. Zuvor hatte ich eine erfolglose Cortisontherapie bei einem Orthopäden absolviert. Ich litt seit Jahren an einem ziehenden Schulterschmerz, der allmählich eine Bewegungseinschränkung des Armes nach sich zog. Während der Behandlung bei meiner Heilpraktikerin musste ich ein Fläschchen mit einer Essenz in der Hand halten. Die Engel sagten mir durch die Therapeutin, dass es sich bei meinen Schmerzen um den Schmerz des verletzten inneren Kindes handelt. Nach der Sitzung ging ich nach Hause, noch hatte sich nichts verändert. Am nächsten Morgen beim Aufwachen konnte ich mich im Bett nicht mehr bewegen, geschweige denn mich aufrichten. Die kleinste Drehung löste einen unerträglichen Schmerz aus, bei dem ich hätte schreien wollen. Unter schwierigsten Bedingungen half mir mein Mann langsam aus dem Bett und verfrachtete mich ins Wohnzimmer. Ich hielt mich dann drei Tage und Nächte lang sitzend auf dem Sofa auf, um die Schmerzen im Zaum zu halten. Gleichzeitig habe ich in dieser Zeit mit meiner Heilpraktikerin telefoniert. Sie erhielt von den Engeln die Information, dass mein inneres Kind Heilung braucht und ich endlich die Gefühle zulassen solle, die ich als Kind hätte hinausschreien wollen, es mir selbst aber nicht erlaubt hatte, weil es mir nicht erlaubt worden war. Es war eine „schwere Geburt". Da aber mein Mann und mein Sohn tagsüber nicht zuhause waren und ich mich auch nachts allein im geschlossenen Wohnzimmer befand, konnte ich Tag und Nacht unbehelligt weinen und schreien und mit meinem inneren Kind in Kontakt gehen. Die Schmerzen haben mich dazu gezwungen. Nach drei Tagen war der Prozess abgeschlossen, meine jahrelangen Schulterschmerzen waren verschwunden und kamen seitdem nie wieder. Wenn die Seele heilt, kann der Körper nachziehen.

Die innere Verbindung zu unseren Gefühlen, zu unserem inneren Kind, bringt uns Frieden, Freude, Ganzheit und Gesundheit. Wir bleiben davor bewahrt, uns aufzugeben, um von anderen geliebt zu werden. Wir bleiben uns selbst treu. Und was das Wichtigste ist: Wir bleiben in Harmonie. Erst wenn wir aus der Harmonie gefallen sind, können sich langfristig gesehen Krankheiten einstellen. Deshalb ist die Verbindung zu allen unseren Gefühlen (unserem inneren Kind) so wichtig und wir sollten nicht negativ über unsere Gefühle urteilen. Auch unser Höheres Selbst urteilt nicht über uns. Es ist wichtig, alle unsere Gefühle anzunehmen und uns selbst wirklich lieben zu lernen.

„Es gibt keine Probleme mehr, wenn wir die
wahre starke Liebe in uns spüren und leben.
Das Bewusstsein bindet sich an die Liebe
– völlig problemlos."

Renée Bonanomi (Geistheilerin)

Die Liebe ist eine ungeheure Kraft. Sie vollbringt förmlich Wunder, wenn wir sie zulassen. Wenn wir mit unseren Gefühlen im Fluss sind, sind wir glücklich. Wir brauchen dann für unser Glück keinen Partner zu erpressen, zu manipulieren oder zu Handlungen zu zwingen. Wir sind eins mit uns, weil alles fließt und wir uns frei fühlen. Das bedeutet nicht, dass wir keinen Partner mehr haben sollen. Wir werden trotzdem mit Lebensgefährten zusammen sein, werden eine schöne Verbindung spüren, wozu es nicht zwangsläufig eine förmliche Urkunde braucht. Die menschliche Entwicklung richtet sich auf das Höhere Selbst aus, und wer sich selbst gefunden hat und sein „wahres ICH" entwickelt hat, wird eine Partnerschaft leben, die auf innerer Freiheit basiert.

Unsere Gefühle haben durch ihre Entstehungsgeschichte ihren Grund so zu sein, wie sie nun eben mal sind. Manchmal reichen diese Gefühle nicht nur bis zur Geburt, sondern auch in frühere Leben hinein.

Ist das der Fall, werden die alten Gefühle in diesem Leben reaktiviert und sie werden sich wieder melden. Sie drängen in die Erlösung, unabhängig davon, aus welchem Leben sie stammen. Wenn wir sie annehmen und lieben lernen, entsteht eine tiefe innere Verbindung mit uns selbst. Damit können wir die Probleme aus der Vergangenheit in der Gegenwart lösen und es ist dann nicht mehr erforderlich, dass abgespaltene Emotionen unbewusste Auslöser für schwere und schwerste Krankheiten werden. Es ist wichtig, unsere Gefühle in uns selbst zu achten. Viele verwechseln das und nehmen sie zum Anlass, ihren Frust in beleidigender und unangemessener Weise auf den Nächstbesten oder den Menschen, der sie liebt oder vermeintlich nicht liebt, zu projizieren. Das ist nicht gemeint. Wir achten unsere Gefühle, indem wir sie wahrnehmen, uns selbst gegenüber zulassen, vielleicht auch weinen, darüber reflektieren oder sie dem Höheren Selbst übergeben. Wenn wir uns getröstet und gehätschelt haben, schenken wir uns daraufhin noch positive Gefühle oder einen positiven Film, wie die Zukunft aussehen könnte oder was das absolut beste in diesem Moment für uns wäre. Eine schöne Möglichkeit ist auch, mit dem Höheren Selbst zu sprechen und ihm zu sagen: „*Ich könnte mir gut dies oder jenes für mich vorstellen, aber zeige Du mir den optimalsten Weg zu meinem allerhöchsten Wohle und zum höchsten Wohle aller Beteiligten.*" All das ist Transformation.

Mit den Beschuldigungen gegenüber anderen laden wir uns noch dazu deren Hass auf und vergrößern nur das Chaos. Doch aus unseren Ängsten, Aggressionen und allen anderen angenommenen Gefühlen kann durch richtiges Transformieren gelebte Liebe uns selbst und dem Nächsten gegenüber werden. Das wird uns erfüllen und glücklich machen.

All das Leid auf dieser Welt konnte nur deshalb Macht über uns bekommen, weil wir vergessen haben, wer wir in Wirklichkeit sind. Wir haben uns mehr oder weniger mit den üblen Geschichten aus der Vergangenheit identifiziert und uns mit dem daraus resultierten seelischen Schmerz arrangiert. Dies hat Mühe und Energie gekostet und Fehlinformationen sowie körperliche „Dysfunktionen" in uns eingeschleust.

Darüber hinaus haben wir die Bewusstheit verloren, dass wir viel mehr sind als unser physischer Körper und unsere Probleme.

Wir haben vergessen, dass der göttliche Funke in uns wohnt und dieser Träger von höchster Weisheit ist. Durch ihn sind wir stets verbunden mit der geistigen, göttlichen Welt, dem von Burkhard Heim beschriebenen Hyperraum. Allein diese Ohnmacht, Einsamkeit und Traurigkeit über das Vergessen daran lässt manchen erkranken. Die Weisheit der geistigen, höheren Welten könnten wir aber für unseren Alltag, unser irdisches Leben nutzen, denn sie wird beständig nach unten gelenkt.

Gesundheit ist ein schöpferischer Prozess. Sie tritt dann ein, wenn die Impulse von den geistigen Ebenen in unserer physischen Realität ankommen und wir uns dessen bewusst sind, dass wir eins sind mit GOTT.

Dagegen entsteht Krankheit, wenn die schöpferische Urkraft auf ihrem Weg von oben nach unten aufgrund der selbst erschaffenen Energieblockaden in unserer Aura deformiert wird. Die Deformierungen können sich als dunkle Flecken in der Aura äußern, aber auch als schwaches Licht oder Risse in den Lichtlinien. Es kann sich ebenso ein energetisches Ungleichgewicht in den Chakren zeigen, entweder ein Zuviel oder Zuwenig an Energie, oder die Chakren drehen sich in die falsche Richtung.

Es war in den 1970er-Jahren, als Fritz-Albert Popp (der deutsche Biophysiker, der mit Licht experimentierte) dachte, er hätte eine Krebstherapie entdeckt. Nachdem er eine außerordentlich kohärente (gleichschwingende, ordnende) Lichtstrahlung bei gesunden Versuchspersonen festgestellt hatte, unternahm er eine Reihe von Untersuchungen bei Krebspatienten. Bei all diesen kranken Menschen waren weder die natürlichen periodischen Rhythmen noch die Kohärenz des Lichtes feststellbar. Popp erkannte, dass die Kommunikation innerhalb des Körpers aber auch die mit der Außenwelt nicht mehr gegeben war. Das Licht der Patienten war am Verlöschen. Popps Forschungen verdichteten sich zu der konkreter werdenden Erkenntnis, dass das kohärente Licht in unseren Zellen der Schlüssel zur Gesundheit sein könnte.

Wir Menschen haben fast alle irgendwelche Blockaden. Das Leben hier auf Erden, in der Dualität, wird niemals ohne Probleme verlaufen – es ist ein ständiges Lösen von Problemen. Jede Art von Störung kann früher oder später, wenn sie nicht erkannt und gelöst wird, zu einer Krankheit führen. Das sollte uns aber nicht zu Schuldgefühlen oder eigenen Schuldzuweisungen veranlassen. Krankheiten können uns auch von außen ereilen und wir haben manchmal kaum eine Chance, etwas zu verändern. Denken wir nur daran, wie viele Menschen nachweislich wegen Luftverschmutzung erkranken oder an den Nebenwirkungen von Medikamenten sterben. Ererbte Krankheiten, ein Knochenbruch oder falsche Ernährung, der Elektrosmog sowie eine stressige Lebensweise können der Grund für Störungen im Energiesystem sein, und nicht zuletzt kann einem auch schon mal ein kleiner Virus, der durch die Lüfte schwirrt, erheblich zu schaffen machen. Der Körper sucht sich mitunter eine Grippe aus, um ein psychologisches Thema zu bearbeiten. Körperliche Beschwerden sollte man natürlich immer zuerst rein körperlich behandeln, bevor man tiefere seelische Schichten erforscht. Letzteres ist nicht immer notwendig, um die „Not zu wenden".

Falsche Ernährung oder auch eine stressige Lebensweise verbergen sicherlich eine Menge unwahrer Glaubenssätze, nach denen wir leben und die wir uns bewusst machen könnten. Die Luftverschmutzung sowie medikamentöse Nebenwirkungen sind von niemand anderem als von uns Menschen gemacht, jedoch haben wir hier einen äußerst geringen Spielraum, selbst dagegen vorzugehen. Sowohl bei einer Blinddarm- oder Halsentzündung als auch bei Übelkeit wegen einer verdorbenen Speise werden wir ganz sicher keine psychologische Hilfe brauchen. Daher ist es angesagt, dass jeder für sich selbst abwägt, bei welchen Symptomen er Ursachenforschung im Bereich des Seelischen für erstrebenswert und aussichtsreich hält.

Die Schöpfung erschafft sich immer wieder neu, das Leben ist ein Fluss. Und egal, ob die in Unordnung geratenen Gedanken oder eine Situation im Außen das Kranksein erzeugt haben, wir können uns jederzeit wieder mit dem Licht verbinden und uns selbst Geborgenheit schenken sowie beste ärztliche bzw. therapeutische Versorgung geben lassen, anstatt unseren Fokus nur auf die Beschwerden zu richten. Die Seele und unser Körper werden es uns danken, wenn wir liebevoll mit ihnen sind. Musik, Bewegung, lichtvolle Nahrung, liebevolle gesellige Menschen oder ein gutes Buch tragen Lichtkraft in sich.

Gesundheit und Krankheit gehören zu unserem Dasein, sie sind ein Auf und Ab, wie die Wellen des Lichts. Da wir wissen, dass Licht heilsame Liebesenergie in sich trägt, brauchen wir uns nur wieder dem Licht oder der Liebe zu öffnen, damit die Welle nach oben schwingt. Je mehr wir uns den freud- und lichtvollen Gedanken hingeben können, umso weniger blockieren wir und desto schneller werden wir aus dem Tal der Tränen herausfinden. Vielleicht werden wir – mithilfe einer Meditation – selbst zu Lichtsäulen, durch die intensive göttliche Energie strömen kann, sodass wir wieder kraftvoll werden und an Stärke gewinnen.

An dieser Stelle möchte ich von der Krankengeschichte meiner Bekannten Gisela berichten. Gisela hatte im Alter von 72 Jahren die Diagnose *Unterleibskrebs* erhalten. Man wollte sie operieren. Am OP-Tisch haben die Ärzte festgestellt, dass der Krebs zu weit fortgeschritten war und die Operation keinen Sinn mehr ergab. So verschlossen sie Giselas Bauchdecke gleich wieder. Wir hatten alle großes Mitgefühl mit ihr und dachten, dass wir uns bald von ihr verabschieden werden müssen. Weit gefehlt. Gisela hatte ab ihrem sechzigsten Lebensjahr mehrere Jahre lang buddhistische Meditationen besucht und seit dieser Zeit die Angst vor dem Tod verloren. Deshalb kümmerte sie sich gar nicht um ihren Krebs, sie sprach selten davon und ließ es sich in erster Linie mit gesunder Nahrung gut gehen. Zehn Jahre später musste sich Gisela einer CT-Untersuchung wegen Hüftbeschwerden unterziehen – sie ist mittlerweile 83 Jahre alt –, und dabei wurde gleichzeitig festgestellt, dass sich die Tumore in ihrem Unterleib zurückgebildet und verkapselt hatten. Sie sind nicht mehr aktiv.

Barbara Ann Brennan, Physikerin und hellsichtige Heilerin, konnte durch ihre Behandlungen von vielen Patienten herausfinden, dass bei jeder Art von Störung Verzerrungen der göttlichen Wahrheit vorausgehen.[(7)] (Barbara Ann Brennan, 1998) Die Störungen – Hildegard von Bingen spricht davon, dass der Mensch aus der Harmonie gefallen ist – haben immer mit den Glaubenssystemen zu tun, die sich der Mensch im Leben erworben hat. Die heilige Hildegard befasste sich bereits vor 850 Jahren außer mit der Naturmedizin und der Ernährung auch mit der Seele des Menschen. Gemäß ihren Aussagen ist die Heilung ein ganzheitlicher Prozess, der sich in den vier Bereichen, in denen er entstanden ist, auch wieder vollziehen muss. Dazu gehören der göttliche, der kosmische, der körperliche und der seelische Bereich. Nach ihren Erkenntnissen müssen alle Krankheiten in engem Zusammenhang mit der Beziehung des Menschen zu GOTT gesehen werden. Der Mensch, der nach dem Bauplan des Kosmos gebildet wurde, empfängt Impulse als Mikrokosmos vom Makrokosmos. Hildegard unterteilt diese in die vier Elemente Feuer, Luft, Wasser und Erde, und geht davon aus, dass der Mensch mit kreativen, künstlerischen ja sogar vorausschauenden Kräften ausgestattet ist, wenn diese Impulse in völligem Gleichgewicht im Menschen fließen. Krankheiten entstehen im Körper, wenn die Säfte in Disharmonie geraten sind, was sie je nach charakterlicher Veranlagung tun oder wenn die Ernährung unausgewogen ist. Es entwickeln sich, ihrer Meinung nach, Krankheiten auch durch seelische Ursachen wie Konflikte, Stress, Frust und einem Mangel an positiven seelischen Abwehrkräften.

In ihrem Buch „Liber Vitae Meritorum" werden 35 Tugenden genannt, die für des Menschen Gesundheit und sein Glück von ganz besonderer Bedeutung sind. Den Tugenden stehen zerstörerische Laster gegenüber, die es zu überwinden gilt, wenn sie den Menschen nicht krank machen sollen. Sie schreibt, dass die meisten Menschen an einem Defizit an Tugenden leiden, an zu wenig Liebe, Barmherzigkeit und Hoffnung. Dies schwächt ebenfalls das menschliche Abwehrsystem und daraus können körperliche Symptome entstehen. Das Ziel der Hildegard-Therapie ist das Erkennen und Beseitigen der eigenen Schwächen. Sie sagt, wenn jene Mangelzustände nicht beseitigt werden, könne keine Heilung geschehen.

Bei allen unangenehmen Erfahrungen versuchen wir unsere Gefühle nicht mehr zu spüren und oft entwickeln sich unsere eigenen Entwürfe daraus – ich nenne sie Illusionen – wie z.B. *„Ich bin schuld daran; ich bin nicht liebenswert; ich muss für meine Nächsten die Verantwortung tragen; oder wenn ich GOTT etwas verspreche, dann wird alles gut werden."* usw. Dabei wird der Energiefluss in unserer Aura blockiert, was wiederum auch die Entfaltung und Reifung der Chakren behindert oder verlangsamt. Diese können sich sogar im Laufe der Zeit verstopfen. Wenn das zu lange andauert, führt es in der Regel zu einem körperlichen Problem. Würden die Chakren normal arbeiten, dann wären sie offen, drehten richtig und nähmen die universale Energie vollends auf.

Außer durch unsere Nahrung, die überwiegend pflanzlich sein sollte, weil dies die lichtvollsten Lebensmittel sind, wird die meiste Energie durch unsere Chakren aufgenommen. Daher ist es für unser Wohlbefinden und unsere Gesundheit auch so entscheidend, dass die Chakren richtig funktionieren.

Es versteht sich von selbst, dass Alkohol und Nikotin sowie alle anderen Drogen Zellgifte für den physischen Körper sind, die Nerven schwächen und sich negativ auf die Aura und die Chakren auswirken. Diese Stimulanzien bereiten nur vorübergehend Hochgefühle und sind im Grunde eine Täuschung. Die feinen Wahrnehmungsorgane werden durch diese Art von Genussmitteln abgestumpft. Sie vergröbern sozusagen die Schwingungen des Körpers. Dadurch nimmt die Empfänglichkeit für die Aufnahme der höheren Schwingungen ab und die geistig-seelische Entwicklung wird stark eingeschränkt. Die Psychologie bezeichnet Alkohol- und Drogensucht als Selbstmord auf Raten. Was viele Menschen nicht wissen, ist die Tatsache, dass die Aura und deren Ausdünstungen durch den Stimulanzienmissbrauch niedere Schwingungen anziehen, die den abhängigen Menschen umgeben und die lichtvollen Energien verhindern. Dadurch werden der Verzicht auf die Droge und ein Sich-Lösen aus der Abhängigkeit massiv erschwert.

Schauen wir zurück in die Kindheit: Jedes Kind befindet sich über viele Jahre in der Phase des Lernens und braucht Bestätigung. Es gibt Familienstrukturen, die keinen Raum für die Tatsache zulassen, dass ihre Kinder göttliche Wunder sind. Das Phänomen zeigt sich in allen sozialen Schichten. Kinder brauchen aber Bestätigung, Annahme und Fürsorge, weil sie sonst einen Großteil ihrer Gefühlswelt, die ihre innere Wirklichkeit darstellt, wegsperren. Ohne Annahme blockieren sie Gedanken, Gefühle, innere Bilder und entwickeln Gedanken davon, dass sie nicht richtig sind, so wie sie sind. Das Drama ist, dass solche Überzeugungen und alle anderen negativen Empfindungen gleichzeitig eine Unterbrechung des natürlichen Energieflusses in der Aura bewirken und eine Störung bei bestimmten Chakren zur Folge haben. Langfristig führen diese Störungen zu Krankheiten. Menschen, die sich nicht geliebt fühlen und sich selbst noch nicht lieben, beschaffen sich ihre „Ersatzdrogen", womit sie sich noch mehr Schaden zufügen.

Nun werden Sie sagen: *„Das ist ungerecht, weil ein Kind erstens nichts dafür kann, wenn es schlecht behandelt wird, und zweitens es demgegenüber machtlos ausgesetzt ist."* Das stimmt. Aber auf der geistigen Ebene, nach dem Gesetz des Karma und der Resonanz, hat sich das Kind für diese Eltern entschieden, um etwas auszugleichen, aneinander in Liebe zu wachsen oder sich gegenseitig unbewältigte Lernthemen aufzuzeigen. Kleine Kinder lieben ihre Eltern immer, egal, wie sie behandelt werden.

Also haben sich manche Kinder auf anspruchsvolle Weise zum Ziel gesetzt, zu wachsen. Diese Seelen wissen vor ihrer Geburt, was sie auf Erden erwartet. Sie wollen ihre Liebe unter Schmerzen gebären. Auf diese Weise gestalten wir schon sehr früh unser Leben und unser Schicksal. Das Schicksal wird uns geschickt, weil wir es irgendwann ausgelöst haben. Über viele Inkarnationen hinweg haben wir unser Schicksal erschaffen und wir brauchen wiederum viele Inkarnationen, um es zu erkennen und zu erlösen.

Das Grundübel ist immer das Gleiche: Wir haben vom Zeitpunkt unserer Geburt an vergessen, dass in jeder einzelnen Zelle unseres Körpers göttliches Bewusstsein ist und wir in ständigem Austausch mit den höheren Welten stehen. Von dort kommt nichts anderes als pure Liebe und reines Licht. Einst kamen wir alle aus höheren, GOTT-nahen Seinsebenen, in denen wir einen erhöhten Bewusstseinszustand hatten – in die Dichte unseres Körpers mit einer niedrigeren Schwingung und einem eingeschränkten Bewusstsein. Zum Zeitpunkt der Geburt legt sich ein Schleier vor das Dritte Auge, unser Stirnchakra und das Vergessen setzt ein. Könnten wir Licht und Liebe wieder ohne Widerstände in uns aufnehmen, wären wir vollkommen und gesund. Wir wären in der Liebe und die Liebe wäre in uns. Da uns das in der Kindheit vielfach nicht möglich war, gibt es für diese Menschen eine frohe Botschaft: All das können sie nachholen.

Wir können heute die Vergangenheit korrigieren und unser inneres Kind heilen. Mit Eigenliebe, Mitgefühl, Vergeben und Verstehen können wir unsere hinderlichen Strukturen und Muster in die Umwandlung bringen. Dann werden wir heiler und lichter. Die Heilung unseres inneren Kindes legt unseren authentischen, lichten Kern frei. Diese Transformation kann durch unseren Willen, das Gebet und durch die aktuelle Energie unserer Zeit sehr rasch geschehen. Aber wir selbst müssen die Verantwortung für unser Leben übernehmen und die Arbeit mit unseren Altlasten in Angriff nehmen.

Die Bedeutung für die Innere-Kind-Arbeit wird zunehmend erkannt und ist immens. Es gibt mittlerweile genügend Literatur, um auch im Selbsthilfeverfahren an sich zu arbeiten, und es gibt Therapeuten, die Innere-Kind-Arbeit anbieten. Sie ist von allergrößter Wichtigkeit sowohl für die Gesundung des Einzelnen als auch für die gesamte Menschheit.

All das Gesagte enthält die Antwort auf die Frage, warum GOTT so viel Leid und Krankheit zulässt. Immer wieder stellen mir Menschen diese Frage. Aber wir können nicht GOTT dafür verantwortlich machen. Im menschlichen Zellkern befinden sich tausende von Atomen und Molekülen. Diese arbeiten wie Antennen und nehmen Licht und kosmische Strahlung aus dem Universum auf, verarbeiten und speichern sie und geben sie wieder ab. Dabei kommt es im Verbund mit der

DNS zu kleinsten Lichtimpulsen im Zellkern. Deshalb können wir davon sprechen, dass „wir Menschen strahlende Lichtwesen“ sind. Wir sind von universeller göttlicher Energie eingehüllt und durchströmt. Wenn ein relativ störungsfreier Austausch universeller kosmischer Urinformationen in uns stattfinden kann, sind wir in Harmonie, fühlen uns wohl und können uns stets regenerieren. Ist dieser Austausch in irgendeiner Weise gestört, wird sich auch eine Störung im Körpersystem bemerkbar machen. Der verringerte Austausch harmonischer universeller Ordnungsprinzipien und Informationen ist immer ursächlich auf negative Gedanken- und Gefühlsmuster zurückzuführen.

So, wie in der Homöopathie Schwingungen Heilungsprozesse auslösen, liegen mit unseren Gedanken und Gefühlen Informationen als Schwingung in uns vor, die uns heilen können, wenn sie aufbauend sind. Sind sie dagegen kränkend, werden sie den Menschen blockieren. Sie führen ihn in die Schwere, in den Unfrieden und in den Widerstand, lassen ihn verkrampfen und unflexibel werden. Als Resultat kann dies zu schlechtem Essverhalten, Bewegungsmangel, Süchten, dem Helfersyndrom, der Lebensverweigerung oder zu schwersten Krankheiten bis in die Selbstzerstörung führen. Alle Gedanken drängen in die Manifestation. Mit Gedanken, Gefühlen und Worten erschaffen wir nicht nur unser momentanes Wohlbefinden, sondern auch unsere Zukunft.

Es ist erwiesen, dass man mit *Autogenem Training* seinen Herzschlag beeinflussen kann. Das kann erlernt werden. Genauso können wir mit täglicher Übung die Kontrolle der Gedanken erlangen und das seelisch-körperliche Wohlbefinden signifikant steigern. Gute Gedanken erzeugen gute Gefühle und daraus folgt ein harmonischer Gleichklang im Körper, der wiederum eine gute Gesundheit hervorbringt. Die sicherste Vorsorge ist die Liebe. So, wie Angst, Stress und Hetze ein energetisches Ungleichgewicht hervorrufen, erzeugen die Liebesschwingungen Harmonie. Sie machen angstfrei, sanft und gütig. Je mehr wir uns auf die in uns wohnende Liebeskraft und die in uns angelegte Göttlichkeit besinnen, umso friedvoller und liebender können wir werden. Wenn wir in der Liebe sind, dann sind wir in GOTT und GOTT ist in uns.

Es ist von entscheidender Bedeutung, dass wir unsere Gedanken- und Gefühlsmuster erkennen und die Veränderung in Form von positiver Umprogrammierung anstreben, denn die meisten Erkrankungen haben eine seelische Ursache. Es ist jedoch ebenfalls eine Tatsache, dass in jeder negativen Kraft auch positive Aspekte zu finden sind und wenn wir dieses Positive in allem fördern und stärken, dann wird das Negative irgendwann aufgehoben. Das Universum arbeitet immer mit uns zusammen, und umgekehrt können wir mit ihm zusammenarbeiten. Es ist neutral und wertet nicht. Nach dem geistigen Gesetz der Resonanz ziehen wir alles in unser Leben, was wir aussenden. Tragen wir negative und selbstzerstörerische Programme in uns, fallen unweigerlich negative Auswirkungen auf uns zurück. Ist die ausgesendete Schwingung in Form von Gedanken und Gefühlen positiv, erhalten wir positive Schwingungen und Ergebnisse zurück. Alles im Universum beruht auf Schwingungen.

In uns hochsensiblen „Lichtwesen“ pulsiert GOTTES bedingungsloses Licht und seine Liebe. GOTTES Liebe ist so groß, dass er uns den freien Willen zugestanden hat. Und da die wichtigste Aufgabe in unserem Leben die „Entwicklung durch Erfahrung“ ist, können wir unseren freien Willen tagtäglich zur Anwendung bringen, uns erproben und zur Meisterschaft bringen. Das wird dann der Fall sein, wenn wir unseren göttlichen Funken in uns anerkennen und aus unseren schmerzhaften Erfahrungen heraus bereit sind, unseren Egowillen dem göttlichen Willen unterzuordnen. Bis dahin gestalten wir mit den Gedanken, Gefühlen, Worten und Taten, ganz nach unseren Mustern und unterbewussten Programmen, unsere Welt – jeder seine eigene, in alleiniger Verantwortung.

Es ist unsere Aufgabe, unsere „verrückten“ – oder nennen wir sie „verschobenen“ – Glaubenssysteme in Einklang mit der göttlichen Ordnung zu bringen: Krieg, Folter, Menschenrechtsverletzungen, Massentierhaltung, Umweltzerstörung und Krankheit basieren auf falschen Glaubenssystemen. Wie also könnten wir GOTT dafür verantwortlich machen? Um sie zu berichtigen, stehen uns die Ewigkeit, das Licht und die Liebe zur Verfügung. All das stammt von GOTT, der nichts anderes für uns will. Wir selbst sind diejenigen, die sich das kollektive sowie individuelle Karma und das persönliche Schicksal selbst erschaffen. Alle unsere Erfahrungen und Störungen werden sowohl in unserer feinstofflichen Aura als auch grobstofflich in den Körperzellen abgespeichert. Mit diesem Wissen und unserem freien Willen sollten wir uns bewusst zu neuen Erkenntnissen und damit Veränderungen unserer blockierenden Glaubenssätze entschließen, die uns wirklich nicht mehr dienen. Das sind wir uns schuldig und es wird uns statt Angst, Scham, Schuld, Verzweiflung, Wut, Hass, Depression, Unsicherheit, Einsamkeit und mangelndem Selbstwert wieder Selbstvertrauen, Sicherheit, Freude, Mut, Gelassenheit, Freiheit, Geborgenheit, gelungene Kommunikation, Liebe und GOTTVERTRAUEN bringen.

Die eigentliche Botschaft hinter jeder körperlichen Erkrankung heißt somit: *„Inwieweit bin ich noch getrennt von der LIEBE GOTTES und meinem göttlichen Bewusstsein?“*

Menschen, die Probleme mit anderen haben, haben eigentlich Probleme mit sich und projizieren diese auf ihre Mitmenschen. Alle unsere Beziehungen zu uns und zu anderen sind eine Widerspiegelung unserer Beziehung zu GOTT. Indem wir unsere spirituelle Seite integrieren und uns GOTT annähern, können wir die Beziehung zu uns selbst und zu anderen Menschen verbessern, ja sogar heilen.

Wie wir nun wissen, besteht das Elektron, eine der kleinsten Manifestationen des Lebens, aus reiner universeller Lichtsubstanz und besitzt Intelligenz. Außerdem befindet sich in jeder manifestierten physischen Form das gleiche universelle Licht, welches das ganze Universum durchflutet. Es ist göttliche Energie und sie fließt beständig in uns ein. Durch dieses universelle Licht, welches intelligent ist, weil göttlich, haben wir Kontakt mit der schöpferischen Kraft, und diese reagiert und antwortet auf uns. Mit zunehmender Seelenreife wird das Individuum fähig, immer höhere Schwingungen und Energien durch seinen Aurakörper und die Chakren aufzunehmen.

Wenn also Herr Schulze der Meinung ist, dass er in seinem ganzen Leben krank ist und er diese Krankheit nie mehr loswerden wird oder Frau Huber ihren Bekannten und Verwandten erzählt, dass sie glaubt, ihre Kinder belügen und betrügen sie, dann setzen diese beiden ihre Schöpferkraft nicht zu ihrem Wohle ein und es wird ihnen nach ihrem Willen geschehen. Vielleicht sollten sie mal ihre Glaubenssätze überprüfen.

Die ewigen geistig-göttlichen Gesetze sind neutral und lassen uns gewähren und erschaffen. Wären uns allen diese Gesetze bekannt und würden wir nach ihnen handeln, dann könnten wir Harmonie, Gesundheit, Glück und Fülle in unserem Leben erschaffen. Aus Unwissenheit erzeugen wir aber oft Disharmonie, Krankheit und fühlen uns vom Pech verfolgt. Unsere zirka 50 Billionen Lichtzellen sind intelligent, wachsam und äußerst gehorsam. Sie kommunizieren untereinander und übertreffen unsere Computersysteme bei weitem. Sie warten auf unsere Anweisungen, und je nachdem, ob wir Gedanken und daraus resultierende Gefühle von Liebe und Frieden oder Angst und Hass usw. erzeugen, setzen sich Schwingungen in Bewegung, die uns zum Heil oder Unheil gereichen.

Autosuggestion kann uns zu Krankheit oder Wohlbefinden führen, je nachdem, wie wir sie gebrauchen. Es ist wichtig zu wissen, dass wir Verwalter der universellen göttlichen Energie sind und unentwegt erschaffen. Die Lichtsubstanz ist allgegenwärtig, überall um uns herum und im ganzen Universum vorhanden und sie hat vom Schöpfer den Auftrag bekommen,

seinen Geschöpfen zu gehorchen!

Es besteht eine unglaubliche Liebe und großes Vertrauen des Kosmischen Vaters in uns. Deshalb ist es an der Zeit, dass wir uns unserer Verantwortung bewusst werden und die uns anvertraute göttliche Energie nicht missbrauchen. Die Zeit ist nun gekommen, dass die

Wahrheit enthüllt und jedem Einzelnen zugänglich gemacht wird. Das „Wassermann-Zeitalter" und seine intensive Sonneneinstrahlung wird die Sinne des menschlichen Geistes verfeinern, und keiner, der in dieser Zeit lebt, wird sich dem entziehen können.

Konträr dazu werden jedoch leider unsere Sinne durch die Medien und Digitalisierung mehr und mehr vernebelt. So haben beispielsweise auf der einen Seite viele Menschen durch die Manipulationen mittels Werbung kein Gespür mehr für natürliche Nahrung, aber auf der anderen Seite keimt enorme Wachstumsbereitschaft für eine ökologische Ernährungsweise auf. In vielen Bereichen des Lebens – seien es die aufgedeckten Missbrauchsfälle in der Kirche, in Schulen und Heimen, die Bankenkrise, NSA-Affäre, Steuertricksereien oder andere gesellschaftspolitische Skandale – wird es immer deutlicher spürbar, dass die Wahrheit nicht mehr aufzuhalten ist und unweigerlich ans Licht drängt.

So können wir davon ausgehen, dass alles, was krank ist und krank macht – von der Ernährung angefangen bis zu alten Gedanken- und Verhaltensmustern – früher oder später der göttlichen Wahrheit weichen wird. Licht ist stärker als die Dunkelheit. Wenn wir uns dagegen sträuben, wird der Druck erhöht. Das Licht beleuchtet unaufhörlich die Dunkelheit, unsere Schatten, und alles, was nicht der göttlichen Wahrheit entspricht, wird weichen müssen. Wir können den Prozess nicht stoppen, sondern nur hinauszögern, werden aber das Leid dadurch verstärken. Somit ergibt sich ganz natürlich, dass wir vermehrt gezwungen werden, unsere Themen, die noch nicht in der Wahrheit sind, anzuschauen.

Sind Sie verstimmt, also nicht auf die hohe Ebene Ihres Höheren Selbstes eingestimmt, können Sie davon ausgehen, dass sich eine Blockade oder ein Schatten von Ihnen zeigt. Um den Schatten in Ihrem Gemüt zu erhellen und ihn anschließend entlassen zu können, braucht es das Licht Ihrer Aufmerksamkeit. In dieser Situation empfehle ich Ihnen, so bald wie möglich einen ruhigen Platz aufzusuchen und in Meditationshaltung zu gehen, wie im nachfolgenden Absatz beschrieben.

Es ist einfacher, wenn Sie sich die Sätze zur Mentalkörperstärkung auf ein Diktiergerät oder das Handy aufnehmen oder eine CD daraus erstellen. Dann können Sie sich besser auf Ihren Körper konzentrieren, als wenn Sie die Sätze herauslesen müssen. Nehmen Sie sich eine halbe Stunde Zeit und setzen Sie sich bequem auf einen Stuhl. Wenn Sie möchten, können Sie vor sich eine brennende Kerze aufstellen. Sie sitzen in aufrechter Position und legen Ihre Hände mit geöffneten Handflächen nach oben auf Ihre Oberschenkel wie Schalen zum Empfangen. Sie schließen jetzt die Augen. Dann stellen Sie sich im Durchmesser der ausgestreckten Arme einen goldenen Lichtkreis am Boden um Sie herum vor. Diesen Lichtkreis ziehen Sie gedanklich nach oben bis über Ihren Kopf. Nun sitzen Sie in einem goldenen Lichtzylinder, der nach obenhin geöffnet ist.

Bitten Sie jetzt Ihr Höheres Selbst um göttlichen Schutz und göttliche Führung für die nachfolgende Übung. Dann bitten Sie die weiße Christuskraft darum, dass dunkle Flecke und Blockierungen in Ihrer Aura beseitigt werden, und Ihre Chakren optimal ausgerichtet und mit Licht aufgefüllt werden, so wie es von göttlicher Seite für Sie gut ist. Sie lassen in dieser Phase einige Minuten verstreichen.

Nun konzentrieren Sie sich auf Ihren Körper und stellen sich vor, wie weißes Licht Ihren Lichtzylinder auffüllt und wie gleichzeitig das Licht in Ihren Scheitel, am höchsten Punkt Ihres Kopfes, dann über Ihren Brustinnenraum und den Bauchraum bis in die Fußsohlen fließt, und von dort aus den Fußsohlen herausfließt und goldene Lichtwurzeln tief in der Erde bildet. Ihr ganzer Körper ist von Licht durchflutet, Ihre Zellen strahlen. Das geschieht in einem fort.
Dann schauen Sie einige Minuten bei Stille in die Kerzenflamme. Wenn Sie eine Frage zu einem beliebigen Lebensthema haben, dann stellen Sie sie jetzt und lauschen auf die Antwort. Sie schließen wieder die Augen. Seien Sie geduldig und erzwingen Sie nichts. Wenn Sie dieses Mal noch keine Antwort erhalten, probieren Sie es ein anderes Mal wieder.
Konzentrieren Sie sich nun noch auf Ihr Herz und fragen Sie es, womit es beladen ist, was es bedrückt. Geben Sie sich dabei Zeit. Es ist nicht sinnvoll, sich bei dieser Arbeit unter Zeitdruck zu setzen. Spüren Sie zunächst

Ihre Verstimmung oder Traurigkeit, was immer auch da ist, und stellen Sie die Frage nach dem Warum. Danach warten Sie auf die Antwort. Wir sind es nicht gewohnt, unserem Inneren Fragen zu stellen, aber nur dort ist die Antwort bereits vorhanden. Und Sie werden sie zur richtigen Zeit hören. Keine Frage bleibt unbeantwortet.

Jetzt geht es darum, der Antwort zu vertrauen und sie anzunehmen. Wenn Sie die Antwort wahrgenommen haben, dann nehmen Sie sich ihrer an, als würden Sie Ihr eigenes inneres Kind verstehen in seiner Not, in seinem Defizit und trösten Sie es. Fühlen Sie noch einmal Ihre Trauer oder Verzweiflung und alles, was da ist. Nehmen Sie alles an. Umarmen Sie sich, als würden Sie Ihr Kind umarmen und zeigen Sie für all das Verständnis. Lassen Sie danach die alten Gefühle los, sie dürfen sich jetzt in Licht verwandeln. Den Befehl dazu können Sie in freudvoller Erwartung entweder gedanklich oder laut aussprechen.

Im Anschluss daran empfehle ich die Übung zur Mentalkörperstärkung. Dabei bitten Sie die Christuskraft um Unterstützung beim Einschwingen folgender Sätze. Sie schalten jetzt das Aufnahmegerät ein.

Die Sätze zur Mentalkörperstärkung lauten wie folgt:

Ich bin Licht.
Ich bin Liebe.
Ich bin Weisheit.
Ich bin Frieden.
Ich bin Harmonie.
Ich bin das Ich bin.
In mir wohnt Liebe, die Liebe ist meine Quelle.
Ich liebe mich und ich liebe meine Seele.
Ich bin eins mit GOTT.
In jeder Zelle schwingt die Weisheit GOTTES.
Die Wahrheit GOTTES macht mich frei.
Die Liebe GOTTES stärkt mein ganzes System.
GOTTES innewohnende Kraft macht mich heil.
Göttliche Liebe beschützt mich immer.

Ich weiß, dass GOTT nur zu meinem Besten wirkt.
Ich lasse den Willen GOTTES zu, der meine vollkommene Gesundheit und mein Glück will.
DEIN Wille geschehe.

DANKE – Amen

Alles positive Wachstum hängt mit dem Licht und der Liebe zusammen. Viele finden zu dieser Frequenz keinen Zugang mehr. Durch die Aufnahme göttlicher Gedanken können sich alte, hinderliche Strukturen und Verhaltensmuster auflösen. Das Licht wird Sie auf positive angenehme Weise in Ihre Herzenswahrheit bringen. Dort in Ihrem Herzen werden Sie spüren, was Ihnen noch oder nicht mehr dienlich ist. Sie können die Übung zur Mentalkörperstärkung immer, sozusagen rein prophylaktisch durchführen, wenn Sie wollen. Sie brauchen nicht zu warten, bis Sie eine Verstimmung oder einen inneren Konflikt in sich spüren. Mit dieser Übung gehen Sie mehr und mehr in die Harmonie und mögliche Blockierungen kommen in Fluss. Damit Sie Ihr Leben aufbauend und heilsam schöpferisch gestalten können, brauchen Sie die Sicherheit im eigenen Herzen. Dann können Sie herausfordernde Zeiten für sich selbst und für andere annehmen, verwandeln und mit Ihrem persönlichen inneren Frieden zum globalen Frieden beitragen.

Es gibt viele Möglichkeiten der Befreiung von Blockaden. Meditation, Psychotherapie und psychologische Beratung gehören sicherlich dazu. Aber auch andere Methoden dienen dem Aufzeigen der eigenen Schatten, die man selbst nur schwer erkennen kann – daher nennt man sie auch blinde Flecken. Astrologische Beratung, Bachblütenberatung, Familienstellen, Rückführungstherapie, Hypnotherapie, Psychosomatische Energetik, Kreative Therapien, verschiedene Körperpsychotherapien, Engelreadings oder das Lesen einschlägiger Bücher werden Ihnen ebenso Einblicke in die Dramen und Verwicklungen Ihrer Seele geben können oder Ihnen falsche Denk- und Verhaltensmuster aufzeigen.

Eine einfache aber effektive Methode ist die abendliche Rückschau auf den Tag. Indem wir den vollbrachten Tag in Gedanken noch einmal vorbeiziehen lassen, uns für die Geschenke bedanken und überprüfen, ob wir uns einem Menschen gegenüber schuldig gemacht haben, haben wir die Möglichkeit, im Anschluss daran um Vergebung zu bitten. Gleichzeitig sollten auch wir vergeben, wenn uns jemand bewusst oder unbewusst verletzt hat und dabei immer auch uns selbst vergeben, denn manchmal haben wir unseren Anteil dazu beigetragen, weil wir denjenigen vielleicht eingeladen haben, so zu reagieren. Außerdem ist alles, was uns im Außen geschieht eine Projektion unseres Inneren. Auf diese einfache Art und Weise können wir uns von negativem Gedankengut freihalten und verhindern, dass wir Ursachen setzen, die zwangsläufig in der Zukunft Wirkungen auslösen könnten, welche unweigerlich auf uns zurückfallen würden (siehe letztes Kapitel Anrufungen).

Wie wir inzwischen erfahren haben, sind wir über unser Höheres Selbst mit dem Höheren Selbst einer jeden anderen Person verbunden, die wir gedanklich kontaktieren, und auf dieser Ebene kann dann Wandlung und Heilung geschehen. Die Vergebung ist eine einfache Übung, aber wir können damit eventuell auf uns zukommende Schicksalsschläge im Keim ersticken. Denn wenn wir nichts Übles säen, brauchen wir auch nichts Übles zu ernten. Wenn wir also von Anfang an Licht und Bewusstheit in unsere Angelegenheiten bringen, werden wir mehr und mehr durchlichtet und immer achtsamer in Gedanken, Worten und Taten. Dabei erlösen wir unsere Schatten, unsere inneren Fehlhaltungen, die uns noch in Angst und Bedrängnis halten. Wir erheben uns in eine höhere Schwingung, gehen von der Dunkelheit ins Licht und in die Liebe. So werden nicht nur wir selbst glücklich, sondern wir strahlen auch dieses Glück und die Freude aus und andere Menschen können daran teilhaben. Sie werden sich ebenso geliebt fühlen. Lebensfreude, Leichtigkeit und das Gefühl, willkommen zu sein, harmonisieren den Körper, bringen eine energetische Balance in den Gemütszustand und in Folge davon, langfristig gesehen, eine gute Gesundheit.

In erster Linie ist es von allergrößter Bedeutung, dass wir Herr über unsere Gedanken werden, damit sie uns nicht irgendwann beherrschen. Solange wir uns noch verletzt und gekränkt fühlen, geht es darum, unsere Resonanzen dazu in uns selbst zu finden. Es wird nicht viel nützen, mit dem Gegenüber in den Kampf zu treten, sondern es ist notwendig, den Weg in die Aufarbeitung mit sich selbst zu gehen. Manchmal kann einem dabei gezeigt werden, dass man seine eigenen Grenzen nicht achtet und deshalb der andere dies auch nicht tut. Dann gilt es, das, was man nicht möchte, in freundlichen Worten, aber von Herzen auszusprechen. Das wird die Situation entspannen. Man kann fast alles sagen, es kommt immer darauf an, *wie* man es sagt. Bleibt man bei seinen eigenen Gefühlen und beschimpft den anderen dabei nicht, wird man mit hoher Wahrscheinlichkeit auf Verständnis stoßen. Wenn Sie keine Anklagen oder Vorwürfe benutzen und dennoch bei ihren eigenen wahrhaftigen Gefühlen bleiben, sind Sie in der Liebe. Will sich Ihr Gegenüber nicht darauf einlassen und einen Streit vom Zaun brechen, lassen Sie sich nicht irritieren. Bleiben Sie ruhig und auch dem Partner gegenüber liebevoll, was die ersten Male richtig Mut erfordert. Aber es wird sich auszahlen.

Nach den ersten Erfolgen werden Sie immer selbstsicherer und nicht nur Sie werden davon profitieren, es ist sehr wahrscheinlich, dass sich eine bessere Beziehung einstellt. Ihr/e Partner/in wird Sie mitsamt Ihren Gefühlen näher kennen – und lieben lernen und höchstwahrscheinlich wird es sie/ihn ebenso ermutigen, den Gefühlen Ausdruck verleihen zu wollen. Dann haben Sie die Basis geschaffen, dass Ihre Beziehung heiler werden darf und mit ihr auch Sie beide. Wir werden mehr Frieden in uns finden, wenn wir es wenigstens versuchen, lieben zu lernen, wie GOTT uns liebt. In jeder Beziehung suchen wir die bedingungslose Liebe, wie nur GOTT fähig ist, sie zu geben. Aber unser Bemühen sollte dahin gehen, zu einem reifen, liebenden Menschen zu werden. Unsere Sehnsucht zielt immer in diese Richtung und der Schmerz, den wir spüren, hängt meistens damit zusammen, dass unsere Liebe nicht fließen kann.

Wenn Kinder bereits mit einer unheilbaren Krankheit geboren werden, so gibt es dafür verschiedene Gründe. Es kann sein, dass die Ursache in einem vergangenen Leben gesetzt wurde und die Seele sich in diesem Leben vorgenommen hat, den Ausgleich zu schaffen. Oder das Menschenkind wurde speziell aus dem Grund in diese Familie hineingeboren, weil es den Familienmitgliedern dabei helfen will, ihre Herzen für die Liebe zu öffnen – denn kranken oder behinderten Kindern wird immer vermehrt Aufmerksamkeit, Schutz, Fürsorge und Liebe geschenkt. Die Familienmitglieder entwickeln dabei oft eine enorme Liebesfähigkeit, und so werden das erkrankte Kind und die Eltern bzw. Geschwister daran wachsen und durch diese gewaltige Herausforderung eine Menge lernen können. Die Seele dieses Kindes hat sich vielleicht zur Verfügung gestellt, der Familie solche Erfahrungen zu ermöglichen. Verstorbene kleine Kinder können auch Seelen sein, die ihren Seelenplan nach einem kurzen Leben schon erfüllt haben und deswegen ins Licht gehen durften.

Alles dient immer einem besonderen Zweck. Das Wachstum der Seele hat vor allem anderen oberste Priorität. Damit das hier auf Erden geschehen kann, braucht die Seele einen Körper. Weil unser Körper das Gefährt für unsere Seele ist, sind wir verpflichtet, gut für dieses Gefährt zu sorgen. Oft misshandeln wir unseren Körper jahrzehntelang und wundern uns dann, wenn er eines Tages „schlapp“ macht.

Die meisten im Gesundheitswesen tätigen Menschen sind sich auch darüber einig, dass die Wurzel vieler gesundheitlicher Probleme Stress ist. Natürlich belasten wir unseren Körper, wenn wir ihm zu wenig Sauerstoff oder zu wenig Wasser zum Entschlacken geben. Wir stressen ihn mit Elektrosmog und einer einseitigen Ernährung, wobei wir ihm Vitamine und Mineralien vorenthalten. Und nicht zuletzt überlasten wir ihn womöglich mit Tabak, Alkohol, mit zu wenig Schlaf und zu viel Hetze. Dieses Ungesunde können wir kurzfristig wieder ausgleichen, indem wir es uns bewusst machen und dem Körper das zuführen, was ihm gut tut. Dieser Stress muss uns nicht unbedingt krank machen. Was aber den Menschen noch nicht so bewusst ist, ist die Tatsache, dass jeder Gedanke im Körper einen biochemischen Prozess auslöst. Wir können uns sozusagen „krank" denken.

Negative Gedanken und unbewusste Programme lösen den größten und nachhaltigsten Stress im Körper aus, und er ist es, der am schwierigsten zu erkennen und zu beheben ist.

Wie bereits erwähnt, hat Albert Einstein mit der berühmten Formel aus der Relativitätstheorie darauf hingewiesen, dass sich letztendlich alles auf Energie zurückführen lässt. Die größten unserer gesundheitlichen Probleme entspringen einer destruktiven Energiefrequenz. Professor William Tiller von der *Stanford University*, einer der klügsten Köpfe der Naturwissenschaft, hat sich dazu wie folgt geäußert: *„In der Medizin der Zukunft wird es darum gehen, die energetischen Schwingungen im Körper zu beeinflussen."* [(25)] (Alex Lloyd, 2013)

Das ist die dringlichste Aufgabe für uns alle, in Bezug auf unsere Gesundheit. Wenn wir uns der Folgen unserer Gedanken, Worte und Taten bewusst sind und welche Schwingungen sie verursachen, werden wir achtsamer. Wenn wir uns dann noch an die Tatsache erinnern, dass wir alles irgendwann ernten, was wir säen bzw. unsere Leben aufeinander aufbauen, werden wir konsequenter. Je mehr wir zu uns selbst finden, finden wir zu GOTT. Unser Leben wird sich dann zum Positiven wandeln. Je mehr wir in unsere eigene Verantwortung gehen, umso weniger werden wir GOTT verantwortlich machen. Je mehr wir in die Liebe finden, umso weniger Angst werden wir haben, und damit wird der Körper kaum mehr Stresshormone ausschütten. Je stressfreier, achtsamer und liebevoller wir leben, umso kraftvoller werden wir sein. In einer Atmosphäre von Liebe und Harmonie sind wir ganz automatisch mit der Quelle der Heilung verbunden.

Wir sollten gleich damit beginnen, dann werden wir den starken Beistand aller schöpferischen Kräfte des Universums erfahren.

16 Der Tod

„Sterben ist nur ein Umziehen in ein schöneres Haus."
Dr. Elisabeth Kübler-Ross (1926-2004)

Von der ersten Stunde unserer Geburt an gehen wir alle unaufhaltsam dem Tod entgegen. Niemand ist davon ausgenommen. Deshalb ist es kein Versagen, wenn unser Körper irgendwann nicht mehr heilt. Der Tod wird einmal unabwendbar sein und gerade durch ihn werden viele Menschen von ihren Qualen befreit. Es ist die größte Transformation hier auf Erden. Umso erstaunlicher ist die Tatsache, dass kein Thema von uns so tabuisiert wird wie der Tod. Obwohl jeder weiß, dass es ihn irgendwann treffen wird, wollen die meisten von uns möglichst wenig davon wissen, und so umkreisen sie das Thema. Das lässt darauf schließen, dass eine unterbewusste Angst vor dem Sterben existiert und sie meinen, dass es unangenehm werden könnte, wenn sie sich damit befassen. Also wird es mehr oder weniger gut verdrängt. Aber gerade die Informationen darüber und das „Sichbeschäftigen" damit würden der Angst die Wurzeln entziehen. Alle werden wir früher oder später unserem irdischen Ende in die Augen schauen müssen, ob wir wollen oder nicht. Auch wenn wir daran glauben, dass es ein nächstes Leben gibt, so bleibt dennoch dieser unbekannten Erfahrung des Sterbens gegenüber ein Unbehagen, denn wir wissen absolut nicht, was diese neue Reise – das Hinübergehen in die feinstoffliche Welt – bedeutet und was sie mit sich bringt. Aus diesem Grund werde ich versuchen, Ihnen einiges Wissenswertes darüber in Kurzform zu vermitteln.

Schon als junge Frau im Alter von 25 Jahren hat mich die Thematik gefesselt und ich habe das damals sensationelle Werk von Dr. Raymond A. Moody „Leben nach dem Tod" gelesen. Es war im wahrsten Sinne des Wortes für mich ein Weltbild umstürzendes Buch. Im Jahr 1975, als diese Publikation zum ersten Mal in deutscher Ausgabe erschien, war es eine Revolution, die Erfahrungen von „klinisch Toten“ zu dokumentieren. Wir Menschen waren zu der Zeit so sehr unserer Natürlichkeit beraubt, zu der auch das Wissen um den Tod gehörte, weil wir es gewohnt waren, die Sterbenden in Krankenhäuser abzugeben und zu isolieren sowie sie im Unklaren über schlimme Diagnosen zu lassen – angeblich, um sie zu schonen. Und zuletzt wurden sie allen noch möglichen und manchmal auch überflüssigen medizinischen Behandlungen ausgesetzt, obwohl der natürliche Tod einen würdevolleren Abgang mit sich gebracht hätte.

Durch unser zunehmendes Bewusstsein, welches wir letztendlich den Medizinern und Forschern zu verdanken haben, die auf dem Gebiet der Sterbeforschung arbeiten, sowie den Menschen, die sich bereit erklärten, über ihre Nahtoderfahrungen zu sprechen, hat in großen Teilen der Gesellschaft ein Umdenken stattgefunden. Trotz erster Anfeindungen zum Beispiel der renommierten Sterbeforscherin Dr. Elisabeth Kübler-Ross gegenüber, kann man heute sagen, dass sich deren Studien sowie die Untersuchungen zweier nachfolgender Generationen von Wissenschaftlern in der Gesellschaft etabliert haben. Elisabeth Kübler-Ross und Raymond Moody waren die ersten, die Visionen Sterbender von einem Weiterleben nach dem Tod dokumentierten und auch den Nachweis erbrachten, dass es nicht Hirngespinste, Halluzinationen, krankhafte Erscheinungen oder durch Medikamente bzw. Sauerstoffmangel im Gehirn erzeugte Erfahrungen waren.

Allen Berichten von Menschen mit Nahtoderlebnissen ist eines gemeinsam: Die Betroffenen nahmen sich als außerhalb ihres Körpers existierend wahr. Die meisten sahen sogar auf ihren physischen Körper herab, unabhängig davon, ob sie dabei durch einen Unfall oder eine länger vorausgehende Erkrankung gestorben waren. In allen Fällen nahmen sie sich als schmerzfrei und vollkommen wahr. Es zeigte sich sogar, dass Menschen, die vorher an einem Körperteil amputiert oder im Rollstuhl waren, drüben eine körperliche Ganzheit empfanden, und dass zu

Lebzeiten Blinde sogar alles sehen konnten. Elisabeth Kübler-Ross sagte deshalb zum Sterbevorgang: *„Der Tod ist ganz einfach das Heraustreten aus dem physischen Körper, und zwar in gleicher Weise, wie ein Schmetterling aus seinem Kokon heraus tritt.“*[(23)]

Die Verstorbenen empfanden sich wie befreit, ohne schmerzenden oder verletzten Körper und erlebten dabei ein tiefes Gefühl von Frieden, Zeitlosigkeit und Ganzheit. Sie konnten sogar die Menschen erkennen, die um sie herumstanden und deren Gedanken wahrnehmen, allerdings war es ihnen nicht möglich, sich verständlich zu machen und mit ihnen in Kontakt zu treten. Außerdem berichteten sowohl sterbende Kinder als auch Erwachsene davon, dass sie von bereits vor ihnen verstorbenen Verwandten oder Freunden abgeholt wurden. Unter denen, die sie empfingen, waren die Großeltern oder Vater, Mutter, Kinder, aber auch andere ihnen nahe stehende Personen, die sie liebten. Allen Erfahrungsberichten ist gemeinsam, dass niemand bei seinem Hinübergehen alleine ist. Kinder, denen sich Elisabeth Kübler-Ross im Besonderen widmete, sprachen oft von „Spielkameraden“, die bei ihnen waren, andere nannten sie „Schutzengel“.

Als mein Schwiegervater kurz vor seinem Dahinscheiden – bei unserem letzten Besuch im Krankenhaus – noch einmal mit uns Familienmitgliedern sprach, ließ er uns wissen, dass er gerade Dinge erlebte, von denen es ihm unmöglich sei, uns davon zu erzählen, weil wir es nicht glauben würden. Er meinte noch: *„Es ist einiges los und es sind so viele da.“* Sieben Jahre später verstarb meine Mutter. Sie hat nie in ihrem Leben an Engel geglaubt, zumindest kann ich mich an kein einziges Mal erinnern, dass sie von ihnen gesprochen hätte. Sie hatte drei Jahre lang eine Krebserkrankung mit starken Schmerzen an Ihrem Lebensende und wurde sechs Wochen vor ihrem Tod in die Palliativstation verlegt, in der sie eine ganze Woche lang im Koma lag. Als meine Mutter nach sieben Tagen die Augen wieder öffnete, saß ich gerade an ihrer Seite, und ihre ersten Worte waren: *„Stell Dir vor, die Engel waren bei mir“*. Ein anderes Mal, kurz nach diesem Vorfall, begab es sich, dass ich mit meiner Mutter telefonierte und sie mir nach einigen Minuten erklärte, dass sie müde sei und sie jetzt wieder zu den Engeln gehe. Drei Wochen später verstarb sie.

Wenn GOTT die reine Liebe ist, so gibt es wohl keinen triftigen Grund dafür, warum er uns gerade in unserer schwersten Stunde alleine lassen und nicht für uns sorgen sollte. Der Vorgang des Loslassens dauert manchmal entsprechend lange und ist der Person, dem Erkrankungsgrad und seinem individuellen Bewusstsein angepasst. Ein Mensch, der bereits zu Lebzeiten starkes Vertrauen in die geistige Welt hat, wird sich schneller von seinem Körper lösen als ein an die Materie gebundener Mensch. Ich persönlich empfand die Worte meiner Mutter über die Engel als sehr beglückend und es ist auch erstaunlich, dass die Engel wahrgenommen werden können, unabhängig davon, ob man an sie glaubt oder nicht. Besonders erfrischend fand ich auch die Art und Weise, wie meine Mutter damit umging: sehr natürlich und in gewisser Weise kindlich zufrieden.

„Wenn ihr nicht umkehrt und wie die Kinder werdet,
könnt ihr nicht in das Himmelreich kommen.“

Matthäus 18,3

Wir hatten das Glück, meine Mutter zuhause sterben lassen zu können. Mit meiner Schwester durfte ich sie bei diesem Prozess begleiten. Dies empfand ich als einen heiligen Akt. Im Zimmer der Sterbenden war eine überwältigend friedvolle Atmosphäre, wie ich es mit Worten nicht zu beschreiben vermag. Noch nie zuvor hatte ich so viel Frieden und Geborgenheit verspürt. Es scheinen viele Engel da gewesen zu sein.

Ja, das Sterben kann ein lichtvoller Prozess sein. Die Menschen mit Nahtoderfahrungen berichten davon, dass sie von einem liebevollen Licht umfangen wurden. Von Rainer Maria Rilke stammen die Worte: *„Und doch ist Einer, welcher dieses Fallen unendlich sanft in seinen Händen hält.“* Das Sterben ist die Geburt in der jenseitigen Welt, genauso, wie die Geburt auf Erden ein Sterben im Jenseits ist. Durch das irdische

Sterben während vieler Inkarnationen verschmelzen wir irgendwann mit unserem wahren Selbst. Alle Illusionen lösen sich dann auf. Letztendlich stirbt nur das kleine irdische Ego-Selbst und es beginnt das Erwachen und Erinnern an die bedingungslose Liebe, von der man dann umgeben ist. Die Seele fürchtet den Tod nicht, denn sie kann dort in ihrer Heimat endlich wieder sie selbst sein. Unsere wahre Heimat ist die geistige Welt in der Ewigkeit. Durch unser erwachtes Bewusstsein können wir uns schon jetzt mit ihr verbinden.

Bevor die Sterbenden von ihren jenseitigen Verwandten und Freunden sowie von ihren Schutzengeln empfangen werden, erleben sie eine meist individuelle Art von Durchgang. Viele berichten, dass sie einen Tunnel durchschreiten und sich dann einer Lichtquelle nähern. Diese Erfahrung sei unvergesslich, weil sie sich in der Gegenwart des Lichtes bedingungslos geliebt, geborgen, verstanden und sich in einer Umgebung von tiefstem Mitgefühl empfanden.

Mary C. Neal, eine amerikanische Ärztin, schildert ihren Tod nach einem Kajak-Unfall und den Aufstieg ihrer Seele in dem wundervollen Buch „Einmal Himmel und zurück“. Als sich ihre Seele vom Körper löste, schien es ihr, als hätte sie ihre schwere äußere Schicht abgeschüttelt und ihre Seele befreit.

> *„Ich erhob mich, durchdrang die Wasseroberfläche, stieg aus dem Fluss. Sogleich begegnete ich einer Gruppe von fünfzehn bis zwanzig Seelen (menschliche Geistwesen, von Gott gesandt), die mich mit solch überschwänglicher Freude begrüßten, wie ich sie noch nie erlebt hatte und mir nie hätte vorstellen können. Es war eine pure Freude auf tiefster Ebene. Die Seelen bildeten eine Art Empfangskomitee…*
> *Wir schwebten einen Weg entlang, der zu einer großartigen, lichtdurchfluteten Halle führte, weiträumiger und prächtiger als alles, was ich mir auf der Erde vorstellen kann… Ich spürte, wie meine Seele zum Eingang gezogen wurde, nahm den strahlenden Glanz in mich auf und fühlte jene reine, vollkommene und unbedingte Liebe, die von der Halle ausströmte. Das war die verlockendste und herrlichste Erfahrung, die ich je gemacht habe.“*[32] (Mary C. Neal, 2015)

Sie berichtet davon, dass ihre Gefährten ihr leider vor dem Betreten der Halle erklärten, dass ihre Reise auf Erden noch nicht beendet sei und sie deshalb die Halle noch nicht betreten dürfe. Obwohl Mary protestierte, brachten ihre Gefährten sie zum Flussufer zurück und alle Beteiligten hatten dabei ein starkes Gefühl von Trauer und Schmerz. Nach ihrer Genesung kam Mary C. Neal zu dem Schluss, dass sie den Himmel sozusagen „aus erster Hand“ erlebt hatte und dass er so rein, von Liebe erfüllt und wunderbar war, dass sie nicht mehr zur Erde hatte zurückkehren wollen. Ebenso verfestigte sich seit dem Unfall und den damit einhergehenden Wundern in ihr die unumstößliche Meinung, dass es so etwas wie Zufall nicht gebe.

Ähnliches erlebte Dr. Eben Alexander, ein international anerkannter Neurochirurg, der an einer seltenen Form von bakterieller Hirnhautentzündung erkrankte. Vor seiner Erkrankung war er davon überzeugt, dass Nahtoderfahrungen nichts anderes als Phantasien seien und er versuchte regelmäßig seinen Patienten, die davon berichteten, rational zu erklären, dass dies Produkte eines Gehirns seien, das sich alle Mühe gibt, am Leben festzuhalten, und nichts weiter. Bei Einlieferung in die Notaufnahme lag Eben Alexanders Überlebenschance bei etwa 10 Prozent. Er fiel für sieben Tage ins Koma und während seine Gehirnfunktionen nicht mehr aktiv waren, unternahm seine Seele eine faszinierende Reise in jenseitige Dimensionen. Aus seinem daraus entstandenen Buch „Blick in die Ewigkeit“ geht hervor, dass seiner Meinung nach die physische Seite des Universums im Vergleich zu seinem unsichtbaren, spirituellen Teil ein Staubkörnchen ist. Außerdem würden wir alle eines Tages unser wahres Selbst zurückgewinnen, wie es uns bestimmt sei. Genauso glaubt er, dass wir alles in unserer Macht stehende tun sollten, um in Kontakt mit diesem wunderbaren Aspekt von uns zu kommen, ihn zu pflegen und ans Licht zu bringen. Eben Alexander behauptet, dass die Tatsache, dass er vollkommen genesen konnte, einem medizinischen Wunder gleichkommt. Es gibt nach wie vor keinen medizinischen Präzedenzfall wie seinen, bei dem ein Gehirn nach einem derart heftigen Langzeitangriff gramnegativer Bakterien wie E. Coli seine kompletten Fähigkeiten auch nur annähernd wieder erhalten hat. Deshalb fühlte er sich geradezu verpflichtet, seine Geschichte, und wo er sich aufgehalten hatte, zu erzählen. Er musste die Möglichkeit, dass ihm das wirklich nicht ohne Grund passiert war, einfach ernst nehmen und notierte dazu: *„Keiner von uns ist je ungeliebt. Der Schöpfer, der uns mehr liebt, als wir überhaupt begreifen können, kennt jeden Einzelnen von uns ganz genau und kümmert sich um uns. Dieses Wissen darf nicht länger ein Geheimnis bleiben.“*[(11)] (Eben Alexander, 2013)

Die Seele, die während des irdischen Sterbevorgangs den Körper verlässt, ist unsterblich und wandert in die geistigen, lichtvollen Ebenen. Dort findet eine Lebensrückschau statt, und nach deren Beurteilung, Läuterung der Seele und Abwägung mit den geistigen Beratern kann eine erneute Inkarnation oder auch ein Verbleiben bei GOTT erwogen werden. Jede weitere Inkarnation hat immer einen tieferen Sinn, der in der Seelenentwicklung und Reifung sowie einer Erweiterung des Bewusstseins zu finden ist.

In meinem Bekanntenkreis gibt es zwei Frauen, die ein Nahtoderlebnis hatten und mir beteuerten, dass sie seither keine Angst mehr vor dem Tod hätten. Es ist eher der Sterbeprozess, der ihnen einen Schrecken einjagen könnte, weil der sich manchmal lange und quälend hinziehen kann. Aber wenn wir davon ausgehen, dass alles in GOTTES machtvollen Händen und in seinem Plan liegt, dann kann auch an einem langen Leidensweg nichts falsch sein. Ich glaube, dass der Mensch sogar in dieser Situation noch eine wertvolle Entwicklung durchmachen kann. Wir wissen nicht, was unser Lebensplan vorsieht und welche Aufgabe er in diesem Leben beinhaltet.

Ich möchte auch an dieser Stelle noch einmal betonen, dass Energie niemals verloren geht, sondern sich verwandelt. Wir wissen es aus der Physik. Und so legt der Mensch mit dem Tod seinen physischen Körper ab, lebt aber in seinem Bewusstsein fort. Es ändert sich sozusagen der „Aggregatszustand“.

Der Mensch verweilt dann eine gewisse Zeit in der feinstofflichen Welt, bis er sich erneut für ein Leben in einem Körper entscheidet. Denn hier, in der materiellen Welt, kann er auf schnellstem Wege die zahlreichen Lernerfahrungen machen, die sein Seelenbewusstsein weiterbefördern.

Papst Johannes Paul II. soll sich in Rom vor Pilgern mit folgendem Wortlaut geäußert haben (als Schlagzeile der *Bild*-Zeitung am 31.10.1998 zu lesen): *„Man sollte nicht meinen, dass das Leben nach dem Tod erst mit dem Jüngsten Gericht beginnt. Es herrschen ganz besondere Bedingungen nach dem natürlichen Tod. Es handelt sich um eine Übergangsphase, in welcher der Körper sich auflöst und das Weiterleben eines spirituellen Elements beginnt. Dieses Element ist ausgestattet mit einem eigenen Bewusstsein und einem eigenen Willen, und zwar so, dass der Mensch existiert, obwohl er keinen Körper mehr besitzt.“* [(20)]

17 Die Zeit des Wandels auf der Erde

„Seht eure geliebte Mutter Erde mit all ihrem Leben als vollkommenen Planeten, leuchtend und sonnenhell, und sie wird es werden.“

Der Graf von Saint Germain

Das Datum 21.12.2012 mit seiner magischen Ziffernkombination war in aller Munde und steht in Verbindung mit dem Maya-Kalender. Fälschlicherweise wurde es oft – fast schon katastrophensüchtig – mit dem Ende bzw. dem Untergang der Welt gleichgesetzt und deshalb gebe ich hier kurze Erläuterungen der Maya, was es mit diesem Datum auf sich hat. Ausführlichere astronomische sowie astrologische Zusammenhänge sind bei Interesse aus anderen Quellen zu entnehmen.

Die Maya hatten eine einzigartige Kultur, in der sie nicht nur dem Glauben an eine materielle Welt verfallen waren. Sie fühlten sich eins mit dem großen Ganzen und wussten, dass Geist und Materie miteinander verwoben sind. Da sie sich stets auf die Natur und den Kosmos ausrichteten, brachten ihre systematischen Beobachtungen herausragende Messmethoden hervor. Gleichzeitig blieben die Maya ihrem Wesen nach tief demütig gegenüber der Schöpfung. Sie wussten aufgrund ihrer astronomischen Kenntnisse und mathematischen Berechnungen, dass am 21.12.2012 ein großer Zyklus endet, der 25.625 Jahre währte, und dass am 22.12.2012 ein neues Zeitalter beginnt. Bei ihren Messungen der Zeit entdeckten sie, dass Schwingungen in Form von Wellen eine Konstante in unserer Welt darstellen. Diese wellenförmige Bewegung formt sich zu einer Spirale im Raum-Zeit-Gefüge und zeigt, wie sich das Universum ausdehnt und wie wir Menschen auf unserer Lebensreise unsere Schwingungen und unser Bewusstsein ausweiten und damit erhöhen. Letztlich, so sagen die Maya, wird die Zeit sich so beschleunigen, bis sie sich aufhebt. Dann steht die Zeit still und wir werden das Bewusstsein der Einheit erlangen und die Ewigkeit fühlen.

Für die Maya ist die Sonne das königliche Gestirn. Sie erklären, dass es ein lebendiges, intelligentes Wesen mit Bewusstsein ist, welches mit ihren Strahlen Leben spendet und weiß, was es will. Ausgehend davon, dass die Sonne einen Plan und ein ganz bestimmtes Ziel im Blick hat, nennen die Maya sie „Schöpferin der großen Zyklen". Die Maya erkannten, wie sehr die Sonne das Leben auf unserem Planeten beeinflusst. Sie ist uns Menschen weit überlegen und gibt uns sozusagen den Takt vor. Am 21.12.2012 stand die Sonne in einer geraden Linie mit dem Zentrum unserer Galaxis. Die Nähe der Sonne zum Mittelpunkt der Galaxis regt die Sonnenaktivität derart an, dass klimatische, magnetische und geologische Veränderungen und für uns Menschen ein bioenergetischer Wandel vorhersehbar sind. Wenn durch die nun vermehrt auftretenden Sonneneruptionen das ausgestoßene Plasma, das hauptsächlich aus Protonen und Elektronen besteht, auf die Erdatmosphäre trifft, sehen wir dies als Polarlichter. Diese Polarlichter, normalerweise in der nördlichen Hemisphäre sichtbar, konnten in den vergangenen Jahren weiter südlich, sogar in der Mitte Deutschlands, in Mexiko und Florida beobachtet werden. Die ionisierten, leuchtenden Teilchen tragen enorme Mengen elektrischer Energie in sich, die fähig ist – man spricht dann von einem koronalen Massenauswurf –, Stromausfälle zu erzeugen und unser Leben, das von der Elektrizität abhängig ist, zu beeinflussen. Gleichzeitig bedeutet es, dass durch Sonneneruptionen hervorgebrachte elektromagnetische Ladungen unserem Planeten gewaltige Energiefelder zuführen, die in der Lage sind, die Schwingungen der Erde zu erhöhen.

Die Maya-Priesterin, eingeweihte Schamanin, Heilerin und promovierte Psychologin, Venerable Abuela Nah Kin schreibt in ihrem Buch „2012" dazu folgende Worte: *„Man kann diese Phänomene als Versuche der Sonne ansehen, unserer Mutter Erde zu helfen. Sie zeigen uns, wie hier* *eine Intelligenz unseren Planeten mit Liebe überschüttet, um ihn für seine Bewohner gesund zu erhalten und seine Zukunft zu sichern. …um ihr harmonisches Gleichgewicht wiederherzustellen und so die geschundenen Gebiete zu heilen, die der Mensch in seiner Gier geplündert hat.«* [29] (Venerable Abuela Nah Kin, 2009)

Mutter Nah Kin geht davon aus, dass nicht nur die Satelliten und unsere Stromnetze davon berührt werden, sondern auch die menschliche Psyche und unsere gesamte Bioenergie. Sie sagt, wenn wir im Einklang mit der göttlichen Intelligenz sind, werden wir von den hohen Schwingungen in unserem Bewusstsein und unserer Kreativität angehoben und gefördert. Wenn wir negative Befindlichkeiten in uns tragen, wie zum Beispiel Ängste, dann werden wir herausgefordert, denn diese können sich unter dem Einfluss der Energieladungen bis zur Panik steigern. Durch destruktives Denken haben wir Menschen unsere natürliche Fähigkeit, die von der Sonne ausgesandten Lichtphotonen aufzunehmen, mehr und mehr verloren.

Ich glaube, dass es in unserer Zeit wichtiger denn je ist, dass wir unsere blinden Flecke und wunden Punkte anschauen, uns wieder mit dem Licht und der Schöpfung verbinden und unseren inneren Frieden finden. Wir haben uns schon vor langer Zeit von GOTT und unserer Göttlichkeit getrennt. Wir haben ausgeklammert, dass wir spirituelle Wesen sind. Jetzt machen uns unsere Ängste und die wachsende innere Unruhe unsicher und manchmal auch einsam. Aber gerade diese aus dem eigenen Inneren unkontrolliert aufsteigenden Gefühle veranlassen uns und bieten uns die Chance, uns mit uns selbst zu beschäftigen, wieder anzufangen zu meditieren, zu beten und GOTT in unser Leben einzubeziehen. Jahrhunderte und Generationen lang war es den Menschen möglich, viele ihrer Gefühle zu verbergen, ohne Schaden daran zu nehmen. In unserer jetzigen Zeitqualität lassen sich die heftiger werdenden Gefühle nicht mehr verdrängen. Sie kommen unaufhaltsam an die Oberfläche, sie wollen gesehen und verwandelt werden. Das bringt uns in einen seelisch wertvollen Wachstums- und Reinigungsprozess. Verweigern wir uns diesem Prozess, wird sich innerer Druck aufbauen.

Die Beschwerden und das Leid werden ein unerträgliches Maß erreichen, denn wir Menschen sind nun dazu aufgerufen, einen Lichtkörper zu erlangen und anzuerkennen, dass wir wahrhaftig **Lichtkinder** sind.

Auf geistiger Ebene vollzieht sich bei uns Menschen im Innen wie im Außen eine Revolution. Wir wollen oder müssen uns mehr nach innen wenden, stellen uns Fragen über das Leben nach dem Tod, über Karma und Reinkarnation, und spüren den inniglichen Wunsch, die Wahrheit erkennen zu wollen. Auch im Außen findet schon seit einiger Zeit ein Bewusstseinswandel statt. Alles, was nicht mehr in der Wahrheit ist, kommt ans Licht. Unsaubere Machenschaften, Korruption und alles geheim Gehaltene wird durch die hohe Schwingungsenergie an die Oberfläche gespült. Alte Systeme und Strukturen in der Gesellschaft und Politik, die nicht mehr dem Wohle aller dienen, werden zusammenbrechen und können auch mit dem festen Willen mancher Politiker nicht aufrecht erhalten werden. Die Menschen gehen in Massen auf die Straßen und verlangen nach Aufmerksamkeit, so, wie auch die Gefühle bei jedem Einzelnen nach Aufmerksamkeit verlangen.

Jeder wird sensibler, und die Fähigkeit, getürkte, unwahre Absichten anderer zu erkennen, wird immer besser. Seelen, die ihren Lebensplan noch nicht gefunden haben, werden stark frustriert sein und es wird sich bei ihnen vermehrt im Außen zeigen, was im Inneren noch geheilt werden muss und wo ihre Seele sie hinzieht. Jeder Mensch wird irgendwann nur noch das machen wollen, was seine Bestimmung ist. Bis dahin wird er auf der Suche sein oder die Frustration an seinem Arbeitsplatz wird zunehmen. Das, was in unserem Seelenplan für dieses Leben vorgesehen ist, wird zu uns geführt werden.

Wenn ich von meinen Patienten, Freunden oder Bekannten höre, wie lange die Wartezeiten für eine von der Kasse bezahlte Psychotherapie sind, bin ich entsetzt. Vor kurzem erzählte mir eine Patientin mit massiven Angst- und Panikstörungen, dass ihr am Telefon die Auskunft erteilt wurde, sie käme auf eine Liste und müsse mit zehn Monaten Wartezeit rechnen. Diese absurde Situation liegt aber nicht daran, dass wir in jüngster Zeit weniger Psychotherapeuten haben, sondern daran, dass die Menschen aufgrund der enormen Strahlungsenergie vermehrt an ihre noch nicht geheilten Themen herangeführt werden. Deshalb zeigen sich jetzt bei vielen Menschen psychische oder psychosomatische Störungen. Wenn wir uns von allem reinigen, was nicht in Harmonie mit unserem höchsten und besten Seelenwachstum ist, werden wir bemerken, dass wir auch nicht mehr auf das reagieren, was die dunklen Kräfte auf der Erde hervorbringen. Obwohl wir wissen, was manch fehlgeleitete Seelen tun, werden wir dann keine emotionalen Reaktionen ihnen gegenüber haben, sodass sie wenig oder keinen Einfluss mehr auf unser Leben haben. Wenn wir uns bewusst darüber werden, dass wir alle spirituelle Wesen sind, dann können wir Verurteilungen oder Vergleiche loslassen. Auch diese Seelen werden auf ihrer Reise ins Licht irgendwann ankommen. Sie lassen uns derzeit, hier in der Polarität, die Dunkelheit erkennen und zeigen uns, auf welcher Seite wir stehen wollen. So gesehen dient es unserem Wachstum und es ist nicht erforderlich, dass wir gegen die Dunkelheit kämpfen oder uns Angst einflößen lassen, sondern wir schicken diesen Menschen Licht, damit sie ihre zerstörerische Gesinnung und die Möglichkeit ihrer eigenen Entwicklung schneller erkennen. Die neue Zeit ist die Zeit des Einheitsbewusstseins, des Mitgefühls und der Liebe. Nur das Licht, die Liebe und die Vergebung heilen. Wenn wir nicht zu lieben und zu vergeben verstehen, werden wir selbst leiden.

Die Maya sagen, die Erde wurde nicht für das Leid geschaffen, sondern dafür, dass der Mensch sich aussät und in seinen Qualitäten erblüht. Die besondere Ausrichtung unserer Galaxis bietet der Menschheit nun die Möglichkeit, einen Quantensprung zu machen und verhilft uns Menschen, zu reinen kristallinen Wesen zu werden. Allerdings erfordert es bei jedem Einzelnen einen individuellen Entwicklungsweg. Je bewusster wir werden, umso kraftvoller und klarer können wir diesen Transformationsprozess miterleben. Wenn wir offen sind für die hohen Energien, die jetzt auf die Erde einströmen, wird sich unsere Entwicklung beschleunigen. Die Engel und das Höhere Selbst können uns dabei helfen, unsere ungeheilten Themen zu transformieren und die Dunkelheit zu durchschreiten, damit wir zu unserer wahren Natur finden.

Das ist dann die Transformation unseres Egos, welches uns in der Trennung gehalten hat, hin zu Wahrhaftigkeit und Liebe – zur Liebe zu unserem Planeten und allem Leben darauf. Jetzt ist ein jeder aufgerufen, aus dem Herzen und dem Mitgefühl heraus zu denken, zu fühlen, zu sprechen und zu handeln, ohne Bedingungen zu stellen und ohne Gegenleistungen zu erwarten. Wir Menschen werden uns gegenseitig gerne unterstützen und jeder wird nur das Beste für den anderen wollen.

Wir leben am Beginn einer neuen, wundervollen und einzigartigen Zeit, der Zeit des Erwachens. Die Maya berechneten für den Übergang in diese Zeit eine Spanne von zwanzig Jahren, beginnend mit dem Jahr 2013 und endend mit dem Jahr 2033. In diesem Zeitraum werden wir damit beschäftigt sein, unsere Multidimensionalität und unsere göttlichen Schöpferqualitäten anzunehmen. Die Maya-Botschaft für das Jahr 2012 lautete: Bis zu diesem Zeitpunkt hat die Menschheit über Angst gelernt und hat dabei nur überlebt. Ab diesem Zeitpunkt wird sie mehr und mehr fähig, die Einheit wahrzunehmen, die innere Christuskraft zu spüren, alles Leben zu achten und einzig und allein über die Liebe zu lernen.

Unsere Sonne ist eine Quelle von Lichtphotonen, die unsere Erde und die darauf lebenden Pflanzen, Tiere, Menschen und alles Leben mit lebensspendender Energie versorgt. Diese Lichtphotonen bewegen sich in Lichtgeschwindigkeit fort. Wenn sie auf Moleküle, also Grundbausteine der Materie treffen, geben sie ihre energetische Ladung weiter. Sie bewegen sich in eine bestimmte Richtung und werden vor allem dorthin gelenkt, wo elektrische und magnetische Energiewellen in konstruktiver Weise aufeinandertreffen. Dies sind wissenschaftlich belegte Phänomene. Das heißt, dass sich Lichtphotonen hauptsächlich dorthin gezogen fühlen, wo sich elektromagnetische Felder befinden, die im Gleichgewicht und in der Harmonie sind.

Wo elektromagnetische Kräfte in destruktiver Weise zusammenwirken, findet wenig oder gar keine Anziehung von Lichtphotonen statt. Was bedeutet das für uns Menschen? Es bedeutet, dass wir dafür sorgen sollten, auf Harmonie, Frieden und positive Gedanken und Ziele ausgerichtet zu sein, wenn wir die für unsere Zellregeneration so notwendige Lebensenergie empfangen wollen. Befassen wir uns dagegen unter Dauerstress und Anspannung voll Angst mit negativen Gedanken und Zielen, wird unsere Lebenskraft reduziert, das Immunsystem geschwächt und dem Einnisten von allerlei Krankheitserregern Vorschub geleistet.

Wir Menschen haben das Glück, biologisch wie eine Solarzelle zu funktionieren. Wir sind fähig, Lichtphotonen in jede Zelle unseres Körpers aufzunehmen und die Energie für die Vorgänge in unserem Körper zu verwenden. Die Lichtphotonen dringen in unsere DNA ein und können dort sogar alte genetische Erinnerungen löschen. Sie tragen das göttliche Ur-Licht in sich und sind in der Lage, genetisches Gedächtnis, das uns über Generationen in Begrenzung gefangen hielt, zu transformieren. Das ist das größte Geschenk für uns Menschen, das uns GOTT gegeben hat und wir werden uns jetzt dieses Geschenkes bewusst. Es kann uns und unsere Welt grundlegend verändern.

Wenn man alle Botschaften für den 21.12.2012 zusammennimmt, könnte man wahrlich von einem Ende der alten und der Geburt einer neuen Welt sprechen. Licht hat eine sichtbare materielle Seite wie die Sonne und eine unsichtbare, sie ist Geist und hat Bewusstsein. Licht ist die Uressenz, die alles Bisherige erschaffen hat und weiterhin erschafft. Durch die zunehmende Intensivierung der Lichtkraft dürfen sich unsere Wahrnehmung und unser Bewusstsein verändern.

Im Außen zeigen sich die gesteigerten Sonnenaktivitäten in den sich vermehrenden Himmelserscheinungen. In der Pfingstpredigt des Apostels Petrus (Apg. 2; 19,20) spricht GOTT durch Petrus Folgendes: *„Ich werde Wunder erscheinen lassen droben am Himmel und Zeichen unten auf der Erde.“*

Physiker sind der Meinung, dass die sich häufenden Sonnenstürme auch auf den biologischen Rhythmus unseres Körpers und auf die Psyche einwirken, denn bei Sonneneruptionen werden hochenergetische Ladungen von elektromagnetischen Feldern ins All geschleudert.

Da unsere Gehirne mit den elektromagnetischen Feldern verbunden sind, könnten wir Strukturveränderungen im Gehirn erfahren. Der Bio-Physiker Dieter Broers sagt darin Folgendes: „*Ein hyperdimensionales kosmisches Geschehen könnte uns bevorstehen und damit einhergehend eine Anhebung des Bewusstseins.*“[(9)] (DVD: „Solar-(R)Evolution“ von Dieter Broers)

Gemäß Burkhard Heim, der die zwölfdimensionale Welt berechnet hat, beeinflusst jeder Mensch mit seinem Bewusstsein in jedem Moment sein Umfeld. Der Mensch ist somit kreativer Schöpfer und verlängerter Arm GOTTES. Da auch innerhalb der zwölf Dimensionen alles miteinander in Verbindung steht – Burkhard Heim nennt diese Austauschbeziehungen „Aktivitätsströme“ –, können jederzeit Informationen aus den höheren Ebenen im menschlichen Bereich von Raum und Zeit auftreten.

In vielen Jahrhunderten gab es Propheten, Visionäre oder medial begabte Menschen. In unserer Zeit nehmen durch Menschen erfahrene Engelerscheinungen und empfangene Botschaften sowie die Zahl der Aurasichtigen in nie dagewesenem Umfang zu. Sicherlich ist Ihnen selbst schon aufgefallen, dass Ihre telepathischen Verbindungen zu anderen Menschen häufiger werden. Man denkt an jemanden und kurze Zeit später sieht man diese Person oder erhält von ihr eine Nachricht.

Diese Phänomene werden sich noch verstärken. Wir werden nach unseren fünf Sinnen *sehen*, *hören*, *riechen*, *schmecken* und *tasten* dann auch das *Hellsehen*, *Hellhören* und *Hellfühlen* entwickeln. Diese Fähigkeiten halten wir noch nicht für normal, denn „normal“ ist für uns immer das, was die Mehrheit in der Bevölkerung kann und tut.

Grundsätzlich ist aber jeder Mensch dazu fähig – einzig der Grad der individuellen Bewusstheit entscheidet darüber, ob wir Informationen von den äußerst lichtvollen und informationsreichen Dimensionen aus dem Hyperraum empfangen können. In der Pfingstpredigt des Apostels Petrus heißt es (Apg.2; 17-18): *„In den letzten Tagen wird es geschehen, so spricht GOTT: Ich werde von meinem Geist ausgießen über alles Fleisch. Eure Söhne und eure Töchter werden Propheten sein, eure jungen Männer werden Visionen haben, und eure Alten werden Träume haben. Auch über meine Knechte und Mägde werde ich von meinem Geist ausgießen in jenen Tagen, und sie werden Propheten sein."*

Ob es nun neueste Erkenntnisse aus der Physik sind, alte Überlieferungen der weisen Maya, eine Vielzahl von Botschaften aus den höheren Dimensionen durch medial Begabte oder Hinweise aus Bibeltexten, allen ist gemeinsam, dass eine Veränderung ansteht. Es wird ein neues, bedeutendes Zeitalter geboren. Dies wird das *Licht-Zeitalter* oder das *Goldene Zeitalter* genannt. Es betrifft das kommende astrologische *Wassermann-Zeitalter*. Zugleich ist es die Ära, in der mehr Menschen spirituell erwachen und sich fragen werden, woher sie kommen, wohin sie gehen und was ihre Aufgabe auf dieser Erde ist. Wir dürfen uns darauf freuen, wenn wir bereit sind, uns den Veränderungen zu öffnen. Den Evolutionsprozess, der eine Schwingungserhöhung der Erde mit sich bringt und uns in eine neue Dimension begleiten wird – nämlich in die Dimension der Liebesenergie –, werden wir nicht aufhalten können. Wir können nur *mit* ihm gehen. Alles, was sich diesem Wachstum widersetzt oder sogar mit Gewalt reagiert, unterliegt der Auflösung.

Wenn wir, wie bei einer Geburt, mit einem bewussten Atem die „Presswehen" unterstützen, können wir eine schöne Geburt erleben. Wenn wir uns gegen die Wehen stemmen oder uns von ihnen überrollen lassen, kann es schmerzhaft werden. Wir sollten erst gar nicht versuchen, den Prozess aufzuhalten, denn wir würden daran zerbrechen. Gehen wir doch bewusst den Weg in eine goldene Zukunft mit. Dazu gehört, dass wir unsere Schatten, die unbewussten Glaubenssätze, gedanklichen Programme, Gefühls- und Verhaltensmuster, die wir übernommen haben und die nicht mehr unserer Wahrheit entsprechen, erkennen und loslassen. Dazu gehört auch, dass wir unsere Ängste, die sich durch das strahlende Licht noch deutlicher zeigen oder erst hervorbrechen, annehmen und überwinden. Und nicht zuletzt gehört dazu, dass wir aus den alten Systemen, die auf Gier, Kontrolle, Machtmissbrauch und der Unterdrückung anderer beruhen, aussteigen. Das Leid, welches dabei entstanden ist und immer noch entsteht, kann vermieden werden, wenn die „Täter" ihre dahinterliegenden Programme entlarven. Sie können sich noch eine gewisse Zeit dagegen sträuben und dadurch noch mehr Leid erzeugen, aber die Möglichkeit, diese Destruktivität auszuleben, ist bald vorbei.

Die Erfahrungen in meiner psychologischen Beratungspraxis zeigen eine dramatische Zunahme an Menschen mit akuten psychischen Problemen. Ich höre am Telefon auch verzweifelte Stimmen, die mir davon berichten, dass sich bei Psychotherapie-Praxen mit Kassenzulassung manchmal nicht einmal mehr der Anrufbeantworter einschaltet. Die Not der Menschen ist groß und die Warteschlangen in den Praxen werden immer länger.

Wenn wir im Fluss sind, unsere eigenen Themen angehen und klären, wird es uns nicht nur körperlich und seelisch besser gehen, wir werden dann auch spirituell wachsen und unser göttliches Erbe annehmen können. Die Zeit ist reif. Dazu fällt mir eine kurze Geschichte ein: Als mein Mann und ich uns vor Jahren für einige Tage in Stockholm aufhielten, besuchten wir die von ehemaligen Deutschen erbaute Kirche *St. Gertrud*, über deren Eingangsportal folgender Spruch stand: *„Fürchtet GOTT und ehret den König."*

Spüren wir nicht alle bis in die Zellen, wie diese Gottesfurcht in uns eingepflanzt ist, zum Wohle der großen „christlichen Sekte", aber zur Unterdrückung der Menschen? Genau umgekehrt, nämlich *„Ehret GOTT und fürchtet den König"*, würde der Spruch mehr unserem heutigen Verständnis und unserer inneren Wahrheit entsprechen, aber wer konnte schon im Mittelalter die Wahrheit vertragen oder verstehen? Diese Erkenntnisse sind jetzt möglich, indem wir wahrnehmen, wie viele Machthaber sich auf verschiedenen Ebenen bemächtigen, vor allem, nachdem sich sogar die Kirche vor aller Augen und Ohren zu ihrem

Machtmissbrauch bekannt hat. Es wird uns bewusst, dass wir selbst direkt in die Verbindung mit GOTT gehen können, ohne den Priester einschalten zu müssen. Indem wir uns selbst zu den höchsten Prinzipien des Lebens hin entwickeln, zu Liebe, innerem Frieden, Rechtschaffenheit und der Hinwendung zu GOTT, unserem Höchsten Bewusstsein, können wir das Goldene Zeitalter als eine paradiesische Phase hier auf Erden erschaffen.

Unser göttliches Erbe anzunehmen heißt – wie es auch die Maya publizieren –,

Lichtwesen auf einem paradiesischen Planeten

zu werden und zu erkennen, was wir verloren haben, nämlich das Wissen, dass wir alle zusammen GOTT sind. Weder sind wir voneinander getrennt, noch sind wir von Mutter Erde getrennt, und schon gar nicht von GOTT. Das bedeutet aber auch, dass wir erst dann glücklich sein können, wenn jeder einzelne Mensch und der letzte von uns Menschen glücklich ist. Alles, was jeder Einzelne erlebt an Emotionen, Erfahrungen und Erkenntnissen, wirkt sich auf alle anderen Erdenbewohner aus und erreicht sogar die höheren Dimensionen. Alles, was wir denken, fühlen, sprechen und wie wir handeln, wird mit allen anderen Menschen und allen Dimensionen ausgetauscht. Solange es irgendwo auf der Welt Kriege gibt, ist auch unser Glück ein Trugschluss und nur von kurzer Dauer. Solange Menschen hungern oder unglücklich sind, werden auch wir nicht wirklich froh sein können, selbst wenn wir über den für uns ausgerollten roten Teppich gehen dürfen.

Solange wir Mutter Erde Leid zufügen, werden auch wir Leid ausgesetzt sein. Wir brauchen nicht zu glauben, dass es an irgend jemandem spurlos vorübergeht, wenn wir die Erde aushöhlen, die Gewässer verschmutzen, die Luft verpesten, radioaktive Strahlung erzeugen und Tiere quälen, um sie anschließend zu essen. Mutter Erde wird die Siegerin sein und sie wechselt jetzt in eine lichtvollere Ebene. Bei unserem besagten kosmischen Ereignis, dem 21.12.2012, trafen sieben Zyklen aufeinander. Einer davon war eine seltene Konstellation zwischen Pluto und Neptun, der zirka einhundert Jahre andauert und einen kollektiven Bewusstseinssprung in eine neue Dimension hervorbringt. Aus astrologischer Sicht steht er für bahnbrechende Erfindungen, Akzeptanz der geistigen Welt als Teil der Schöpfung, Wertewandel im Sinne von weniger Bezug zu Materiellem und Geld, hin zur Erfüllung im einfachen Miteinander und in der Natur. Dieser Prozess wird nicht aufzuhalten sein. Damit wird auch ein Wechsel von alten Machtstrukturen in das Einheitsbewusstsein verbunden sein. Wir werden auf dem Weg dieses Evolutionssprunges unser Ego und die Illusion der Trennung sowie Verurteilungen immer mehr aufgeben müssen, wenn wir wollen, dass es uns allen miteinander gut geht. Nur wenn wir mit der Natur zusammenarbeiten, werden wir die besten Früchte hervorbringen. Nur wenn wir uns dem Licht zuwenden und GOTT in unser Leben einbeziehen, werden wir die Entscheidungen treffen, die uns zu Freude, Glück und gemeinsamem Wohlergehen führen. Mit GOTT sind wir an die universelle Versorgung angeschlossen und erhalten die Fülle in jeder Form.

Wenn wir zuallererst mitfühlend sind, vor allem mit uns selbst, unsere Gefühle und Bedürfnisse erspüren und uns nicht dafür verurteilen, werden wir selbstbewusster. Erfüllen wir uns dann noch unsere Bedürfnisse selbst, ohne anderen zu schaden, macht uns das stark und unabhängig. Natürlich werden wir manches nicht sofort verwirklichen können, aber ein Herzenswunsch, mit dem man niemandem schadet, wird immer von den universellen Schöpferkräften unterstützt werden. Damit wir wissen, ob unser Wunsch und Wille im göttlichen Sinne ist, ist es weise, diesen dem Höchsten Bewusstsein zu übergeben. Das höchste Bewusstsein ist die Instanz, die immer genau weiß, wann, wie und wo etwas verwirklicht werden kann. Dann können wir uns beruhigt zurücklehnen in dem Wissen, dass es eintreten wird, wenn es von göttlicher Seite befürwortet wird und unserer Entwicklung dient oder vielleicht nicht eintritt, weil es in Wahrheit niemandem nützt, außer unserem Ego.

Diese Erkenntnisse benötigen eine gewisse Zeit. Wenn wir liebevoll zu uns sein wollen, sollten wir uns diese Zeit für unsere Entwicklung geben. Dann werden wir uns zum Positiven verändern. Das Mitgefühl für uns selbst sowie die Kommunikation mit dem großen Geist, werden eine Veränderung im Außen nach sich ziehen und wir werden in der Folge liebevoll, mitfühlender und toleranter gegenüber unserem Nächsten.

Es fällt uns leicht, dass wir für die Menschen in Kriegs- und Krisengebieten sowie für die Armen, Alten und Schwachen Anteilnahme empfinden. Aber auch den Regierenden, die aufgrund ihrer Angst, ihres Glaubens an Mangel und des daraus resultierenden Machthungers manchmal die Kriegstreiber sind, sollte unser Mitgefühl gelten. Dann wird sich die Welt verändern. Hätte jeder Mensch Mitgefühl am Leid des anderen, würde es bald keine Hungernden und keine Kriege mehr geben. Der Frieden entsteht durch die Herzen der Menschen.

Je mehr wir uns bewusst dem Licht – GOTT – zuwenden, umso mehr werden wir das Gefühl von Freude, Fülle, Mitgefühl, Liebe und innerem Reichtum in uns spüren.

Wir werden uns mit unserem Denken und Fühlen dem Aufstieg der Erde zum Licht, zur Liebe und zu mehr Bewusstsein anpassen müssen, nicht umgekehrt. Je bewusster, liebevoller und damit lichtvoller wir werden, umso reicher werden wir beschenkt. Wir kommen dabei in einen natürlichen Zustand des Friedens, der Gesundheit und damit des Glückes und finden unsere Freude im Herzen. Wenn wir die eigene Göttlichkeit anerkannt haben, wird die Erde eine Kultur hervorbringen, in der einzig und allein die Wahrheit herrscht.

18 Nur mit GOTT und seiner Liebe werden wir geheilt

„Denn ihr waret weiland Finsternis;
nun aber seid ihr ein Licht in dem Herrn.
Wandelt wie die Kinder des Lichts;
die Frucht des Geistes ist allerlei
Gütigkeit und Gerechtigkeit und Wahrheit.“

Epheser 5,8/9

Wir tragen den göttlichen Lichtfunken in jeder Zelle und damit die Fähigkeit der Selbstheilung in uns. Einer Disharmonie bzw. Störung im Körper geht immer ein Ungleichgewicht auf emotionaler und mentaler bzw. feinstofflicher Ebene voraus. Die Dysbalance auf feinstofflicher Ebene wird sich früher oder später unweigerlich im körperlichen System ausdrücken. Dann scheinen bei jeder Art von Erkrankung Gedanken und Gefühle in uns zu sein, die uns nicht mehr dienlich sind. Die Konzepte des Mangeldenkens, der Angst, der Verurteilungen bzw. der Unterscheidung von Gut und Böse werden sich mit unserem Ansteigen des Bewusstseins auflösen, weil sie nicht der (göttlichen) Wahrheit entsprechen.

GOTT sieht in allem und in jedem nur die Liebe, er verurteilt nichts. Für ihn gibt es keine Schuld, er lässt uns Menschenkinder unsere Erfahrungen machen. Wir haben hier in der göttlichen Form unserer menschlichen Individualität die Möglichkeit, mit unserem freien Willen das Ego zu entwickeln. Der Kampf des Lebens besteht auch darin, dass wir erkennen sollen, dass wir mit unserem Ego viel Leid erschaffen und dass wir die Glückseligkeit nur im Zustand des Gottesbewusstseins erreichen. Durch unsere eigene Wahl und die Entfremdung von GOTT haben wir uns immer wieder in Krankheiten, Kriege und viel Leid verwickelt. Dadurch können wir lernen, dass es besser für uns ist, wenn wir unseren freien Willen dem des Schöpfers, dem Träger des Höchsten Bewusstseins, unterstellen. Das Höchste Bewusstsein, das Schöpferprinzip, wartet nur darauf, mit Freude die göttliche Vollkommenheit in Form von Liebe und Weisheit durch uns hindurchströmen zu lassen. Das Gefäß muss allerdings dazu bereit sein. Dies geschieht, indem wir unsere Erfahrungen auswerten, dadurch bewusst Erkenntnisse sammeln und schließlich unseren Weg auf das Höhere Selbst ausrichten. Der eigentliche Sinn unseres Erdenlebens ist die Aufwärtsentwicklung unserer Seele hin zu GOTT, über die Selbstverwirklichung zur Verwirklichung von göttlicher Weisheit und Liebe.

Überwiegend agieren wir jedoch im äußeren Leben. Wir erschaffen uns Beziehungen, einen Freundeskreis, eine berufliche und gesellschaftliche Stellung oder die Elternschaft. Das alles erfordert unsere volle Aufmerksamkeit und manchmal viel Energie. Aber genau so, wie wir das Außenleben pflegen, ist es erforderlich, unser Innenleben gedeihen zu lassen. Bald werden wir es aus unserem Inneren heraus spüren, dass es unweigerlich auf uns zurückfällt, wenn wir jemand anderem etwas antun, und sei es nur gedanklich. Negatives Denken über andere, wenn wir sie beispielsweise verurteilen oder ihnen etwas nicht gönnen, schadet uns selbst am meisten. Verurteilen senkt die Schwingung herab und es kann keine Anziehung von Sonnenphotonen stattfinden. Wenn wir uns von GOTT leiten lassen, werden wir automatisch zum höchsten Wohle aller geführt.

Bald wird jeder Einzelne erkennen: Was gut für mich ist, will ich auch dem anderen zukommen lassen! GOTT will für uns alle die Fülle, das Glück und die Gesundheit. Er kennt nur das, weil er die Liebe ist. Es ist seine Essenz und er will sie verströmen. Alle Unpässlichkeiten und Widrigkeiten des Lebens, alles was nicht auf Liebe basiert, ist sozusagen auf unserem Mist gewachsen, auf dem, was wir hier auf Erden selbst erschaffen haben und unserem kleinen Universum, unserer Seele und unserem Körper damit zumuten. Und es erschafft Trennung, die einsam macht.

Wenn wir auf die Menschen offenen Herzens zugehen und in einem jeden den göttlichen Funken anerkennen, auch wenn dieser durch die Traumata, die übernommenen und fehlgeleiteten Programme verschleiert ist, befinden wir uns dennoch in einer Art Einheitsgefühl. Wir werden uns innerlich vor dem schmerzvollen Weg des anderen verneigen. Wir werden seinen Lebenswandel, egal, wie er sich gerade darstellen möge, achten. Wenn wir unser Innenleben veredeln, werden wir in den Stunden, in denen wir alleine sind, keine Leere und Einsamkeit spüren. Wir werden die Zeit mit uns allein – im All-eins-sein – genießen. Uns selbst spüren zu lernen, uns selbst unsere Bedürfnisse zu erfüllen, ohne uns oder andere zu schädigen, macht uns zufriedener und hält uns davon ab, im Außen nach jemandem zu suchen, der die Leere in uns auffüllen könnte.

Unsere Traumata aufzulösen, die destruktiven Programme und Verschattungen zu durchlichten, unsere Gefühle zu heilen und unseren Charakter zu veredeln, verändert unsere Aura, unser Denken, Fühlen, Sprechen, Handeln und Lieben, und zuletzt auch die Gesundheit. Biophotonen sind kohärente Lichtquanten, die im lebenden Organismus für den höchstmöglichen Ordnungsgrad sorgen und Gesundheit, Regeneration und Lebenskraft hervorbringen. Der Schatten dagegen beeinflusst alle unsere Beziehungen negativ und schwächt unsere Lebenskraft. Wo Schatten ist, fehlt es an Licht, es ist dunkel, und Dunkelheit bedeutet Unwissenheit. Wenn wir aber unsere Schatten erlöst haben, werden wir lichter, wir werden erkennen und verstehen.

Durch unsere negativen Programme, Denkmuster, Gefühle und Verhaltensweisen begrenzen wir uns selbst bis zur Erkrankung. Wir haben durch unseren von GOTT erhaltenen freien Willen die Wahl, in der Dunkelheit und im Sumpf zu verharren, was uns gegenüber dem Licht und der Wahrheit immer stumpfer machen wird. Da wir alles in den Kosmos senden, aber gleichzeitig auch von ihm empfangen, bekommen wir stets aufgezeigt, was es noch zu bereinigen gilt. Dies ist meist mit Schwierigkeiten im Leben, mit Beziehungskonflikten und Krankheit verbunden. Dann ist der Zeitpunkt gekommen, es als Aufforderung zu sehen und an den Themen und Lebensaufgaben zu arbeiten. Dabei verbinden wir uns automatisch mit dem Licht, weil die Lichtphotonen sich dadurch angezogen fühlen und unsere Entwicklung beschleunigen (*entwickeln* = sich aus seinen Verwicklungen lösen).

Wir benötigen dazu nicht unbedingt einen Berater, Psychologen oder Therapeuten. Wenn wir GOTT zu den Problemen die Frage stellen, woher diese kommen und aus welchem Grunde wir sie erschaffen haben, werden wir die Antwort finden. Vielleicht nicht sofort, vielleicht müssen wir erst lernen, hinzuhören oder uns selbst zu beobachten, was wir denken, wie wir fühlen und welche Überzeugungen wir haben. Wir haben jedoch immer die Möglichkeit, GOTT unsere Probleme und Themen zu übergeben. Die göttliche Hilfe ist immer da!

Der Biologieprofessor und Stammzellenforscher Bruce Lipton berichtet in seinem Buch „Intelligente Zellen“ davon, dass es die Überzeugungen sind, die unseren Körper steuern, und zwar mehr, als unsere Gene das tun.

> *„Wir wurden nach dem Bilde Gottes erschaffen, und wir müssen unseren Geist wieder in die Gleichung mit einbringen, wenn wir unsere physische und psychische Gesundheit verbessern wollen. Nicht die gengesteuerten Hormone und Neurotransmitter kontrollieren unseren Körper und unseren Verstand – unser Glaube und unsere Überzeugungen kontrollieren unseren Körper, unser Denken und damit unser Leben.“*[(24)] (Bruce Lipton, 2014)

Placebo-Effekte und viele Studien zu diesem Thema sprechen Bände. Sogar bei Operationen, von denen man glaubte, keine Placebo-Effekte nachweisen zu können, gelang dies dennoch. Der amerikanische Orthopäde Dr. Bruce Moseley teilte seine Patienten mit Knieproblemen in drei Gruppen auf, um die optimalste Operation herauszufinden. In der einen Patientengruppe wurden die geschädigten Knorpel abgeschliffen, in der zweiten wurden die Gelenke gespült und alles entfernt, was Entzündungen hervorrufen könnte. Die dritte Gruppe wurde zwar betäubt, aber ohne Wissen der Patienten nicht wirklich operiert, sondern es wurde nur eine Knieoperation vorgetäuscht. Die Patienten aller drei

Gruppen wurden anschließend gleich postoperativ behandelt, unter anderem mit Gymnastik. Die Ergebnisse waren für die Ärzteschaft schockierend. Die Menschen, welche operiert wurden, erhielten wie erwartet eine reale Besserung ihrer Beschwerden. Die Mitglieder der Placebo-Gruppe, welche keine Operation bekommen hatten, konnten aber genauso wandern, Sport betreiben und Dinge tun, die ihnen vor ihrer „Operation" unmöglich waren. Den Nichtoperierten ging es genauso gut wie den Operierten. (Moseley et al. 2002). Erst zwei Jahre später teilte man ihnen mit, dass man an ihren Knien nichts verändert hatte. Einer dieser Patienten, der vor der „Scheinoperation" nur am Stock gehen konnte, spielte danach mit seinem Enkel Fußball und erklärte in einem Interview: *„In dieser Welt ist alles möglich, wenn man es sich in den Kopf setzt. Ich weiß, dass unser Geist Wunder vollbringen kann."*

So, wie man vom *Placebo-Effekt* spricht, wenn positive Gedanken eine Heilung hervorbringen, so spricht man vom *Nocebo-Effekt*, wenn negative Gedanken die Gesundheit schädigen. Das weise Gebet lautet deshalb nicht *„Herr nimm diese Krankheit von mir."*, sondern *„Herr zeige mir, womit ich dieses Problem oder die Krankheit erschaffen habe"*. Wenn wir uns dann – manchmal durch einen Geistesblitz – unserer schädlichen Gedanken bewusst werden und womöglich sogar erfahren, aus welchen Situationen, Belastungen oder Traumata heraus sie entstanden sind, können wir das Übel mit der Wurzel beseitigen. Wir können dann darum bitten, dass wir von diesem Trauma, dem belastenden Denken, unseren Überzeugungen und deren Auswirkungen befreit werden, oder mit anderen Methoden das Thema lösen (z.B. kinesiologisch entkoppeln, mit der Symbolablösung nach Phyllis Krystal oder mittels Familien-Aufstellung). Das wird uns aus unserem eigenen engen Horizont heraus in unser wahres Selbst und in eine bessere Gesundheit hineinführen. Die Kenntnis über unsere Lebenserfahrungen und was wir aus ihnen erschaffen haben, lässt uns über unser kleines Ich hinauswachsen und immer mehr zu offenen Kanälen werden, um die Hilfe des großen Geistes, hoher Wesen oder des höchsten Bewusstseins zu empfangen. Am wahrscheinlichsten ist es, dass wir die Hilfe durch

Menschen erhalten, die uns „geschickt" werden und plötzlich wie zufällig unseren Weg kreuzen, aber auch durch Botschaften in den verschiedensten Formen.

Vor nicht allzu langer Zeit hatte ich wieder einmal ein Erlebnis der besonderen Art, das mich zum wiederholten Mal überrascht und tief beglückt hat. Ich hatte ein Wochenende über Intuitionsschulung besucht und als wir mit meinem Auto vom Mittagessen zum Schulungsort zurückkehrten, fuhr ein Fahrzeug mit der Aufschrift *„Gott liebt Dich"* direkt vor uns her. Am nächsten Tag hatten wir eine wunderschöne Meditation, in der Jesus Christus uns vor unserem inneren Auge ein Geschenk mit einer Botschaft überreichte. Das alleine war schon ein überwältigender Moment. Als ich aber dann noch am gleichen Abend auf meinem Nachhauseweg hinter einem Kleinwagen herfuhr, glaubte ich, meinen Augen nicht zu trauen, denn dieser hatte auf seinem Heck folgende Aufschrift: *„ Im Namen des Herrn unterwegs."* Ja, wir sind alle im Namen des Herrn unterwegs, weil sein Licht in uns allen ist.

Wir selbst tragen die alleinige Verantwortung dafür, ob wir uns den Botschaften und höheren Wahrheiten öffnen wollen. Unsere Befreiung, Gesundheit und unser Glück hängen davon ab, ob wir uns dahingehend entwickeln, dass wir der Menschheit, allen Lebewesen und dem Planeten dienen. Zunächst einmal geht es darum, die Erkenntnisse über uns selbst auszuwerten. Wenn es in unserem privaten oder beruflichen Umfeld eine Disharmonie gibt, dann sollten wir uns dessen gewahr werden, dass ungelöste negative Gedanken, Gefühle und/oder Glaubenssysteme ans Licht gebracht werden wollen.

Je besser es uns gelingt, all das zu erlösen, was unserem höchsten Wohlbefinden im Wege steht, umso weniger Resonanzen werden sich uns im Außen zeigen. Solange wir mit einer Situation unzufrieden sind, haben wir noch etwas an ihr zu lernen. Ich kenne Frauen, die sich über ihre Ehemänner beschweren, weil sie dieses oder jenes nicht für sie tun, wenig Zeit haben und nur an ihre Selbstverwirklichung denken. Das Unglück der Frauen ist manchmal groß. Ohne sich aber zu verurteilen, sollten sich diese Frauen ganz ehrlich die Frage stellen, warum sie sich so manches nicht selbst geben, und es deshalb von ihren Männern erwarten. Wo verwirklichen sie sich selbst noch nicht, weil sie sich nicht lieben. Dazu braucht es eine gute Portion Ehrlichkeit und Mut. Aber die Mühe wird sich lohnen! Wenn wir uns bemühen, unsere eigenen Anteile an unserem Unglück zu erkennen, haben wir schon einen großen Schritt in die Richtung getan, die Opferrolle hinter uns zu lassen und können dann geradewegs unser eigener positiver Schöpfer werden. Die Partnerschaft ist dabei die größte Lernwerkstatt.

Genauso verhält es sich mit dem Muster, welches in Beziehungen am häufigsten zu Dramen führt, nämlich dem Verletzen oder sich gekränkt fühlen. Aber wir können immer davon ausgehen, dass ein Mensch einen anderen nicht vorsätzlich verletzt, sondern dass dieser wegen seiner eigenen Kränkungen, die er im Gepäck hat, einen anderen Blickwinkel hat und uns nur dort verletzen kann, wo wir selbst noch verletzbar und damit unheil sind. Hier gilt es ganz besonders achtsam zu sein im Umgang mit sich und seinem Gegenüber. Das Wichtigste in solch einer Situation ist, dass wir die Kränkungen **nie persönlich** nehmen. Das ist die schwierigste Lektion überhaupt, wenn uns dabei eine zusätzliche Kerbe in unsere Wunde geschlagen wird. Wir Menschen haben eine Vater- oder eine Mutterwunde, meistens sogar beides. Wir sollten daher nicht vergessen, dass ein Mensch nur schwerlich liebevoll sein kann, wenn es ihm nicht vorgelebt wurde und wenn er selbst keine Liebe erfahren hat. Vielleicht wurde er von seinem Vater nicht oder zu wenig gesehen, womöglich sogar geschlagen, vielleicht von der Mutter zu stark bevormundet, sodass er sich wenig entfalten konnte. Vielleicht hat er auch unbewusste Verlustängste, weil die Eltern sich getrennt haben. Möglicherweise fühlt er sich schuldig oder minderwertig und muss daher die Schuld auf andere projizieren oder sie klein halten, damit er als der Größere dasteht.

Daher wäre die beste Reaktion, die verfahrene Situation umzukehren, dass wir dem Verletzer, Verurteiler oder Kritiker erst einmal Verständnis entgegenbringen. Vielleicht steckt er in seiner kindlichen Reaktion und im Kampf fest, weil er den Glauben daran, dass ein Mensch ihn verstehen könnte, verloren hat. Er kann erst erwachsen reagieren, wenn er das Verständnis und vielleicht sogar die Liebe vom anderen spürt. An einer Lebenspartnerschaft ist das Wertvollste, aneinander zu wachsen, vergeben und lieben zu lernen. Nur der agiert mit Auge um Auge und Zahn um Zahn, der verletzt ist. Wer geheilt ist bzw. geheilt werden will, der vergibt. Je intensiver sich belastende Kindheitserfahrungen und Traumata bei einem Menschen eingeprägt haben und je größer seine Verletzungen sind, umso schwieriger werden zunächst seine sozialen Beziehungen sein. Das alles entspringt dem gekränkten Ego.

In Wahrheit – in unserem göttlichen Kern – sind wir unverletzbar. Dem Ego liegt immer daran, eine Beziehung für sich auszunutzen, seine Bedürfnisse erfüllt zu bekommen, seine Anerkennung und Bestätigung zu erhalten und unter besonderen Umständen deswegen auch zu lügen, zu manipulieren und um sich zu schlagen. Es sucht nicht nach jemandem, den es lieben kann, sondern es sucht die Person, von der es geliebt werden kann. Gelingt ihm das nicht, wird das Ego auch den Gedanken der Flucht aus einer Beziehung aufnehmen. Allerdings ist das nicht die Lösung, denn letztendlich bringt jeder zwangsläufig das unerledigte Gepäck in die nächste Partnerschaft mit ein.

Wenn wir lernen, problematische und kränkende Situationen immer öfter zu meistern, kann es uns den absoluten Feinschliff bringen. Aus einem Rohdiamant wird dann ein Brillant. Es bedarf einiger Übung, in der Zeit großer Verletztheit „bei sich“ und ruhig zu bleiben. Aber wenn man sich immer wieder vor Augen hält, dass diejenige Person, die gerade verletzt, in dem Moment ein Problem hat, wird man selbst weniger emotional sein und es immer seltener auf sich beziehen. Wenn man sich dann noch dessen bewusst ist, dass die Angelegenheit auf Seelenebene erschaffen wurde, um geheilt zu werden, kann ein Gefühl des inneren Friedens entstehen. Jeder von uns wird immer von GOTT, Christus, dem Höheren Selbst geliebt und man kann ihnen deshalb die Führung für diese schwierige Situation zum Wohle von allen Beteiligten übergeben.

Natürlich braucht derjenige, der verletzt wurde, nicht einfach alles hinzunehmen. Wir brauchen negative Eigenschaften unseres Gegenübers nicht zu lieben. Doch vergessen wir dennoch im Gefühlschaos nie den wahren Menschen dahinter, seinen göttlichen Kern. Er reagiert aufgrund seiner eigenen Kränkungen, die mit uns insofern zu tun haben, dass wir sie bei ihm reaktiviert haben. Wir haben miteinander die Situation erschaffen um heiler zu werden.

So könnte er durch uns eine Menge von sich lernen, aber umgekehrt ist es genauso. Wenn einem im Außen immer wieder Lieblosigkeit gezeigt wird, geht es bei uns in der Situation vielleicht darum, die eigenen Grenzen liebevoll, aber mit Nachdruck zu setzen. Der Betroffene könnte sich dann auch fragen, inwieweit er sich selbst schon liebt oder die Liebe nur vom anderen einfordert.

Erst wenn wir uns und andere zu lieben gelernt haben, werden wir geliebt werden. Das ist der Schlüssel zum Glück! Deshalb sollte man das kränkende Thema in aller Ruhe zu einem passenderen Zeitpunkt noch einmal ansprechen und versuchen, bei sich und seinen Gefühlen zu bleiben und die Angelegenheit ohne Beschuldigungen in Liebe zu klären. Wenn wir uns immer wieder darum bemühen, das Positive und Gute, also den göttlichen Funken in jedem Menschen, zu sehen, öffnen wir uns für die heilenden Energien des Lichtes. Da die Grundschwingung des Lichtes die Liebe ist, kommen wir nicht daran vorbei, uns dieser Liebe zu widmen, uns auf sie auszurichten, um heil zu werden.

Ich habe die persönliche Erfahrung gemacht, dass ich mich schnell entspanne, wenn ich nach einer Kränkung durch eine Person zuerst meine Wut bewusst wahrnehme, sowie danach eine Vergebung ausspreche. Meine Vergebungsworte lauten: *„Ich vergebe Dir alles, womit Du mir Leid zugefügt hast sowie ich Dich bitte, mir alles zu vergeben, womit ich Dir Leid zugefügt habe. Und ich vergebe mir, weil ich mich liebe. Ich verbinde mich in Frieden mit dem Höheren Selbst und ich überlasse Dich in Frieden dem Höheren Selbst."*

Das Höhere Selbst ist die göttliche Schwingung, die über allem ruht und mit allem und jedem Wesen verbunden ist. Es ist in einer übergeordneten Ebene zuhause, wo wir alle EINS sind und von wo aus es unser Leben wie aus der Vogelperspektive überblicken kann und im ständigen Kontakt mit der Quelle GOTTES steht, also mit dem Heiligen Göttlichen Geist. Nur von dort können wir die wertvollen Inspirationen und Impulse erhalten, die uns im Leben weiterhelfen und uns seelisch ausgeglichener machen.

Ich bin mittlerweile überzeugt davon, dass wir von göttlicher Seite Hilfe bekommen, wenn wir darum bitten, uns dafür öffnen und darauf vertrauen. Die Hilfe geht sogar so weit, dass man augenblicklich eine Erleichterung verspürt, wenn man darin geübt ist. Ich habe noch nie erlebt, dass sich eine Situation nicht entspannt hätte, wenn ich darum gebeten habe. Genauso funktioniert es mit unseren Ängsten und sogar bei Panikattacken. Es wird sich ein Mantel des Friedens über Sie legen, wenn Sie darum bitten. Probieren Sie es aus! Wenn die Bitte aus dem Herzen kommt, ist die Hilfe sofort da.

In meiner Praxis erlebte ich schwerwiegende Fälle, in denen es Menschen aufgrund jahrzehntelanger Pein zunächst nicht möglich war, einem Nahestehenden zu vergeben. Ich sage den Betroffenen dann, es für den Anfang damit zu versuchen, dem Höheren Selbst die Aufgabe der Vergebung zu übertragen. So könnten Sie Ihr Höheres Selbst darum bitten, dem Verursacher Ihrer Not Vergebungsenergie zu schicken. Wenn Sie immer wieder einmal darum bitten und sich in Ihrer Gefühlswelt beobachten, werden Sie irgendwann feststellen, dass sich Ihre Not gelindert hat und Ihre Gefühle dieser Person gegenüber milder geworden sind. Es könnte sogar sein, dass Ihr Peiniger auf Sie zugeht und sanfter wird. Irgendwann wird es Ihnen dann möglich sein, von Herzen zu vergeben.

Jeder hat die freie Wahl, sich mit Hilfe der göttlichen Energien aus seinen Fesseln zu befreien oder sich selbst weiterhin zu knechten und Krankheiten zu manifestieren. Bedenkt man, dass bei GOTT immer alles vergeben ist, weil es bei GOTT keine Verurteilungen und keine

Schuld gibt, dann liegen Verurteilen und Vergeben in unserem Menschsein. Wir brauchen nur immer wieder das Ego zu überwinden, dann können wir vergeben. Erst den anderen und dann – was manchmal noch wichtiger ist – uns selbst.

Ich erlebte in meiner Praxis einen sehr warmherzigen Mann, der mir von Kindheitsschwierigkeiten mit seinem Vater berichtete. Sein Vater war Alkoholiker, nachdem er aus dem Krieg zurückgekehrt war. Der Jugendliche litt sehr darunter und übernahm die Probleme seiner Mutter, die diese wegen der Trunksucht des Vaters hatte. Das war der seelischen Gesundheit meines Klienten nicht gerade zuträglich. Der heute 60-Jährige erzählte mir, dass er erst dann in der Lage war, seinem Vater zu vergeben, als er zufällig einen Brief fand, in dem dieser seine traumatischen Kriegserlebnisse niedergeschrieben hatte. Davon hatte mein Klient nichts gewusst und er konnte daraufhin mit seinem Vater Frieden schließen.

Ähnliches berichtete mir eine Klientin. Sie hatte jahrzehntelang ihre Mutter dafür verurteilt, weil diese einige ihrer Kinder, also Geschwister der Klientin, zur Adoption freigegeben hatte. Auch diese Klientin musste fast 60 Jahre alt werden, um ihre Mutter zu verstehen. Während sie diese pflegte, durfte sie erfahren, was sie zu den Adoptionen bewogen hatte: Es waren familiäre Armut, Beziehungsschwierigkeiten mit dem Vater der Kinder und schließlich der Gedanke, diese würden es in anderen Familien besser haben. Erst dadurch, dass die Mutter über ihre Gefühle und ihr Innenleben sprach, konnte meine Klientin ihr vergeben. Damit war eine große Last von ihr gefallen.

Um uns aus dem selbst erschaffenen Gefängnis zu befreien, ist es wichtig, unseren Frieden mit den Menschen zu machen, die uns gedanklich noch belasten. Diese Personen sind unsere größten Lehrmeister, auch wenn sie uns vermeintlich gequält haben. Vielleicht hätten wir in ihrer Lebenssituation ähnlich gehandelt. Wir wissen nicht, wie wir uns mit deren Problemen entschieden hätten. So ist es angebracht, den

Seelenplan anderer Menschen mit all den Schwierigkeiten, die bei der Bewältigung entstehen können, zu achten und Verständnis aufzubringen. Anderen die Schuld für unsere Schwierigkeiten zu geben, macht uns nicht frei, sondern verstärkt unseren Schmerz. Aufgrund unserer Resonanzen haben wir diese Menschen in unser Leben gezogen oder sind bei ihnen inkarniert, als Sohn oder Tochter beispielsweise. Gerade den angeblichen ‚Tätern' zu verzeihen ist vom sogenannten Opfer so wichtig. Denn die nicht verarbeiteten Emotionen bilden ein Resonanzfeld, das bedingt, dass sich die Beteiligten in späteren Leben wieder anziehen. Das geschieht so lange, bis die Einsicht und die Vergebung vollzogen sind. Wenn Ihnen Situationen und Menschen dazu einfallen, empfehle ich Ihnen folgende Sätze:

- *„Ich vergebe Dir, was Du mir damals... (Situation) oder jemals bewusst oder unbewusst angetan hast."*
- *„Ich bitte Dich, mir zu vergeben, was ich Dir bewusst oder unbewusst angetan habe."*
- *„Ich vergebe mir, wenn ich Dich zu dieser Situation eingeladen habe."*

Anschließend verbinden wir alle in Frieden mit dem Höheren Selbst.

Auch hier werden uns nur ein größerer Weitblick und Demut helfen, die Situationen zu meistern. Denn solange wir Ablehnung gegenüber Menschen in uns spüren, entstehen in uns Anspannung und Disharmonie. Das wiederum beeinträchtigt den Fluss der lebensspendenden, lichtvollen Energien, verursacht Stauungen, Blockaden und Krankheit. Werden wir uns aber der Liebe GOTTES für uns und alle Menschen bewusst und lassen sie durch uns strömen, indem wir für uns und diese anderen beten, wird der positive Kraftstrom das Negative auflösen. Irgendwann werden wir durch die Arbeit an uns Mitgefühl für unsere Nächsten empfinden und ihnen liebevoll gegenübertreten können. Sie werden unsere Haltung spüren und haben dadurch die Möglichkeit, zu vertrauen und sich zu öffnen. Das Höchste, nämlich die wachsende Liebe von beiden Seiten, hat damit eine echte Chance.

Jesus sagte am Kreuz: „*Vater, vergib ihnen, denn sie wissen nicht, was sie tun.*" Jesus wusste, dass seine Peiniger selbst Getriebene waren und deshalb die Wahrheit nicht erkennen konnten. Gleichzeitig wusste er aber auch von der Möglichkeit einer späteren Erkenntnis und Entwicklung und konnte deswegen so gnädig um deren Vergebung bitten. Kennen wir immer unsere Schwächen, wissen wir immer, was wir tun oder warum wir manchmal nicht so handeln, wie andere es mit Recht erwarten? Die Gründe liegen oft im Verborgenen, im Unbewussten. Selbst maßen wir uns aber an, alles richtig zu machen. Wenn wir in Betracht ziehen, dass auch wir Fehler begehen, können wir anderen leichter vergeben. Dann sollten wir auch uns vergeben, was wir getan haben oder versäumt haben, zu tun. Das kann mitunter die schwierigste, aber auch die wichtigste Aufgabe sein. Wenn wir uns jedoch daran erinnern, dass bei GOTT bereits alles vergeben ist, wird es uns diese Arbeit erleichtern!

Sofern wir uns genau beobachten, werden wir feststellen können, ob wir bereits alles vergeben haben. Wenn wir über ein ehemals schwerwiegendes Ereignis ohne Emotion sprechen können, wenn keine Erregung mit ins Spiel kommt, dann können wir davon ausgehen, dass wir es auch aus unserem Unterbewusstsein entlassen haben. Kommt noch eine Gefühlswallung in uns auf, dann können wir die beteiligte/n Person/en in des Schöpfers Namen segnen, so lange, bis wir spüren, dass die Situation geheilt ist. Nur so werden wir geheilt.

Alles, was wir GOTT oder dem Höheren Selbst übergeben, wird in irgendeiner Form geheilt. Das können unsere Gedanken, Gefühle, unterbewusst agierenden Programme und Krankheiten sein. Der Weg zu GOTT oder dem Höheren Selbst geht über das Gebet. **Wir sollten aber zur Erlösung bzw. Erfüllung unserer Anliegen nicht zu konkret werden, denn GOTT allein weiß, wie, wann, wo und womit uns am optimalsten gedient ist.** Manchmal brauchen wir noch eine Erfahrung oder Bewusstwerdung, damit eine Krankheit gehen kann. Oder wir haben uns auf höherer Ebene vorgenommen, noch eine karmische Last auszugleichen. Die Lösung wird also meistens nicht so aussehen, wie wir es uns vorstellen. Doch keine Bitte bleibt ungehört. *„Bittet, so wird euch gegeben; suchet, so werdet ihr finden; klopfet an, so wird euch aufgetan."* (Matthäus 7,7)

Also bleiben wir zuversichtlich und beharrlich in dem Wissen, dass der Schöpfer, der nichts anderes als Liebe ist und nichts anderes für uns will, als Liebe über uns zu verströmen, immer genau weiß, was das Beste in jeder Situation ist. Das bringt Harmonie, Ordnung und Ruhe in unser inneres Leben. Dort, wo Ordnung herrscht, gibt es keine Verunsicherung und keine Verwirrung.

Wir werden fröhlich, weil wir uns glücklich und geborgen fühlen, vielleicht werden wir sogar singen und pfeifen. **Diese Stimmung werden alle unsere Zellen wahrnehmen.** Sie erkennen dann, dass wir uns wohlfühlen und alles in Ordnung ist. Der Körper wird sich auf die Harmonie ausrichten und wir gebrauchen unsere Schöpferkraft im fruchtbarsten Sinne. Das Leben wird ein auf Vollkommenheit ausgerichtetes Abenteuer.

In einer buddhistischen Sutra heißt es: *„Wo auch immer ein Begehren ist, da findest Du Leiden, wenn das Begehren aufhört, bist Du frei vom Leiden. Nicht-Begehren ist der Weg zur Wahrheit."* Je widerstandsloser wir in unserer Persönlichkeit, in unserem Ego werden und je intensiver wir uns dem Höheren Bewusstsein hingeben, umso segensreicher wird die schöpferische Kraft durch uns hindurchfließen und herrliche Dinge, ja sogar Wunder hervorbringen. Solange wir im eigenen Willen bleiben und kontrollieren wollen, blockieren wir den Fluss des Lebens. Solange wir an Vergangenem festhalten, an altem Schmerz, bitteren Erfahrungen und Enttäuschungen, aber auch Druck aufbauen mit vehementen Zielen, bleiben wir verhaftet. Das macht uns unfrei und lässt den göttlichen Strom nur spärlich fließen oder ganz versiegen. Leben wir aber in Freude, Dankbarkeit und Harmonie, gönnen wir uns die Schönheit der Natur und die nötigen Ruhephasen, dann leben wir im Einklang mit der universellen Energie. Wenn wir das tun, was uns Freude bereitet, werden wir nicht ermüden, sondern Kraft dabei tanken.

Jetzt wird manch einer sagen, er sei bereits sein halbes oder sogar ganzes Leben auf der Suche danach, was ihm Freude bereitet. Das mag schon sein und vielleicht wird er es aufgrund seiner Einstellung zum Leben niemals finden. Dann ist er vielleicht sogar noch in seinem Ruhestand ein Suchender und mit sich unzufrieden. Darum wird es viel glückbringender für ihn sein, wenn er heute schon lernt, alles aus Liebe und Dankbarkeit zu tun. Schmerz entsteht auch dann, wenn wir nicht annehmen wollen, was bereits da ist. Für jeden Tag in unserem Leben können wir dankbar sein. Wenn es uns gelingt, das zu erkennen und zu achten, dann werden wir zufriedener. Vielleicht lassen wir dann auch in unserem Ehrgeiz nach, neue Pläne darüber zu schmieden, was uns noch glücklicher machen könnte.

Rebecca Beard, die im vergangenen Jahrhundert zwanzig Jahre lang als Ärztin arbeitete, erkrankte selbst lebensbedrohlich und wurde sogar von ihren Kollegen aufgegeben. Während ihrer Zeit als praktizierende Ärztin hatte sie sich auch der Labortätigkeit mit Medikamenten gewidmet. Sie und ihre Kollegen glaubten lange Zeit, dass Vitaminmangel beim Menschen einzig und allein von der minderwertigen Beschaffenheit des Bodens herrühre. Nachdem Rebecca Beard als Sterbende in ihrer Not zu beten anfing, erhört und augenblicklich geheilt wurde, entwickelte sie nach und nach die Philosophie der ganzheitlichen Heilung. Sie wies darauf hin, wie positive Gedanken und Gefühle das Leben erneuern und den Körper heilen können. Sie gewann die Erkenntnis, dass die Befindlichkeit der Seele darüber entscheidet, ob der Körper die Vitamine und Mineralstoffe aufnehmen kann, die ein Lebensmittel enthält. Ist der Mensch ausgeglichen und ruhig, dann wird er alle Mineralien assimilieren, die er braucht. Ist er dagegen angespannt, unglücklich und unruhig, wird der Körper das, was er benötigt, nicht aufnehmen können. Rebecca Beard hat durch ihre Heilung eine Erleuchtungserfahrung gemacht und wurde später als ausgezeichnete Rednerin und Bestseller-Autorin bekannt. Sie war der Meinung, dass wir Menschen die Ernährung zu sehr in unser Bewusstsein heben und zu viel darüber nachdenken, was wiederum die Ursache dafür sein kann, dass wir unsere Verdauung stören. Bei manchen Menschen geht die Beschäftigung mit der Ernährung sogar so weit, dass essen schließlich keine Freude mehr bereitet, sondern zum Feind wird. Auch sie hat damals schon erkannt, dass es wichtiger ist, sich über „reines Denken und wahrhaftige Rede“ auszudrücken, als sich übermäßig um „reine Nahrung“ zu kümmern.

Aber so, wie seelische Störungen imstande sind, einen Mangel an Vitaminen herbeizuführen, so sind sie auch fähig, hohen Blutdruck oder ein geschwächtes Immunsystem auszulösen. Die Liste der Krankheiten mit psychosomatischer Ursache ließe sich beliebig fortsetzen und die Medizin müsste längst einsehen, dass hinter den meisten Krankheitsfällen das Seelenleben des Menschen entscheidend ist. Ich traue mich aber auch zu behaupten, dass eine gigantische Industriesparte alles möglichst so belassen will. Der Einzelne möge bitte keine Selbstverantwortung übernehmen. Auch aus Sicht des Patienten soll die „Heilung“ bequem vonstatten gehen und die Beschwerden sollen mit dem Einwerfen der Tablette rasch verschwinden. Aber die chemisch hergestellten Arzneimittel bewirken eine Symptomunterdrückung oder -verschiebung. Sie schenken uns unter Umständen ein relativ langes Leben, aber von einer wirklichen Heilung, die nur auf Seelenebene stattfindet, kann dabei nicht die Rede sein. Die Themen werden mit ins Grab genommen und wir bekommen im nächsten Leben erneut die Gelegenheit, an ihnen zu arbeiten.

Solange wir auf Erden wandern, werden wir zu lernen haben. Unser oberstes Ziel sollte es sein, dass wir die allgegenwärtige Geisteskraft des wahren GOTTES, des Vaters, des Schöpfers, der Urquelle in allem und zu jeder Zeit anerkennen und nach dem Plan, den unser Höheres Selbst für uns ausgesucht hat, leben.

Die innere Kraft eines jeden Menschen wird zunehmen, wenn er sich unter den Einfluss seines Höheren Selbstes stellt, denn es steht in direkter Verbindung zu unserem wahrhaftigen GOTT und überblickt alle unsere Inkarnationen. Es kennt unsere Vergangenheit, Gegenwart und Zukunft sowie unseren Seelenplan. Deshalb stellt es die einzige Autorität dar, der wir uns anvertrauen sollten. Dann werden wir den Himmel auf die Erde bringen.

Hildegard von Bingen sagte folgende Worte: „*Der Himmel auf Erden ist überall, wo ein Mensch von Liebe zu GOTT, zu seinen Mitmenschen und zu sich selbst erfüllt ist.*" Um den Himmel auf Erden zu manifestieren, müssen Mutter Erde und wir selbst geheilt sein. Wenn wir unser Inneres Kind heilen, werden wir zu erwachsenen und bewussten Menschen. Wir werden dann Mutter Erde, unseren Mitmenschen, den Tieren und Pflanzen sowie uns selbst Achtung und Wertschätzung zollen und niemandem mehr etwas Schädliches antun wollen.

Die von GOTT erschaffene Erde, unser Heimatplanet, wurde allein durch unseren Willen und menschlichen Entscheidungen geschunden, ausgebeutet, verseucht und für egoistische Zwecke missbraucht. Den freien Willen haben wir vom Schöpfer erhalten, aber nicht, um damit den eigenen Ruhm sowie die Macht über andere zu mehren und über die Materie das wahre Sein zu vergessen. Wir Teile des Lichtes, die wir die göttliche Vollkommenheit in uns tragen, dürfen hier in der Polarität von allem den Gegenpol und insbesondere die Trennung von unserem wahren Zuhause erfahren, um zu erwachen, uns selbst zu erkennen und der Menschheit dienlich zu sein. Mit jeder Inkarnation dürfen wir gebundene Aspekte in uns befreien und in das geistige Bewusstsein integrieren. So wird die Distanz von unserem Ego zum Höheren Selbst verringert, bis wir ganz in den Willen unseres göttlichen Selbst eingehen. Erst dann werden wir kein Leid mehr in unserem Leben erfahren, weil wir keines mehr erschaffen.

Unser Unglück wird uns von keinem strafenden Gott geschickt, sondern ist das Resultat unseres Denkens, Fühlens und Handelns. Solange der Wille des Egos im Widerspruch zum Willen des Höheren Selbstes ist, werden wir Leid in unser Leben ziehen. Welche Autorität wir in unserem Leben anerkennen wollen, ist unsere freie Entscheidung, die wir Tag für Tag zu treffen haben.

„Das Reich GOTTES ist in euch.“, sagte Jesus. Hier in der Dualität mit allen ihren potentiellen Möglichkeiten des Lichtes haben wir den freien Willen, es zu unserem Nutzen zu gebrauchen oder zu missbrauchen. Das ist unsere größte und wirkliche Freiheit, von GOTT gegeben, unser Bewusstsein dorthin auszurichten, wo es uns Menschen dienlich ist.

Unsere Welt, so wie sie sich derzeit darstellt, mit ihrer Unliebe, dem Ausbeutungs- und Zerstörungswahn, ist ein Hinweis darauf, dass viele Menschen Mangel empfinden und weiter in ihrer Unvollkommenheit, ihrem Schatten, in der Unerlöstheit und der Trennung zu GOTT verharren. Dies lässt der Schöpfer alles zu, damit seine vom Weg abgekommenen Kinder selbst erkennen, dass es das Beste für sie ist, wenn sie ihren freien Willen dem Willen ihres Schöpfers unterstellen. GOTT sandte zu allen Zeiten Propheten, Engel und sogar Jesus auf die Erde, um seinen Kindern den Weg zu weisen. Alle Geschöpfe, die sich von der Einheit getrennt haben, sollen wieder dorthin zurückfinden. Sie sollen aus ihrem eigenen freien Willen heraus entscheiden, den Weg mit GOTT, im Willen GOTTES, zu gehen. Wer aus Enttäuschung unversöhnlich bleibt, sich selbst und andere unter Druck setzt, wer die Ungerechtigkeit in seinem Leben beklagt, voller Hass über zerstörte Lebenspläne oder mit gestauter Wut, Missgunst oder krankhafter Eifersucht seine Lebensbahnen zieht, darf sich nicht wundern, wenn seine Lebensenergie verloren geht. Körper, Geist und Seele bilden eine Einheit, wobei der Geist über allem steht. Mit unseren Gedanken erzeugen wir entsprechende Gefühle, die wiederum Anspannung oder Entspannung im gesamten Körpersystem – bis hin zur kleinsten Zelle – bewirken.

Jeder hat sicherlich schon irgendwann einmal die Erfahrung gemacht, dass er mit Wut im Bauch oder mit anderen starken Emotionen einen Fehlgriff begangen hat, entweder etwas fallen ließ, ein Glas umgeschüttet oder irgendein Missgeschick begangen hat. Die Muskeln lassen sich dann nicht mehr koordinieren, sie entwickeln eine Eigendynamik. Daher sei es, nebenbei gesagt, immer ratsam, in einem stark emotionalisierten Zustand keine wichtigen Entscheidungen zu treffen und möglichst auch keine extremen Sportarten auszuführen.

Wenn wir unseren Schatten in die Augen gesehen haben, sie uns bewusst gemacht, sie gespürt, angenommen und integriert haben, dann sind wir ein großes Stück heiler. Haben wir alles vergeben, den anderen und uns selbst, dann sind wir aus der Opferhaltung ausgestiegen und übernehmen jetzt Verantwortung für unser Leben und unsere Entscheidungen. Wir erkennen, dass wir Schöpfer in unserem Leben sind. Bei diesem Prozess sind wir nicht alleine. Wenn wir unser geistiges Potential und unser Bewusstsein erhöhen und uns der Kraft der Sonne und den hohen Lichtwesen, die die Erde begleiten, öffnen, werden wir schneller die großen Dramen hinter uns lassen. Wir können immer mit den höheren Ebenen Kontakt aufnehmen und den großen Geist sowie die Engel bitten, zum höchsten Wohle aller zu arbeiten. Entspannung und geistige Gelassenheit werden uns alle Erfahrungen besser meistern lassen. Der Mensch, der sich zusammensetzt aus den leuchtenden, bewussten Atomen, die die Sonne, die Urquelle, der große Geist, verströmt, kann sich regenerieren und ausdehnen, wenn er sich wieder mit diesem Geist verbindet. Unsere wachsende Bewusstheit wird uns befähigen, immer höhere Schwingungen und Energien durch unseren Aurakörper und unsere Chakren hindurchströmen zu lassen.

Durch Meditation, Visualisierung und klare Ausrichtung auf die Sonne oder das Höhere Selbst, auf Licht und Liebe können wir den Kontakt zu den himmlischen Ebenen aufnehmen und unser Energiepotential erhöhen.

„Die Maya sagen, Kinich Ahau, der Sonnengeist, verkörpert den Kristuskodex. In der Sonne sind die goldenen Kristuskodizes aufbewahrt und wenn wir uns mit dem Geist der Sonne verbinden, können wir diese Kristuskodizes wieder aufnehmen, die dann in unserem Wesen eingeschrieben bleiben und eine neue Dimension unserer Existenz ermöglichen.“[(30)] (DVD: Nah Kin „2012 und das Kalenderwissen der Maya“)

Die Sonneneruptionen mit ihren hochenergetischen Partikelströmen werden uns dabei unterstützen. Wir alle zusammen können ein Bewusstseinslicht erschaffen, das uns auf Erden vereint und der zerstörerischen Kraft entgegensteht. Die höchste Energie im Universum ist die Liebe, und unabhängig davon, was auf unserem Planeten passiert, steht die höchste Energie über allem und wird siegen.

Während wir unser Bestes geben, werden wir irgendwann die Liebe spüren. Dann sind wir mit der Liebe im Fluss. Es ist die Liebe, die heilt. Uns mit dieser Liebe verbunden und in vollkommener Harmonie zu fühlen, wird unsere wichtigste Lernaufgabe in dem neuen, schon begonnenen Zeitalter sein. Wir werden auf dem Weg unserer Heilung bald verstehen, dass wir in unserem Wesenskern, im Lichte ruhend, unantastbar sind. Dann können wir uns ohne Masken zeigen, aus dem Herzen heraus offen und ohne Angst vor Ablehnung auf andere Menschen zugehen, jede Seele tief respektieren und uns miteinander wohl und geborgen fühlen. Das ist die größte Sehnsucht unserer Seele. Wir gehen dann den Weg der Herzensweisheit. Die Liebe wird den göttlichen Funken in jeder Zelle unseres Körpers berühren und uns daran erinnern, wer wir sind. Sie wird das Bewusstsein in uns wecken, dass wir das Licht, den göttlichen Samen, in uns tragen, der unausweichlich zu Ganzheit und Gesundheit drängt.

Die Maya verkünden: „*Dieses goldene Zeitalter, diese neue Morgenröte wird eine zutiefst heilige und göttliche Epoche sein, wie sie die Erde nie zuvor erleben durfte.*“[(29)] (Nah Kin, 2009)

Wir haben das Licht in uns mit der Stunde unserer Geburt als eine Gabe mitbekommen. Unsere Grundsubstanz ist Licht. Somit ist es im Leben unsere Aufgabe, dieses Licht zum Leuchten zu bringen und durch unser bewusstes, liebendes Denken, Fühlen, Sprechen und Handeln eine neue „Festplatte“ zu kreieren. Wir sollten beginnen, mit unseren Gedanken auf unser Bewusstsein einzuwirken, denn damit können wir Kummer und Sorgen in Freude und Erfolg verwandeln. Alle psychischen Belastungen, Ängste und zwanghaften Muster haben nur so lange eine Bedeutung in unserem Leben und damit negative Macht über uns, bis wir sie uns bewusst gemacht haben. Alles, was in der Welt draußen geschieht, spiegelt unseren Bewusstseinszustand wider.

Wir alle zusammen erschaffen die Wirklichkeit durch unsere Absicht, unsere Wünsche und unsere zielgerichtete Aufmerksamkeit. Wir Menschen tragen all diese Energien in uns, senden sie aus und empfangen sie. In der kosmischen Einheit kommuniziert alles miteinander über die kleinsten Energieträger, die Quanten. Es gibt ein kosmisches Gesetz, das lautet: „*Wie oben, so unten*", und es bedeutet, dass das riesige Universum, der Makrokosmos, mit uns Menschen, dem Mikrokosmos, in stetiger Verbindung ist. Unsere kognitiven Prozesse resultieren aus der Wechselwirkung mit dem Hyperraum. Er ist der Raum aller potenziellen Wahrscheinlichkeiten. Alle Möglichkeiten, wie wir unser Leben gestalten können, sind darin enthalten. Aus dem Zusammenspiel von Geist und Materie hilft jeder mit, die Welt zu erschaffen. Wir können mit Bewusstheit und Liebe an den Hyperraum, dieses Nullpunktfeld, also an die Höhere Intelligenz, „andocken", und dadurch optimale Ergebnisse entstehen lassen.

Aus einer Vielzahl wissenschaftlicher Studien mit Versuchen bei kranken Menschen geht eindeutig hervor, dass diejenigen, für die gebetet oder im positiven Sinne gehofft wurde, schnellere Heilungserfolge mit weniger Symptomen und weniger Medikamenten hatten.

Dort, wo wir unsere Gedanken hinlenken, fließt die Schöpferkraft hin. Die Gedanken erzeugen Schwingungen, welche Reaktionen im Universum auslösen, die dementsprechende Ergebnisse hervorrufen. Dies alles beruht auf dem *Gesetz der Anziehung*. Oder anders ausgedrückt: Die Energie, die um uns herum ist – im Hyperraum – formt sich in die Möglichkeit aus, der wir unsere Aufmerksamkeit schenken. Diese Gedanken werden dann zu unserer Wahrheit. Geist in-*form*-iert die Materie, was bedeutet, dass die Materie durch den Geist „in Form" gebracht wird.

Wenn wir uns darüber im Klaren sind, was unsere Gedanken, Worte und Taten bewirken, werden wir in Zukunft achtsamer bei ihrer Wahl sein, denn wir werden von allem die Früchte ernten. Von dieser Regel gibt es keine Ausnahme. Positive, liebevolle und wohlmeinende Worte sind für jeden Menschen Seelenbalsam und schenken einem selbst inneren Frieden, Harmonie und geistigen Fortschritt bis hin zu Glück und Gesundheit. Mit positiven Gedanken erschaffen wir ein höheres Schwingungsfeld und nähern uns damit immer mehr der göttlichen Schwingung an, die pure Liebe ist. In ihr gibt es keinen Platz für Leid und Krankheit. Also müssen Leid und Krankheit von uns selbst erschaffen worden sein und es ist daher niemals gerechtfertigt, GOTT Vorwürfe zu machen. Scharfe und boshafte Worte verletzen andere und schaden einem selbst durch Disharmonie und dekohärente Wellen, die dabei den Körper fluten. Wenn wir unser Leben meistern wollen, müssen wir unsere Gedanken und Gefühle meistern. Wir müssen uns selbst darum bemühen, uns auf das Gute und Edle einzustimmen und für unser inneres Licht Verantwortung übernehmen. Wir sind es selbst, die wir das Licht dimmen oder zum Strahlen bringen. Erst wenn wir mit dem großen Licht in Resonanz gehen, sind wir in der Lage, uns und die Welt zu erhellen.

Weil wir es nicht besser wussten, haben wir durch unsere Erfahrungen Programme erschaffen, die uns steuern und zu unserem Schicksal wurden. Gemäß unserer Programme senden wir fortwährend Schwingungen aus und empfangen dementsprechende Schwingungen. Wir Menschen sind vergleichbar mit einer Sende- und Empfangsstation. Wenn wir die Veredelung unserer Sinne und unserer Persönlichkeit anstreben und GOTTES Liebe einbeziehen, wenn wir IHM unser Leben anvertrauen, dann werden wir Menschen die Schwingung GOTTES auf die Erde bringen und den Himmel manifestieren.

In jeder Zelle unseres Körpers ist göttliches Bewusstsein. Über dieses Zellbewusstsein fließen die Energien zu den Organen und erfassen schließlich den ganzen Körper. Je mehr wir uns den heilenden Energien der Urquelle GOTT annähern, desto mehr Licht, Gesundheit, Harmonie und Frieden kann in unsere Zellen einfließen. GOTT, der das Leben ist, schwingt im Feinstofflichen und im Grobstofflichen, in der Materie. Alles ist immer in Bewegung. Es gibt keinen Stillstand im Leben. Das Leben wirkt in den kleinsten, für uns Menschen unsichtbaren Bausteinen. Wenn wir unsere Zellen schwingungsmäßig auf das Optimum, nämlich auf das Licht und die Liebe ausrichten, können in Folge diese Energien stärker auf uns einwirken. Die Dunkelheit, die Unwissenheit und die Unliebe werden von uns abfallen. Wir werden an Weisheit und Erkenntnis gewinnen, wir werden sehend, liebend und verstehend. Indem wir immer wieder um göttliche Führung bitten, werden sich die Ereignisse häufen, an denen wir erkennen, dass unser Höheres Selbst die Regie in unserem Leben übernommen hat.

Wenn wir Blumen züchten wollen, müssen wir zuerst das Unkraut mit der Wurzel entfernen, dann das neue Saatgut in die Erde einbringen, es düngen und immer wieder bewässern, bevor wir die prächtigen Blüten bestaunen und ernten können. Genauso müssen wir uns der schlechten, hinderlichen Überzeugungen (unseres Unkrauts) bewusst werden, um es beseitigen zu können und neue, gute Gedanken säen sowie diese immer wieder mit Lichtkraft (Liebesenergie) düngen, bevor sie eine reiche Ernte hervorbringen. Das alles kann einige Zeit dauern, aber unsere Mühe wird sich lohnen!

Dem italienischen Künstler Michelangelo wird folgender Ausspruch zugeschrieben: *„Kleinigkeiten führen zur Vollkommenheit, aber die Vollkommenheit ist keine Kleinigkeit.“* Wenn wir also beginnen, unsere vielen Kleinigkeiten zu verbessern, arbeiten wir damit Schritt für Schritt an unserer Vervollkommnung. Die Kontrolle über die Gedanken ist und bleibt dabei unsere wichtigste Aufgabe. Du bist nicht, was Du isst, sondern was Du denkst. Was Du denkst, bringst Du in Form.

Wir haben uns, trotz eines mit Billionen von Lichtzellen ausgestatteten Körpers, von der Einheit (Liebeslicht) und dem großen Bewusstsein getrennt. Deshalb sind wir hier auf Erden stets auf der Suche nach dieser Liebe. Wir wollen die Verbindung zu Frieden, Harmonie und Liebe wiederherstellen. Leider suchen wir immer an der falschen Stelle. Wir hoffen, all diese verlorenen Aspekte entweder von anderen Menschen zu bekommen oder sie mit ihnen leben zu können. Da aber die anderen ebenso in diesem Defizit sind, treffen sich Bettler, und keiner kann dem anderen das geben, wonach sie eigentlich suchen. Oder man gibt sich die Liebe kurzfristig, bevor man relativ schnell wieder aus diesem Glücksgefühl herausfällt. Dieser Zustand ist dann besonders schmerzlich.

Wie finden wir einen Weg aus diesem Dilemma und in die beständige Liebe, in den Frieden und in die Harmonie hinein? Wie können wir unseren größten Schmerz, aus der Einheit herausgefallen zu sein, heilen? Indem wir unser Streben auf die Liebe in uns und auf das Höhere Bewusstsein ausrichten und zwar so lange, bis wir unsere Liebe spüren, sie überschäumen lassen und die anderen etwas davon abbekommen – und indem wir uns bewusst machen, dass wir immer in die Liebe GOTTES eingebettet sind. Sie ist in uns und um uns herum. **Wir sind die Kinder des Lichtes. Das Liebesdefizit ist eine Illusion.** Je mehr wir von unseren Verstrickungen erlöst sind, umso klarer wird uns das sein. Je besser wir unseren Geist von anerzogenen und selbstgewählten Hindernissen befreien, umso schneller finden wir zurück in die Einheit. Wir werden nach und nach unsere sinnlosen Begrenzungen beiseite legen können, wenn wir das Höhere Selbst, unsere Seele, darum bitten. Längst überholte Überzeugungen werden wir dann unbeachtet lassen und über eigene Fehler sowie die Fehler anderer großzügig hinwegschauen. Es gibt keine Fehler, es gibt nur Erfahrungen. Wir werden vergeben und das Verurteilen loslassen, denn jedes Nichtvergeben und jede Verurteilung zieht Unfrieden und damit eine Blockade nach sich. Durch alle Abwehrmechanismen hindurch erkennen wir dann das wahre, friedliche Selbst, den göttlichen Funken in jedem von uns. Wir haben unsere Herzen wieder geöffnet.

Beenden möchte ich mein Buch mit Anregungen für eine morgendliche Gedankeneinstimmung auf die geistige Hilfe sowie für ein Abend- und Tagesgebet.

Fritz-Albert Popp war bereits zu der Überzeugung gelangt, dass sich Bewusstsein, durch kohärentes Licht erzeugt, überall im Körper abspielt und nicht nur im Gehirn. Um dieses Licht und die darin enthaltene Liebe, die Essenz unseres Höheren Selbstes, in unserem Körper bewusst anzuerkennen und sie gewissermaßen als Leitlinie des Lebens anzunehmen, empfehle ich die nun folgenden Übungen:

Anrufungen

morgens:

Wir begrüßen den neuen Tag, unser Höheres Selbst und unsere himmlischen Helfer im Licht (*Schutzengel*).
Mit drei bewussten Atemzügen konzentrieren wir uns auf das Licht in unseren Zellen und übergeben innerlich den neuen Tag unserer Gottes-Gegenwart, dem Höchsten Bewusstsein in uns, zum Beispiel mit folgenden Worten: *„Ich grüße diesen neuen Tag, Dich, mein Höheres Selbst und meine Helfer im Licht (Schutzengel). Ich bitte Dich, geliebtes Höheres Selbst, denke, fühle, spreche, handle und liebe Du durch mich. Wie willst Du mich heute verwenden? Ich überreiche Dir diesen wunderbaren Tag, alle meine Beziehungen, alle meine Themen, (evtl.) meinen Beruf oder meine Berufung. Danke für göttlichen Schutz und göttliche Führung.“*

– Amen –

abends:

„Ich bin dankbar für den vollbrachten Tag mit all seinen Geschenken (Tagesrückblick, evtl. mit der Erkenntnis von hinderlichen Programmen und der Bitte um Transformation). Ich bitte alle um Vergebung, denen ich heute bewusst oder unbewusst Leid zugefügt habe, so, wie ich allen vergebe, die mir bewusst oder unbewusst Leid zugefügt haben. Und ich vergebe mir, weil ich mich liebe. Ich verbinde mich in Frieden mit dem Höheren Selbst und ich übergebe euch in Frieden dem Höheren Selbst. Ich bin von GOTTES Licht und Liebe eingehüllt und durchströmt. In jeder Zelle pulsiert göttliche Weisheit, göttliche Liebe und heilendes Licht, welches alle

meine Systeme, alle meine Organe und meine Lebenskraft regeneriert und vollkommene Gesundheit hervorbringt. Ich danke dem allmächtigen und wahrhaftigen GOTT, dem liebenden Vater, dem Schöpfer des Himmels und der Erde dafür.“

– Amen –

Während des Tages zur Lichtvermehrung und als Unterstützung zum Überwinden von Ängsten, Abhängigkeiten und Süchten auf dem Entwicklungsweg in die göttliche Einheit (kann auch regelmäßig zum Morgen- und Abendgebet gesprochen werden):

„GOTT (alternativ: das Licht), Du bist in mir und ich bin in Dir. Von Dir erhalte ich die Führung auf meinem glorreichen Weg, inneren Frieden, Licht und Liebe, Fülle, Freude, Weisheit, Klarheit, Mut, Vertrauen, Heilung und Gesundheit.
GOTT, GOTT, GOTT, Du allmächtiger, barmherziger und liebender Vater, Du Schöpfer des Himmels und der Erde, beseitige für immer alle Hindernisse, die es zwischen Dir und mir noch gibt, damit Dein Wille durch mich geschehe.“

– Danke, Amen –

„Das Licht kam mit Dir aus Deinem
Vaterhaus und blieb bei Dir,
weil es Dein eigenes ist.
Es ist das einzige,
was Du von IHM mitbringst,
DER Deine QUELLE ist.“

„Ein Kurs in Wundern“

Von Herzen DANKE

an meine geistige Führung und alle lichtvollen Helfer, die mich begleiten und mir die Aufgaben und Geschenke auf meinem irdischen Weg zeigen.

Ich danke den Situationen, wundervollen Menschen und Seelengefährten in meinem Leben, an denen ich wachsen darf und die zu meiner Entwicklung beigetragen haben.

Ein besonderer Dank gilt meiner Familie, die stets an mich geglaubt und mich dadurch motiviert hat. Ich denke in diesem Zusammenhang auch gerne an unsere Gespräche mit Dir, Babsi.

Ein großer Dank geht an meine Freundinnen Heidi, Brigitte, Elfi, Walburga, Anita sowie an Dich, lieber Peter. Ihr alle habt mich geduldig und ermutigend mit Rat und Tat unterstützt.

Ich bedanke mich auch bei den Personen, die es mir erlaubt haben, ihre Geschichten zu veröffentlichen.

Zugleich möchte ich Dir, lieber Johannes und dem *Wissenstor Verlag* ein herzliches DANKESCHÖN dafür aussprechen, dass durch Euer Engagement erneut die spirituelle Natur des Menschen verdeutlicht und lebbar gemacht werden kann.

Vor allem aber danke ich den Lesern, die sich über dieses Buch mit der kraftvollen Schwingung des Lichtes verbunden haben.

Frieden, Freude, Liebe und Fülle
wünscht Euch allen

Angelika Barbara

Die Autorin

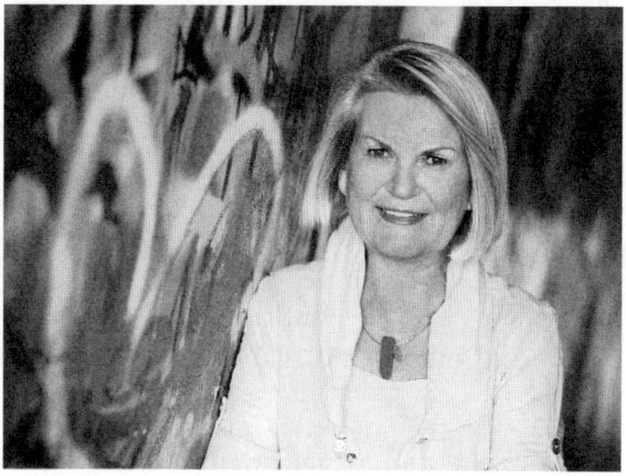

Angelika Barbara Moser hat sich seit ihrer Jugend dafür interessiert, was hinter den sichtbaren Dingen geschieht. Sie ist Mutter eines erwachsenen Sohnes und lebt zusammen mit ihrem Mann am Stadtrand von Regensburg, umgeben von den sanften Hügeln des Bayerischen Waldes, der Donau und einer Seenlandschaft.

Den Aufenthalt in der Natur schätzt sie sehr. Ihre Suche nach dem Wahrhaftigen im Leben führte sie schließlich zu Menschen und Stationen, aus denen sie allmählich immer klarer ihre Berufung und Lebensaufgabe erkennen konnte. So hat sie sich in *Integrierter Lösungsorientierter Psychotherapie*, in *Gesprächs- und Focusingtherapie*, in der *Phyllis-Krystal-Methode* und zum *Heart and Soulwise-Trainer®* nach Ingrid Theresia Bleier ausbilden lassen. Nebenbei haben unzählige Bücher, ein mehrjähriges Ehrenamt in einem *Sozialpsychiatrischen Dienst* und ein umfangreiches Selbsterfahrungstraining ihr Wissens- und Erlebensspektrum erweitert.

Sie arbeitet seit 17 Jahren als Heilpraktikerin für Psychotherapie in ihrer eigenen Praxis, hält Seminare, bietet Innere-Kind-Heilungsgruppen an und führt regelmäßige Meditationsabende durch.

Angelika Barbara hat ein besonderes, intuitives Gespür für die seelischen Nöte und Bedürfnisse, aber auch einzigartigen Potenziale ihrer Klienten. Den Menschen ihren göttlichen liebenden Kern und ihre Verbindung zum Höheren Selbst entdecken zu lassen, ist ihr eine Herzensangelegenheit.

Kontakt

a.moser@bayern-mail.de

www.angelika-barbara-moser.de

Quellenverzeichnis und weiterführende Literatur

(1) Aïvanhov, Omram Mikhaël: *Die Reinkarnation*, Prosveta Verlag GmbH, Rottweil 2010

(2) Aïvanhov, Omram Mikhaël: *Die Seele*, Prosveta Verlag GmbH, Rottweil 2012

(3) Beard, Rebecca: *Unser Ziel*, Turm Verlag, Bietigheim 1956

(4) Betz, Robert: *Wahre Liebe lässt frei*, Wilhelm Heyne Verlag, München 2014

(5) Bischof, Marco: *Biophotonen*, Zweitausendeins, Frankfurt am Main 1996

(6) Börner-Kray, Brunhild: *Der geistige Weg zum Überleben*, G. Reichel Verlag, Weilersbach 2004

(7) Brennan, Barbara Ann: *Licht-Arbeit*, Wilhelm Goldmann Verlag, München 1998

(8) Broers, Dieter: *Gedanken erschaffen Realität*, Wilhelm Heyne Verlag, München 2013

(9) Broers, Dieter: DVD *Solar Revolution*, Trinity, o. O. 2012

(10) Chopich, Erika: *Aussöhnung mit dem inneren Kind*, Ullstein Taschenbuchverlag, München 2001

(11) Eben, Alexander: *Blick in die Ewigkeit*, Ansata Verlag, München 2013

(12) *Ein Kurs in Wundern*, Greuthof Verlag und Vertrieb GmbH, Freiburg i. Br. 2010

(13) Emoto, Masaru – Fliege, Jürgen: *Die Heilkraft des Wassers*, KOHA-Verlag GmbH, Burgrain 2005

(14) Ferrini, Paul: *Denn Christus lebt in jedem von euch*, Aurum in J. Kamphausen Verlag, Bielefeld 2004

(15) Ferrini, Paul: *Mit Herz und Seele ICH*, KOHA-Verlag GmbH, Burgrain 2014

(16) Guitton, Jean u. a.: *Gott und die Wissenschaft*, Deutscher Taschenbuch Verlag GmbH & Co. KG, München 1998

(17) Haas, Jana: *Der Seelenplan*, Trinity Verlag in der Scorpio Verlag GmbH & Co. KG, Berlin-München 2014

(18) Haas, Jana: *Jenseitige Welten*, Knaur Verlag, München 2015

(19) Hühn, Susanne: *Süchte verstehen und loslassen*, Schirner Verlag, Darmstadt 2015

(20) Holey, Johannes: *Bis zum Jahr 2012 – Aufstieg der Menschheit*, Amadeus Verlag, Fichtenau 2008

(21) Klink, Joanne: *Früher als ich groß war,* Aquamarin Verlag, Grafing 1993
(22) Kraaz von Rohr, Ingrid: *Lichtkraft,* Wilhelm Goldmann Verlag, München 2001
(23) Kübler-Ross, Elisabeth: *Über den Tod und das Leben danach,* Verlag „Die Silberschnur“ GmbH, Neuwied 1996
(24) Lipton, Bruce: *Intelligente Zellen,* KOHA-Verlag GmbH, Burgrain 2016
(25) Loyd, Alex – Johnson, Ben: *Der Healing Code,* Rowohlt Taschenbuch Verlag, Reinbek 2012
(26) Master Choa Kok Sui: *Das Geheimnis der 11 Chakras,* KOHA-Verlag GmbH, Burgrain 2013
(27) Mc Taggart, Lynne: *Das Nullpunkt-Feld,* Wilhelm Goldmann Verlag, München 2007
(28) Mohr, Bärbel – Mohr, Manfred: *Das Wunder der Selbstliebe,* Gräfe und Unzer Verlag GmbH, München 2016
(29) Nah Kin: *2012: Die authentische Botschaft der Maya für das neue Zeitalter,* Sphinx Verlag, 2009
(30) Nah Kin: DVD *2012 und das Kalenderwissen der Maya,* KOHA-Verlag GmbH, Burgrain
(31) Newton, Michael: *Die Reisen der Seele,* Edition Astrodata, CH-Wettswil 2002
(32) Neal, Mary C.: *Einmal Himmel und zurück,* Allegria im Ullstein Taschenbuchverlag, Berlin 2016
(33) Nidiaye, Safi: *Ihr Höheres Selbst,* Ullstein Buchverlage GmbH, Berlin 2004
(34) Oberbeil, Klaus: *Die Zuckerfalle,* Herbig Verlagsbuchhandlung GmbH, München 2004
(35) Oppelt, Siglinda: *Das Licht in Dir,* Arkana, München 2015
(36) Ouseley G.J.R: *Das Evangelium des vollkommenen Lebens,* Humata Verlag, Bad Homburg 1999
(37) Prophet, Elizabeth Clare: *Seelenpartner & Zwillingsseelen,* Verlag „Die Silberschnur“ GmbH, Güllesheim 2006
(38) Prophet, Elizabeth Clare – Prophet, Mark L.: *Botschaften aus dem Lichtreich,* Verlag „Die Silberschnur“ GmbH, Güllesheim 2010
(39) Ramtha Intensiv: *Seelengefährten,* In Der Tat Verlag, Peiting 1989

(40) Ruzischka, Sandra: *Das Geheimnis der Dualseelen, Seelengefährten und Seelengeschwister*, Bohmeier Verlag, Leipzig 2008
(41) Schache, Rüdiger: *Das Gott Geheimnis*, Arkana, München 2016
(42) Spezzano, Chuck: *Von ganzem Herzen lieben*, Wilhelm Heyne Verlag, München 2009
(43) Stelzl, Diethard: *Kosmische Symbole – Das Arbeitsbuch*, Schirner Verlag, Darmstadt 2008
(44) Strehlow, Wighard: *Hildegard-Heilkunde von A – Z*, Droemersche Verlagsanstalt Th. Knaur Nachf., München 2000
(45) Tucker, Jim B.: *Kinder erinnern sich*, Allegria im Ullstein Taschenbuchverlag, Berlin 2014
(46) Virtue, Doreen: *Der Hunger nach Liebe*, Allegria im Ullstein Taschenbuchverlag, Berlin 2009
(47) Virtue, Doreen: *Wie oben, so unten*, KOHA-Verlag GmbH, Burgrain 2007
(48) Walliman, Silvia: *Brücke ins Licht*, Verlag Hermann Bauer KG, Freiburg im Breisgau 1996
(49) Weihofen, Jürgen: *Himalaya Kristallsalz*, sanoform-Verlag GmbH, Troisdorf 2003
(50) Williamson, Marianne: *Rückkehr zur Liebe*, Arkana, München 1995

Bildquellen

(1) Angelika Moser
(2) www.chioshealing.com/HealingLevel1/ChakraSystem/Chakra_System 2.gif
(3) www.sharonannriley.com/apps/blog/show/1195876-the-chakras-their-function-and-importance
(4) www.masaru-emoto.net/english/thumbs/i46.jpg
(5) www.masaru-emoto.net/english/thumbs/i51.jpg
(6) https://mykundalinistory.files.wordpress.com/2014/03/proj2.jpg

DER GOLDENE BLICK

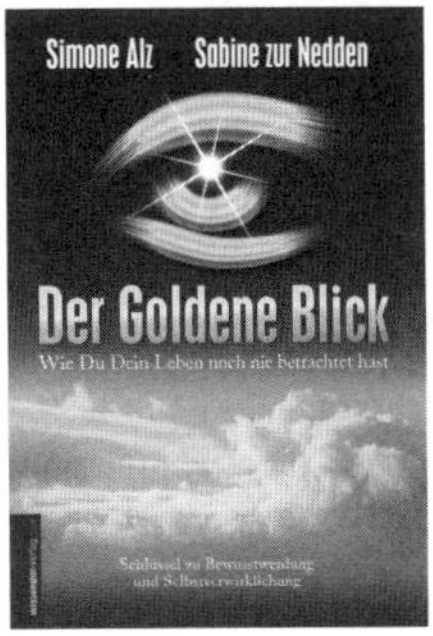

Sabine zur Nedden, Simone Alz

Wie Du Dein Leben noch nie betrachtet hast

Ohne zu ahnen, was ihn erwartet, besucht Herr Mensch die Praxis von Dr. Augenblick und wird in eine geheime Methode eingeweiht, die seinem Leben eine völlig neue Richtung gibt: DER GOLDENE BLICK.
Mit seiner ergreifenden Geschichte eröffnet uns Herr Mensch hier dieses Geheimnis und erzählt, wie er sich selbst, seinen Alltag und das Leben komplett neu zu betrachten lernt. Was mit der Suche nach Antworten begann, wird zur persönlichen Transformation. Wie Sie hautnah erleben können, wird man auf eine sonderbare Weise in diese ungewöhnlichen Dialoge tief und wirksam miteinbezogen. Und so geht all das, was Herr Mensch mit Hilfe seines Meisters erkennt und erfährt, unmittelbar auf den Leser selbst über.

ISBN 978-3-938656-93-8 • 21,00 Euro

GLÜCK IM SPIEL, GLÜCK IN DER LIEBE

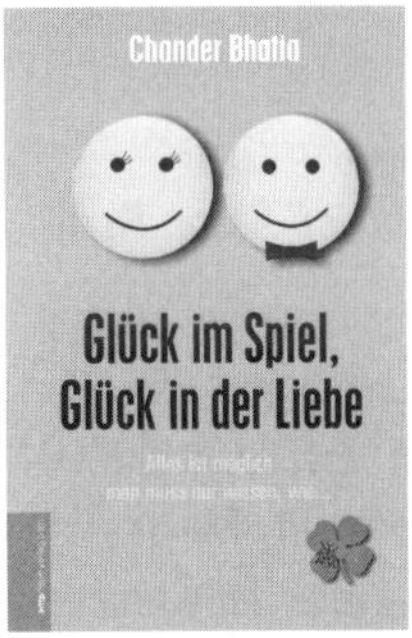

Chander Bhatia

Alles ist möglich, man muss nur wissen, wie...

Auf sehr verständliche Weise beschreibt der Lebens- und Partnerschaftsberater Chander Bhatia die Bedeutung von Geld, Liebe und Partnerschaft aus spiritueller sowie aus weltlicher Sicht. In Indien geboren und seit 1964 in Deutschland lebend, verbindet er indische Lehren mit dem westlichen Denken und schafft damit eine Grundlage, die uns hilft, unsere berufliche sowie die familiäre Situation aus einem anderen, neuen Blickwinkel zu betrachten – und beides neu auszurichten, denn beides gehört zusammen! Sehr viele Menschen in der heutigen Zeit sind der Überzeugung, ihren inneren Frieden und ihr Glück nur zu finden, indem sie viel Geld besitzen. Sie glauben, damit auch ihre anderen Probleme lösen zu können. Dieses Denken entsteht schon in der Kindheit und prägt unsere heutige, westliche Gesellschaft. Doch hat sich dieses Denken als erfolgreich erwiesen? Wie sieht unsere Wirtschaftslage aus, wie die Scheidungsrate?
Geld ist eine Form von geistiger Energie. Wohlstand ist das Ergebnis unserer geistigen Einstellung. Das Besitzen von Geld bzw. materieller Energie reicht jedoch nicht aus, um inneren Frieden zu finden. Auch unser Bewusstsein spielt eine große Rolle in diesem Spiel sowie karmische Aspekte. Chander Bhatia erklärt in diesem, mit vielen Erlebnisberichten angereichertem Buch, wie dies funktioniert.

ISBN 978-3-938656-15-0 • 19,70 Euro

ALLES IST GOTT

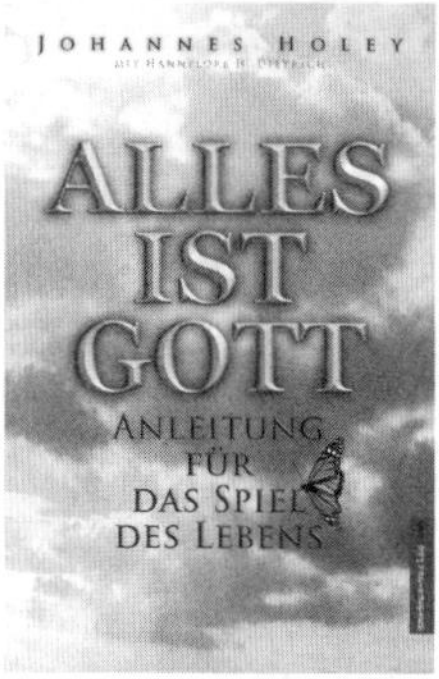

Johannes Holey mit Hannelore Dietrich

Anleitung für das Spiel des Lebens

In 130 kurzen Kapiteln führt das Buch schrittweise in eine noch klarere mutige Individualisierung der Leserinnen und Leser und wird zum allmählichen Werkzeug der eigenen und ganz persönlichen Selbstfindung. Und damit auch des Findens beglückender Lebensziele. Die in uns angelegten Schöpferkräfte – unsere göttliche Matrix – werden einfach erklärt und praktisch dargestellt. Mit Erstaunen erkennen wir neue Möglichkeiten und den Reichtum verdrängter Gefühle, die bald schon unseren eigentlichen Selbst-Wert erahnen lassen, denn jeder Mensch ist Schöpfer seines Lebens, seines Alltags und seiner Gesundheit durch seine Gedankenkräfte – nach der Regel „der Gedanke lenkt die Kraft".

ISBN 978-3-9805733-4-4 • 19,70 Euro

DAS GEHEIMNIS INTELLIGENTER ZELLEN

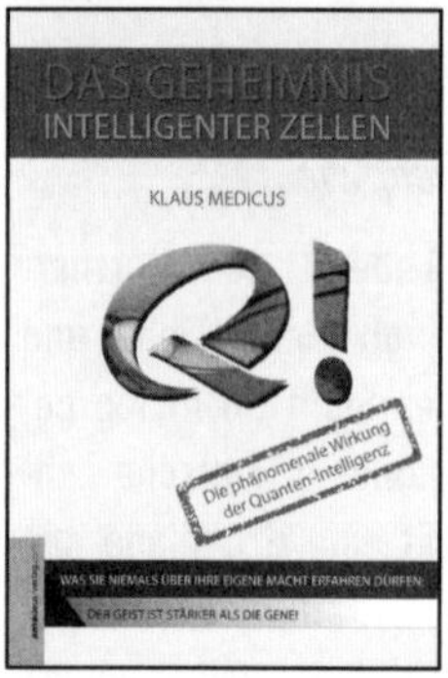

Klaus Medicus

Jedes Symptom ist eine Botschaft!
Neue Perspektiven zu Stress, Burnout, Kranksein und Gesundheit

Wir sind weder unseren Genen noch den äußeren Umständen ausgeliefert – im Gegenteil: Jeder Mensch besitzt ungeahnte Fähigkeiten und ein einzigartiges Potential zu Gesundheit, Erfüllung und Lebenskraft. Die heutige Überfokussierung auf Krankheit, Medikation und Heilung in der westlichen Gesellschaft treibt die Renditen der Krankheitsindustrie in die Höhe und bringt ganze Bevölkerungen dazu, sich damit zufrieden zu geben, auf einer niedrigen Stufe persönlicher Gesundheit lediglich zu überleben.

Klaus Medicus zeigt in seinem Buch einen Weg auf, Symptome auf eine ganz andere Art und Weise zu verstehen und bringt aus seiner jahrzehntelangen Erfahrung mit der Veränderung von Überzeugungen auf der zellulären Ebene zahlreiche Praxis-Beispiele dieses Paradigmenwechsels. Zum einen vermittelt dieses Buch leicht verständlich die notwenigen Hintergründe und Zusammenhänge über die Nebenwirkungen unseres heutigen „Gesundheitswesens", in dem es um das „Weg-machen" von Symptomen geht. Gleichzeitig ist es ein wundervolles Buch voller praktischer Beispiele und konkreter Anleitungen, die Methode der *Quanten-Intelligenz* (***Q!***) selbst zu erleben.

ISBN 978-3-938656-29-7 • 21,00 Euro